HEYNE <

*Der Autor*

Dr. Ruediger Dahlke ist der wohl bekannteste Vertreter der ganzheitlichen Medizin im deutschen Sprachraum. Nach dem Medizinstudium absolvierte er Weiterbildungen zum Arzt für Naturheilweisen und Psychotherapie. Ab 1989 Aufbau des Heil-Kunde-Zentrums in Johanniskirchen zusammen mit seiner Frau Margit. Mittlerweile ist Ruediger Dahlke vor allem als Fastenarzt, Seminarleiter und Vortragender international tätig. Er ist mit zahlreichen überaus erfolgreichen Büchern hervorgetreten, die mittlerweile in 22 Sprachen übersetzt wurden.

Ruediger Dahlke

# Schlaf – die bessere Hälfte des Lebens

Sleeping-Wellness für moderne Menschen

WILHELM HEYNE VERLAG
MÜNCHEN

Das vorliegende Buch ist sorgfältig erarbeitet worden.
Dennoch erfolgen alle Angaben ohne Gewähr.
Weder Autoren noch Verlag können für eventuelle Nachteile oder Schäden, die aus den im Buch gemachten praktischen Hinweisen resultieren, eine Haftung übernehmen.

FSC
Mix
Produktgruppe aus vorbildlich bewirtschafteten Wäldern und anderen kontrollierten Herkünften
Zert.-Nr. SGS-COC-1940
www.fsc.org
© 1996 Forest Stewardship Council

Verlagsgruppe Random House FSC-DEU-0100
Das für dieses Buch verwendete FSC-zertifizierte Papier
*München Super* liefert Mochenwangen.

Taschenbucherstausgabe 05/2008

Printed in Germany 2008
Redaktion: Christine Stecher
Umschlaggestaltung: hilden_design, München
Umschlagmotive: © Angelo Cavalli / getty Images; © Shutterstock
Gesetzt aus der Sabon und Univers
bei Franzis print & media GmbH, München
Druck und Bindung: GGP Media GmbH, Pößneck
ISBN 978-3-453-70090-1
http://www.heyne.de

# Inhalt

## Einführung



## Mythen der Nacht



## Das Wissen vom Schlaf

## Schlafstörungen

## Die Psychologie des Schlafens



## Die Welt der Träume

## Das Feld gesunden Schlafs

## Die hohe Schule des Schlafens

# Einführung

Es ist durchaus nicht leicht, über ein so verschlafenes Thema wie das Schlafen ein fesselndes Buch zu schreiben. Trotz aller gegenteiligen Erkenntnisse haben die Nacht und der Schlaf leider ein erhebliches Imageproblem. Sie stehen in unserer schnelllebigen, auf Spannung gepolten Zeit nicht im Zentrum des Interesses.

Mit dem Wort *Schlafmütze* will man jemanden herabsetzen. *Schlafmützig* oder *verschlafener Typ* wird genannt, wem Dynamik und Energie fehlen und wer sich in der modernen Welt der Hyperaktiven und Hochdruckdynamiker als Flop erwiesen hat. Wer verschlafen ist, rangiert ganz unten in der Wertschätzung und ist jedenfalls nicht auf der Höhe. Im Gegenteil, er läuft Gefahr, *das Leben* zu *verschlafen* und damit das Beste zu verpassen.

Als *ausgeschlafener* Typ gilt, wer wach und gut drauf ist – und weit weg vom Reich des Schlafes mit seinem insgesamt schlechten Ruf. Schlaff und Schlaf sind sich nicht nur sprachlich nahe. Im REM-Schlaf erschlaffen im Idealfall die Muskeln der Skelettmuskulatur so weitgehend, dass man vollkommen entspannt liegt. Diese Schlaffheit ist der Albtraum der Machergesellschaft. Somit ist alles, was mit Schlafen zu tun hat, verdächtig.

Etwas besser ergeht es in der allgemeinen Beurteilung nur dem *Schlafzimmerblick*, der sich durch hängende Lider auszeichnet und etwas sexuell Anzügliches oder sogar Anmachendes haben soll und dadurch von der Wertschätzung profitiert, die heutzutage alles auf Sex Bezogene genießt. Laszive Blicke sind ausgesprochen *in*.

Hinzu kommt, dass der Schlaf als unspektakulär gilt. Jeder scheint mit ihm vertraut zu sein. Außerdem ist er im wahrsten Sinne des Wortes zeitlos. Alles Zeitlose hat aber heute schnell ein Imageproblem; es fällt schwer, dafür Interesse zu wecken. Fesselnde Themen haben brandneu und sensationell oder wenigstens skandalös zu sein – am besten alles auf einmal. Der Schlaf ist jedoch nichts von alledem. Für den Intellekt und den Macherpol ist er der Ausbund von Langeweile. So kommt es dazu, dass die meisten mehr in ihr Auto als in ein auf ihre Gesundheits- und Wohlfühlbedürfnisse abgestimmtes Bett investieren, obwohl jeder Mensch erheblich mehr Zeit im Bett als im Auto verbringt. Mit dem Auto ist der typische deutsche Mann sogar mehr identifiziert als mit seinem Körper.

Während es also der Autoindustrie in beindruckender Weise gelungen ist, eine fast vollständige Identifikation mit ihrem zwar viel Status, aber wenig Gesundheit vermittelnden Produkt zu schaffen, tut sich die entsprechende Bettenindustrie schwer. Das im Vergleich zum Auto für die Gesundheit ungleich wichtigere Bett ist uns immer noch viel zu wenig wert. Manche stecken mehr Geld in Schonbezüge für Autositze, die sie selten benutzen, als in Matratzen und Zudecken, auf und unter denen sie ein Drittel ihres Lebens verbringen.

Zum Glück ist hier ein Umsteuern leicht, da bei den Autos große Summen leicht einzusparen sind und bei Betten vergleichsweise kleine Investitionen große Fortschritte bringen. Auch eine genussorientierte Logik würde zum selben Ergebnis kommen und verstärkt auf das Schlafzimmer und seine Ausgestaltung setzen, denn wo finden wir Entspannung und Wohlgefühl, wo Ekstase und Lust?

Dieses Buch zeigt unter anderem die verschiedenen Möglichkeiten, sich im Schlafzimmer behaglich einzurichten und gesunden Schlaf vorzubereiten.

## *Schlafstörungen und die Rückeroberung der Nacht*

Wir sollten uns klar machen, dass unser alltägliches Leben den Schlaf beeinflusst. Andernfalls gäbe es mit ihm gar keine Probleme. Immerhin sind Schlafprobleme in archaischen Gesellschaften und Kulturen unbekannt. Man kann sich nicht einmal danach erkundigen, weil diesen ursprünglichen Menschen allein schon die Worte für einen Zustand wie Schlaflosigkeit fehlen. Sie sind abends müde, und wer seinem Tagewerk nachgegangen ist, wird die Früchte der Nacht ernten und braucht sich nicht darum zu sorgen. Das im Vergleich zu unserem Tagesprogramm sehr viel einfachere Leben unserer Vorfahren folgte dem immer gleichen Rhythmus von Aktivität und Ruhe.

Die Bauern und Handwerker der letzten Jahrhunderte konnten natürlich nicht alles am selben Tag beenden, aber sie hatten doch noch ein gesundes Gefühl für das, was man eben ein Tag(e)werk[1] nannte. Wir dagegen haben inzwischen viel zu komplizierte Tagewerke, mit denen wir in der Regel kaum noch fertig werden. So leben und leiden wir unter Leistungs- und Zeitdruck, der sich bis in die Nacht durchschlägt. Eigener Ehrgeiz und äußere Anforderungen drücken gleichermaßen – mit der Tendenz, dass wir immer mehr aus dem Tag herauszuholen versuchen.

Man sollte sich außerdem vergegenwärtigen, wie viele Tagwerke alter Zählung ein moderner Mähdrescher heute bewältigt, ohne dass sein Fahrer, in der Regel ein Mechaniker vom Maschinenring, am Abend eine Befriedigung finden könnte, die mit der des traditionellen Bauern auf eigenem Land zu vergleichen wäre.

Heute wird im Rahmen der Globalisierung überall versucht, immer mehr Leistung von immer weniger Menschen in immer kürzerer Zeit erbringen zu lassen. Zwar können wir bei der täglichen Arbeit durch die Fortschritte der Technik offenbar mehr und mehr Zeit einsparen, aber wir machen uns das Leben dadurch nicht leichter, sondern überfordern uns im Gegenteil immer gnadenloser.

Denn was passiert mit der gesparten Zeit? Wem kommt sie zugute? Irgendetwas kann nicht stimmen, wenn alle etwas einsparen und trotzdem keiner etwas davon hat.

Uns bekommt dieser Zwang zum Zeitsparen offenbar nicht besonders gut. Das Leben wird allgemein immer anstrengender – trotz oder gerade wegen all der zeitsparenden Erleichterungen, die wir uns ständig schaffen. Ein Beispiel sind all die Kommunikationshilfen – angefangen beim alten Telex über das Fax bis zu den heutigen E-Mails oder SMS-Botschaften. Sie sparen Zeit und beschleunigen die Kommunikation, aber sie erhöhen dadurch auch den Druck zu reagieren und verbrauchen damit Energie.

Es stehen so viele Aktionsmöglichkeiten zur Verfügung, dass uns auf allen Ebenen die Zeit ausgeht und wir ihr chancenlos hinterherhetzen. Das ist jedoch genau der Stoff, aus dem die Erschöpfungssyndrome und Schlafstörungen sind. Ihre Symptome sind zwar vielfältig, aber sie weisen grundsätzlich in dieselbe Richtung von Ermattung bis zu Erschöpfung. Burnout- oder chronisches Müdigkeitssyndrom (CFS = Chronic Fatigue Syndrome) sind die wenig hilfreichen Umschreibungen eines modernen gesellschaftlichen Phänomens allumfassender Erschöpfung.

Angesichts der hohen Anforderungen des modernen Lebens steht uns meist zu wenig Energie zur Verfügung, oder wir verpulvern zu viel von unserer Substanz. Viele überschätzen bei dem schnellen Tempo offenbar ihre Kraftreserven. Das Ergebnis ist neben der körperlichen Erschöpfung auch eine innere Leere, die nichts Meditatives im Sinne des Buddhismus an sich hat und deshalb deprimierend wirkt. Die Betroffenen leiden unter dem Gefühl, nicht genug zu leisten, hinter den Anforderungen zurückzubleiben und ihrem Leben nicht mehr gerecht zu werden.

Im Umgang mit dieser Situation gibt es verschiedene Strategien. Man kann versuchen, die Anforderungen zu reduzieren, etwa indem man lernt, das Wichtige vom Unwichtigen zu trennen, und indem man beginnt, sich auf Ersteres zu konzentrieren. Man könnte auch dazu übergehen, die zur Verfügung stehende Zeit besser einzuteilen, und sich dabei der Strategien des Zeitmanagements bedienen. Solche Techniken werden tatsächlich bereits weitgehend genutzt, allerdings mit insgesamt bescheidenem Erfolg, weil das Wesen der Zeit zu wenig verstanden wird.

Bei einem vermuteten Energieleck als Ursache von Erschöpfungszuständen wäre es natürlich nahe liegend, dieses zu suchen, zu finden und zu schließen. Wenn etwa eine Lebenskrise nicht bewältigt wurde, kann die mühsame Kompensation dieser Situation viel Energie verschlingen. Wer zum Beispiel trotz fortgeschrittenen Alters nicht erwachsen werden konnte, mag vom Vorspielen des Erwachsenseins energetisch überfordert sein. Die Möglichkeit, Energielecks in Gestalt nicht bewältigter Lebenskrisen und fauler Kompromisse zu finden und zu bearbeiten, wird ansatzweise in Psychotherapien genutzt.[2]

Neben den verschiedenen Strategien, mit der vorhandenen Energie besser, das heißt ökonomischer, umzugehen, gäbe es noch die ungleich verlockendere Möglichkeit, sich mehr Energiequellen zu erschließen. Allerdings ist dabei nicht an eine so gefährliche »Lösung« wie das Doping gedacht. Es kann nie darum gehen, Energievorräte bis zur Neige auszubeuten oder sogar ganz zu vernichten, wenn auch viele Menschen – ähnlich verantwortungslos, wie unsere Industriegesellschaft mit Rohstoffen umgeht – Raubbau an ihren persönlichen Energiereserven betreiben. Sie missachten vor allem die regenerierende Kraft ihres Schlafes. Manche versuchen es sogar mit Aufputschmitteln, genauso wie viele Länder auf Atomkraft setzten, um ihr Energieproblem zu lösen. Sowohl auf kollektiver als auch auf individueller Ebene müssen wir jedoch neue Energiequellen anzapfen. Dieses Buch weist den Weg, wie auf individueller Ebene die alten Möglichkeiten der Regeneration im Schlaf mit neuen Chancen verbunden werden können.

Es geht auch darum, ein neues Qualitätsbewusstsein zu wecken – nicht nur für den Schlaf. Zum Beispiel wird heute in der Agrarindustrie versucht, immer mehr in immer kürzerer Zeit aus denselben Böden herauszuholen. Dabei kann man erleben, wie die

Qualität auf der Strecke bleibt und die daraus folgende Fehlernährung mit ihren Folgekosten inzwischen mehr Geld verschlingt, als mit den Hochdruckmethoden eingespart wird. Ähnliches geschieht in den anderen Bereichen der Wirtschaft, selbst wenn wir es noch gar nicht überall in voller Konsequenz erkennen. Bei steigender Quantität sinkt oft die Qualität so dramatisch, dass die daraus entstehenden Folgen wiederum den Druck erhöhen. Die moderne Medizin ist hier nur ein einzelnes, wenn auch sehr erschreckendes Beispiel. Immer mehr Patienten werden in immer kürzerer Zeit »durchgeschleust«, ohne dass ihnen mit der dabei herauskommenden sprichwörtlichen Dreiminutenmedizin noch zu helfen wäre. Vielmehr müssen die Menschen vor dieser Medizin gerettet werden. Von ihr können sie immer weniger Hilfe, geschweige denn Rettung erhoffen. Der Grund ist die drastisch sinkende Qualität bei steigender Quantität der Maßnahmen.

Auch aus diesen Teufelskreisen gäbe es eine Reihe von Auswegen. Sie laufen alle darauf hinaus, wieder das rechte Maß zu finden – unabhängig von der Maßlosigkeit moderner Planung. Wer aufgekratzt ins Bett geht, wird genauso schlecht schlafen wie derjenige, der eine entscheidende Prüfung vor sich hat.

Immerhin besteht die Hoffnung, dass wir im persönlichen Bereich die Nacht als Energiequelle wiederentdecken, so wie wir uns gesellschaftlich allmählich auch erneuerbaren Energien wie der Sonnen- und Windkraft oder der Erdwärme zuwenden. Nachhaltigkeit ist in der Wirtschaft längst zu einem Schlüsselbegriff geworden. Warum nicht auch im individuellen Bereich, wo die ergiebigste erneuerbare, obendrein billigste und natürlichste Energiequelle im Schlaf zu finden ist?

Die Folgen unserer bisherigen Energiemisswirtschaft auf allen Ebenen zeichnen sich bereits ab und werden allmählich auch von immer mehr Beobachtern anerkannt. Die atmosphärische Aufheizung führt zur Klimakatastrophe. So wie aber im Makrokosmos das Energieproblem auf eine planetengerechte Lösung drängt, wird es auch im Mikrokosmos des menschlichen Organismus unumgänglich sein, das Energieproblem zu lösen. *Der Mensch und die Welt sind eins* – manche Indianervölker wussten immer darum und für unsere Kultur hat es Paracelsus in seiner Gleichung *Mikrokosmos gleich Makrokosmos* unübertroffen ausgedrückt. Wenn wir das eine Drittel Leben, das wir schlafend verbringen, zurückgewinnen, könnten wir unter Umständen die anderen zwei Drittel als Geschenk dazu bekommen.

Die Nacht drängt sich mit dem Schlaf als – im wahrsten Sinne des Wortes – *stille* (Energie-)Reserve geradezu auf. Allerdings müssten wir sie erst in ihrer Bedeutung wieder begreifen und neuerlich in ihre Rechte einsetzen. Momentan treiben wir mutwillig Raubbau an der Nacht und damit auch an unserer Regeneration. Ein typisches Beispiel ist der Einsatz des Weckers, der die Regenerationsphase morgens beendet, bevor sie natürlicherweise abgeschlossen ist. Das heißt nichts anderes, als dass ein Mensch, der sich regelmäßig eines Weckers bedient, ein Energiedefizit aufbaut. Er verkürzt damit die Nacht an ihrem Ende, während ihr Beginn mit einem scheinbar immer wichtiger werdenden Nachtleben beschädigt wird. Schlaflosigkeit wird zum Symptom einer ruhelosen Gesellschaft.

Die Zeiten, als die Nacht – und mit ihr die Ruhe- und Regenerationsphase – mit dem Einbrechen der Dunkelheit begann, sind lange vorbei. Die »wichtigsten« Abendstunden, im Fernsehen *primetime* genannt, liegen in Zeitzonen, die eigentlich schon der Regeneration im Schlaf vorbehalten sein müssten, wenn es nach dem über Jahrtausende eingespielten Rhythmus ginge.

Jene große Mehrheit, die heute die Nacht an ihrem Anfang und Ende beschneidet, bemerkt nicht einmal, in welch eklatanter Weise sie sich damit selbst um die *not*-wendige Regeneration bringt. Gleichzeitig entsteht in unserer überaus geschäftigen, um nicht zu sagen hyperaktiven Zeit unter anderem der Wellness-Boom, und es werden immer neue Wohlfühlkonzepte propagiert. Dabei haben die meisten Menschen im modernen Alltagsgetriebe kaum noch Zeit für das Wohlfühlen. Während der wachen Zeit des Tages wird in einem verblüffenden Ausmaß für gute Gesundheit geschluckt und geackert. Die Nahrungsmittelindustrie verspricht viel und wirft ständig neue, angeblich sensationelle Energiespender auf den Markt. Die beste Quelle tatsächlicher Regeneration und Wellness ignorieren wir dagegen: den gesunden, natürlichen Schlaf.

## Zur Ruhe und Besinnung kommen, Regeneration zulassen

Aus der Taghälfte der 24 Stunden ist zusätzlich nicht mehr viel herauszupressen. Die Frage ist natürlich, sollten wir nun auch noch der Nacht Ähnliches antun?

Das Gute an der Nacht ist jedoch, dass sie so sehr dem weiblichen Pol der Wirklichkeit untersteht, dass sich in ihr kaum etwas erzwingen lässt. Der Super-Mega-Turbo-Schlaf ist nicht käuflich. Im *weiblichen Reich der Wirklichkeit* kann man lediglich anbahnen, geschehen lassen und sich den natürlichen Abläufen und Rhythmen anpassen und fügen – all das auch unter dem Zeichen von Erfolg, nur eben im Hinblick auf Ruhe und Regeneration.

Die Nacht und das archetypisch Weibliche schützen sich vor dem Macherpol und der Machergesellschaft, indem sie nur den eigenen Gesetzen gehorchen. Diese müssten wir erst wieder kennen lernen, um eine Chance zu bekommen, hier neuerlich Fuß zu fassen. Um sich Kraftquellen zu erschließen, wäre es also ungleich besser, die Nacht wieder zu ehren und als umfassendste und beste Energiequelle zu nutzen. Dies könnte den Organismus in die Lage versetzen, das Optimum aus seinen vorhandenen Möglichkeiten zu holen. Wir verfügen in aller Regel über große Kraftreserven; man muss nur wissen, wo sie versteckt sind und wie man sie nutzbar macht.

Um die eigene Kraft gut auszuschöpfen, wäre zuerst an eine optimale Betriebsbasis des Organismus zu denken, im Sinne von ausreichender Versorgung mit gutem Wasser, vollwertiger und typgerechter Ernährung, sinnvoller moderater Bewegung im Sauerstoffgleichgewicht sowie von guter Luft bei ungestörtem rundem Atem und ausreichender Entspannung.[3] Bei letzterem Punkt sind nicht nur Entspannungstechniken und Meditation gemeint, sondern im Vordergrund steht die wichtigste und völlig unersetzbare Regeneration im Schlaf, genauer im Schlaf während der Nacht. Wie wir noch sehen werden, hebt allerdings auch ein Mittagsschlaf nachweisbar den Energiepegel.

»Der eigentlich hervorbringende, fruchtbare Teil unseres Daseins ist der Schlaf«, meinte Carl Zuckmayer. Der Schriftsteller und Dramatiker hat nur ahnen können, wie Recht er mit dieser Aussage hat. Immerhin kennen wir aus der griechischen Mythologie die Geschichte von Endymion, der von Zeus auf Wunsch von Hypnos in ewigen Schlaf versetzt wurde. Im Tiefschlaf zeugte Endymion dann 52 Töchter mit der Mondgöttin Selene. Er gilt folglich als Symbol für die Regenerationskräfte der Natur und als Vater der 52 Wochen unseres Jahres.

Wenn die Tage schon so voll gestopft sind, bietet es sich allein schon aus diesem Grund an, in der Nacht nach Alternativen der Entspannung zu suchen. Die Zeit dürfte reif dafür sein, die Nacht und den Schlaf als Chance zu entdecken und sich ihrer Möglichkeiten zu bedienen, wobei dieses Buch Hilfen geben will. Der Schlaf als natürlicher Mittler zwischen der Aktivität des vergangenen und der des kommenden Tages könnte helfen, die eigene Mitte wiederzufinden. Schlaf ist auch aus schulmedizinischer Sicht der einfachste und wirkungsvollste Ausgleichsfaktor für einen aus der Balance geratenen Menschen.

In einer Zeit, in der man sich allmählich mit dem weiblichen Pol der Wirklichkeit zu beschäftigen beginnt und ihn in allen möglichen Bereichen wiederentdeckt, liegt es besonders nahe, die Welt der Nacht in uns zum Leben zu erwecken. Mit der beeindruckenden Renaissance des Mondes ist das ja auch schon partiell geschehen, ist er doch das Licht der Nacht. Er kann uns bereits einiges von ihren Geheimnissen offenbaren. Zudem steht der Mond für das Urprinzip der Mütterlichkeit, der Fruchtbarkeit, des Rhythmus und auch des Kindlichen.

Genauso erlebt das Wasser als weibliches Seelenelement und Gesundheitsmittel gerade seine längst überfällige Renaissance. Die alten, scheinbar schon vergessenen Wasserpäpste wie Sebastian Kneipp oder Vincenz Prießnitz kommen zu neuen Ehren. Verschiedene Wasseraufbereitungsanlagen sind im Handel erhältlich und erfreuen sich lebhafter Nachfrage.

Auf ihre archetypisch weibliche Art vermag uns die Nacht so viel zu schenken. Dabei hat der Schlaf natürlich immer die Funktion der Regeneration innegehabt – nur haben wir ihn zunehmend verkommen lassen. Dies entspricht der Tatsache, dass in allen Lebensbereichen sich das Patriarchat auf archetypisch weiblichem Terrain breit gemacht hat. Ein gutes Beispiel hierfür ist die Dominanz der Männer in der Frauenheilkunde. Auch die Nacht und der Schlaf, ursprünglich eine weibliche Domäne, wurden durch »männlichen« Aktionismus erobert. Wir haben dabei vergessen, dass die Nacht die größte Energiereserve darstellt, über die wir noch verfügen.

## Die heilsamen Bilderwelten der Träume

Der Tag mischt sich mit seinen Problemen ständig in die Nacht und den Schlaf. Was wäre nahe liegender, als den beruhigenden Einfluss der Nacht zu nutzen, um etwas davon in die Tage fließen zu lassen. Die Fähigkeit der Seele, mit andrängenden Bildern umzugehen und *fertig zu werden*, ist jedenfalls unglaublich hoch. Dies sollten wir ebenfalls nutzen.

Der unübersehbare Bilderschatz der Seelenebene steht uns in Träumen zur Verfügung und wird ständig vom Unbewussten eingesetzt, um die Entwicklung voranzutreiben. Bevor wir den Zugang zu den Traumbilderebenen gänzlich verlieren, wäre es sinnvoll, ihn wieder ein Stück weiter zu öffnen. Die Anregung der Traumarbeit könnte solch eine Möglichkeit sein, die bis ins Alltagsleben Wirkung zeigen wird.

Hinzu kommt, dass mit einem angemessenen Einstieg in die Welt des Schlafes dieser auch produktiver wird und wertvollere Früchte hervorbringt. Wenn die Alten dafür sorgten, dass die Jungen mit entsprechenden Geschichten einschliefen, um Anschluss an die kollektive Bilderwelt des Volkes oder Stammes zu finden, taten sie dies mit Bedacht. Unter Ausnutzung der besonderen Bewusstseinslage während des Übergangs vom Tag zur Nacht verankerten sie die Bilder, Symbole und Mythen ihrer Tradition im Bewusstsein der Jugend und verhinderten obendrein das Abreißen der Verbindung zwischen den Generationen. Nun haben wir heute diese Verbindungen fast alle abreißen lassen. Nichts hindert uns aber daran, uns wieder mit den Seelenbilderwelten zu verbinden und sie zur individuellen Entwicklung zu nutzen. Mit den Traumbildern werden wir immer wieder zu traumhaften Lösungen gelangen. Warum sonst nennen wir wundervolle Lösungen *traumhaft*?

Die Wiedereroberung der Nacht als Teil der Wiederentdeckung des weiblichen Pols der Wirklichkeit und seiner Traumbilder ist Thema dieses Buches und kann zu Neuanfängen führen – aus der Frische regenerierter Kraft, zu einem Gefühl von Balance und Ausgeglichenheit, zu einem Zustand, in dem man sich selbst und der Welt schon am Morgen gewogen ist.

Das Buch soll auch den Blick für schädliche Trends schärfen, denn die Entwicklung scheint bisher ungebremst weiter in Richtung des männlichen Yang-Pols zu gehen. Im Epcot-Center in Orlando/Florida kann man beispielsweise schon das Haus von morgen besichtigen. Abgesehen davon, dass es von hilfreichen Robotern bevölkert und mit Elektronik voll gestopft ist, fällt auf, dass es auf die Küche ganz verzichtet. Aus weiter Ferne tippt der heimkehrende hungrige Bewohner auf seinem Multifunktionshandy die entsprechenden Küchenbefehle ein, worauf das angewählte Fertiggericht aus dem Tiefkühler via Förderband in die Mikrowelle schwebt, um von dort nach einem kurzen ruinösen Erhitzen in die Essnische zu wandern. Einen eigenen Raum hat diese Prozedur nicht mehr nötig. Das Schlafzimmer existiert zwar noch, ist aber zu einem Hightech-Park erster Ordnung avanciert – oder sollte man besser sagen heruntergekommen? Elektrosmog scheinen die Zukunftsstrategen aus Florida jedenfalls nicht zu fürchten, oder wahrscheinlich kennen sie das Problem noch gar nicht. Und das alles zu dem Zweck, dem sowieso schon bewegungsverarmten und über alle Maßen verfetteten Durchschnittsamerikaner auch noch die letzte körperliche Anstrengung abzunehmen. So muss er sich genauso wenig aus dem Bett erheben, sondern kann von hier aus per Display seine letzten Lebenschancen verspielen.

In Japan ist man noch einen Schritt weiter und hat in besonderen Spezialhotels auch das Schlafzimmer schon abgeschafft. Hier gibt es aus Platzmangel nur noch eine Art belüftete Schlafkoje, die einem Sarg ähnelt, in die man sich spät abends verkriecht und der man frühmorgens wieder entkriecht. Hier nutzen moderne Menschen aus Effizienzgründen ein Schlafritual, das manchen christlichen Rittern des Templerordens noch als bewusste allnächtliche Sterbevorbereitung diente, wenn sie sich zur Nachtruhe in einen Sarg begaben.

Solche Beispiele moderner »Entwicklungen« machen die allgemeine Richtung klar, die auf immer mehr Effizienz und immer weniger Lebensgenuss zielt. Angesichts japanischer und US-amerikanischer Fortschritte, wäre es für uns »Zurückgebliebene« noch an der Zeit, Entscheidungen zu fällen, die unserer Natur und den Resten von Kultur eher entgegenkämen. Oder wir übernehmen diese Trends sehr bewusst, machen uns dann aber deren andere alte Bedeutung klar. So würde jede Nacht im Sarg zur Vorbereitung auf die große Nacht des Todes.

Es steht tatsächlich eine Revolution im Schlafzimmer an, nur müsste sie ganz anders aussehen, als US-Zukunftsstrategen sie sich vorstellen, und anders auch, als wir es von bisherigen Revolutionen gewohnt sind. Eine wirkliche Umkehrung der Werte, was das

Schlafen angeht, wäre gefragt. Es ginge um den Weg vom Hausen zum Wohnen, vom Leisten zum Leben. Wobei wir aber durchaus sogar noch mehr leisten könnten, wenn wir die entsprechenden Regenerationsquellen erschließen würden. An diesem Punkt liegt die Gefahr dieses Ansatzes und Buches. Die Energiequelle Schlaf lässt sich natürlich wie so vieles aus der Gesundheitsszene missbrauchen, um den männlichen Macherpol noch mehr zu betonen und voranzutreiben. Sich dieser Gefahr bewusst zu sein ist zugleich die beste Chance, ihr zu begegnen und hoffentlich zu entkommen.

Noch ein Hinweis zur Lektüre dieses Buches: Die Kapitel lassen sich in beliebiger Reihenfolge lesen. Je nach Fragestellung können über das Inhaltsverzeichnis oder das Register bestimmte Themenaspekte wie bei einem Lexikon nachgeschlagen werden. Vielleicht werden die einleitenden Kapitel von manchen zunächst übersprungen, die lieber gleich etwas über die Wahl der Matratze oder die Gestaltung des Schlafplatzes in Erfahrung bringen wollen. Obwohl die Kapitel über Mythen und Archetypen dazu gedacht sind, das Bewusstsein für ein so erfrischendes, weil beschwingtes Wesen wie den Schlaf zu schärfen, ist es in vielen Fällen sicher nützlicher, zuerst das aktuelle Informationsbedürfnis zu stillen und dann genüsslich über die Tiefen der Nacht und ihr Kind, den Schlaf, zu lesen.

# Mythen der Nacht

Die Nacht ist weiblicher Natur oder Yin; der Tag besitzt demgegenüber männlichen oder Yang-Charakter. Wenn die Frau des Mannes bessere Hälfte ist, wie der Volksmund zu Recht vermutet, ist die Nacht die bessere Hälfte des Tages. Trotz ihrer Vorzüge führt die Nacht jedoch ein Schattendasein. Ihrem Wesen entspricht das eigentlich nicht schlecht. Es fällt uns allerdings heute schwer, ihre dunklen Stunden zu würdigen und sie zu nutzen.

Der Mythos soll uns als Gerüst dienen, um die Bedeutung der Nacht und des Schlafes bis in größere, ja zeitlose Tiefen zurückzuverfolgen. In den Mythen der Völker sind Weisheitslehren verschlüsselt. Uns ist der Mythos der griechisch-römischen Antike am vertrautesten und deshalb greifen wir auf ihn zurück.

## *Die Nacht und ihre Kinder*

In der griechischen Mythologie gilt *Nyx*, die Nacht, als unmittelbar aus dem uranfänglichen Chaos hervorgegangenes Urprinzip. Sie ist die weibliche Urmutter und existierte lange vor allem anderen – also auch vor dem Männlichen und dem Tag. Folglich sollten die Nacht und der Schlaf, die weitgehend dem weiblichen Pol entsprechen, die Grundlage unseres Lebens bilden.

Heute muss Nyx, die Nacht, die Menschen gegen deren Willen zwingen, zu ihren Anhängern zu werden. Sie bedient sich dabei all der verdrängten Kinder der Nacht. Sie sind, da aus dem Tagesbewusstsein verbannt, zu Schattengestalten geworden. Zwar werden sie sich in den Träumen immer wieder zur bewussten Konfrontation und Aussöhnung anbieten, aber sie bekommen zu wenig Chancen. Hier setzt das Schicksal – als das geschickte Heil – schließlich alles auf eine Karte und erzwingt der Nacht und ihren Kindern Achtung und Respekt. Wo es über das Bewusstsein nicht zum Zuge kommt, bedient es sich in bewährter Weise der Symptome.

Zusammengenommen sind die mythischen Kinder der Nacht als psychotherapeutisches Korrektiv für die Aktivitäten, Taten und Unterlassungen des Tages zu verstehen. Durch ihre unterschiedlichen Erkenntnismöglichkeiten wirken sie reinigend. Sie bringen uns ins Gleichgewicht und eröffnen darüber hinaus den Ausblick auf die Welt jenseits der Polarität, um uns so auf die Nachtod- oder Bardo-Zustände[4] vorzubereiten. Mit ihrer durchgreifenden und oft unerbittlichen Art verhelfen sie uns zum Ausgleich und bringen uns inneren Frieden als Voraussetzung echten Gleichgewichts.

Die Kinder der Nacht galten schon den alten Griechen als dunkle, unangenehme Gestalten. Erst recht sind sie uns Heutigen verdächtig, die wir noch stärker vom Patriarchat geprägt sind. In einer matriarchalischen Frühzeit dürfte es umgekehrt gewesen sein. Wie immer, wenn man Urprinzipien nicht gerecht wird, kehren sie ihren Schatten hervor, der dann zum alles bestimmenden Thema wird.

Von großem Interesse für uns ist der Sohn der Nacht mit Namen *Hypnos*, der Schlaf, außerdem sein Bruder *Thanatos*, der Tod. Die Angst vor Letzterem dürfte im Laufe der patriarchalischen Epochen auch auf seinen Bruder Hypnos abgefärbt haben. Jedoch ist selbst die große Angst vor dem Tod in unserer Kultur relativ neu. Der französische Kulturanthropologe Philippe Ariès beschreibt sie als spätes Kind der letzten Jahrhunderte. In früheren Zeiten sah die Mehrheit im Tod nur das Ende der irdischen Mühsal, genauso wie der Schlaf die Flucht aus dem täglichen Elend bot. Diese Haltung spiegelt sich in der Bezeichnung *Gevatter Tod*, wodurch die enge, vertraute Verwandtschaft ausgedrückt wird.

Die Nähe der beiden Brüder Hypnos und Thanatos wird beim Vorgang des Einschlafens und des Sterben deutlich. In beiden Situationen fallen die Augen zu, beziehungsweise richten sich auf das zwischen den Augenbrauen an der Nasenwurzel gelegene so genannte dritte Auge, das sechste Chakra. Sowohl beim Einschlafen als auch beim Sterben sinkt der Kiefer herab und markiert auf diese Weise das Ende der *Verbissenheit*. Die Seele geht in beiden Fällen auf Reisen und Geben wird seliger als Nehmen.

Der Gedanke, im Tod langfristige und im Schlaf kurzfristige Erlösung vom irdischen Jammertal zu erlangen, muss für die Masse der einfachen Menschen faszinierend gewesen sein. Die besseren Leute, die Reichen und Mächtigen, hingen demgegenüber mehr am Leben. Es gab im Laufe der Geschichte somit immer wieder Versuche, unter anderem auf alchimistischen Wegen, das eigene Leben zu verlängern.

Für breite Schichten kamen Lebenselixiere erst viel später in Mode. Dazu mussten die Menschen zuerst im Leben etwas finden und erreichen, das sie ungern wieder verlieren wollten. Heute haben wir fast alle in vieler Hinsicht die Position der damaligen Adeligen übernommen, sind reicher und oft auch »etwas Besseres« geworden. Dadurch haben wir einiges gewonnen – und damit auch einiges zu verlieren. Von diesen Besitztümern heißt es im Tod für immer und im Schlaf zeitweilig Abschied zu nehmen, denn auch in den Träumen der Nacht kann ein Reicher wieder bettelarm dastehen. Vor diesem Hintergrund haben unsere Vorfahren offenbar begonnen, Tod und Schlaf immer negativer zu sehen. Diese Herabsetzung geben wir unbewusst an unsere Kinder weiter und bereiten ein Feld von Misstrauen und Missachtung.[5] Hypnos und Thanatos, die beiden Söhne der Nacht, haben auf diese Weise einen erheblichen Imageschaden erlitten.

Dabei galt zumindest *Hypnos* in der Antike noch als sanfter, menschenfreundlicher Beruhiger unter den Göttern, der über Stadt, Land und Meer schweifte, um seine Schwingen des Schlafes über die Menschen zu breiten und ihnen Erholung und Erquickung zu bringen. Als Bruder des Totengottes und Sohn des Erebos, der Schattenwelt, war er aber auch für die Griechen immer mit der anderen geheimnisvollen, weil den Menschen weniger zugänglichen Seite der Existenz verbunden. Sein Vater Erebos personifizierte das Dunkel, die Abgeschiedenheit, die auf die Toten wartete.

Mit Erebos zeugte Nyx neben dem Schlaf auch den Tag. Damit sind das Dunkel und die Nacht die Eltern des hellen Tages. Tatsächlich ist in fast allen Mythologien das Weibliche das Ursprüngliche, aus dem das Männliche entsteht – in diesem Fall der archetypisch männliche Tag.

Uns Modernen könnte dieser Mythos zudem deutlich machen, dass das Dunkel vorher da war und der Schatten Ausgangspunkt des Lebens ist. Darin liegt auch der Grund, warum ein Mensch ohne Aussöhnung mit der eigenen Schattenwelt weder Ruhe noch inneren Frieden, noch gar Befreiung erlangen kann.

Neben Hypnos und Thanatos sind fast alle Kinder von Nyx, der Nacht, für uns heute zu Problemfällen geworden wie zum Beispiel *Nemesis*, die Vergeltung. Ursprünglich war Nemesis den einfachen Menschen sicher ein Trost, denn sie sorgte für Ausgleich. Man drückt es noch heute in dem Wunsch »Vergelt's Gott!« aus. In diesem Fall wird Nemesis sogar eingeladen. Wem es schlecht ging, konnte mit ihrer Hilfe wenigstens im Jenseits auf ein neues Gleichgewicht hoffen. Zumindest hatten die einfachen, armen Leute von Nemesis meist nichts zu befürchten. Nemesis wurde eher zur Bedrohung für diejenigen, die sich während des Tages Übergriffe und Vergehen hatten zuschulden kommen lassen, für die sie in der trotz all ihres Einflusses und all ihrer Macht auch für sie unkontrollierbaren Nacht mit Vergeltung rechnen mussten.

In Nemesis wird der Gedanke deutlich, dass die Nacht einen Ausgleich zum Tag schafft. Sie vergilt den Menschen den Tag im Guten wie im Schlechten. Nemesis sorgt für Gleichgewicht, insbesondere zwischen dem Geben und Nehmen.

*Keren* nennt man jene Töchter der Nacht, die Menschen, die ihrer verdienten Strafe tagsüber entgangen sind, in den nächtlichen

Träumen heimsuchen. Als strafende und ausgleichende Instanzen stehen die Keren der Nemesis nahe. Menschen, die sich schuldig gemacht haben, müssen demnach den Schlaf in Gestalt der Keren fürchten.

Wie die Beichte ist die Strafe in ihrem ursprünglichen Sinn ein Ausgleich, eine Art Reinigung. Mit ihrem Thema der Sühne sorgen also auch die Keren für Gleichgewicht. Sie konfrontieren uns mit dem universalen Gesetz von actio = reactio, dem alles Leben in der Welt der Gegensätze unterworfen ist. Dieses Gesetz sorgt überall und jederzeit für Ausgleich, auch wenn wir das mit unserem zeitlich begrenzten Horizont nicht immer gleich übersehen.

Die wütenden Verfolgerinnen und Rachegöttinnen, *Erinnyen* genannt, entstanden aus dem vergossenen Blut des Himmelsgottes Uranos. Sie haben heute ebenfalls einen schlechten Ruf. Viele Menschen leiden unter ihnen und den entsprechenden Verfolgungsideen, die sich bis zum gefährlichen Wahn steigern und in das weite Feld der Geisteskrankheit führen können. Tatsächlich haben wir heute vieles, das ursprünglich zum Leben gehörte, in dieses Feld und die entsprechenden Anstalten verbannt. Unser Widerstand gegen all das Dunkle aus dem Reich ihrer Mutter Gaia, der Erdgöttin, das wir in Heime, Asyle und manchmal sogar in Gefängnisse abschieben, ist es wohl, der die Erinnyen so wütend macht. Dabei zeigen sie nur, wie wenig Sinn es hat, davonzulaufen. Sie werden uns so lange verfolgen, bis wir Fliehenden gestellt sind und Ausgleich erreicht ist.

Verfolgen kann uns offensichtlich nur, was auch etwas mit uns zu tun hat. Insofern wäre es sehr viel besser, den Verfolgern rechtzeitig mutig ins Auge zu schauen, als vor ihnen zu fliehen. Die Erinnyen könnten in dieser Hinsicht wohl ebenfalls als Helferinnen und Töchter der Nacht betrachtet werden, denn sie bringen uns etwas zu uns Gehöriges nahe, das wir nicht wahrhaben wollen. Durch ihren beherzten Einsatz verhindern sie die Bildung zu großer Schattenmächte.

Die elend Verzweifelnde, *Oizys* genannt, macht uns auf den ersten Blick die Nacht ebenfalls nicht angenehmer. Wer der Welt der Polarität mit ihren Gegensätzen nicht gerecht wird und den jeweiligen Schatten nicht wahrnehmen will, hat diese dunkle Tochter der Nacht im Nacken. Alles besitzt in dieser Welt einen zweiten oder Gegenpol, den Schatten, die dunkle andere Seite der Medaille. Die Nacht selbst ist heute in den psychologischen Schatten gedrängt worden. Verzweiflung befällt – in Gestalt von Oizys – diejenigen, die nur die eine lichte Seite der Wirklichkeit wahrhaben wollen. Damit sorgt auch Oizys lediglich für Ausgleich, indem sie über die Verzweiflung den dunklen Pol zurück ins Leben bringt. Erst Licht und Schatten zusammen ergeben die Ganzheit.

*Eris*, der Streit, war den Menschen schon in früher Zeit verdächtig; heute hat er den schlechtesten Ruf. Niemand will ihn und doch ist er überall zu finden. Dabei wären mutige Auseinandersetzungen wichtig für das Zusammenleben in der Familie, für den Kontakt mit anderen und sogar im Miteinander von Ländern und Kulturen. Wie hilfreich wäre es, wenn wir wieder so etwas wie Streitkultur entwickelten und unsere Konflikte nicht nachts in Albträumen energetisch bewältigen müssten.

Der Streit braucht wieder einen Platz in der hellen Hälfte des Tages. Hier könnte er äußerst produktiv wirken. In die Nacht verdrängt wird Eris dagegen zum Fluch. Mit konstruktiver, streitbarer Auseinandersetzung lassen sich Probleme lösen und Situationen klären. Die Atmosphäre insgesamt kann dadurch gereinigt werden. So will auch diese Tochter der Nacht nur für not-wendigen Ausgleich sorgen.

Ebenfalls ein Kind von Nyx ist *Moros*, die fatalistische Vorahnung oder auch das Verhängnis. Die Nacht als weibliche Sphäre bietet naturgemäß den besseren Zugang zum Spüren und Ahnen und so auch zu Vorahnungen. In der Übergangszone der Abenddämmerung, wenn es langsam *aben*teuerlich wird und der Intellekt nicht mehr so klar herrschen und durchblicken kann, bricht die Zeit von Moros an.

Unter Moros' Einfluss können manche Menschen der Zeit vorauseilen, um drohendes Unheil frühzeitig zu erkennen. Auch heute haben sensible Menschen oft eher nachts im Traum ein gute Nase für zukünftige Dinge und eine Witterung für Kommendes, sei es Glück oder Unheil. Wären wir wacher in der Nacht – man denke nur an den Yoga-Schlaf des Ostens, bei dem die Seele ständig bewusst bleibt – und auf besserem Fuß mit dem Fatum, unserem Schicksal, und damit auch mit Moros, der Vorahnung, gäbe es hier weniger zu fürchten.

Moros könnte uns lehren, die Grenzen der polaren Welt von Raum und Zeit zu überschreiten und uns in die jenseitigen Bereiche einzufühlen, in jene Welt, aus der wir kommen und in die wir auch wieder hinübergehen werden.

Es mag erstaunen, dass *Momos*, die Kritiksucht, zu den Kindern der Nacht gehört. Kritik ist ja in der Regel etwas Intellektuelles und in unserer Zeit auch tagsüber weit verbreitet. Als konstruktive Kritik ist dieses Kind von Nyx aber heute ebenfalls ein gern verdrängtes Prinzip. Wer zu wenig konstruktive Auseinandersetzung betreibt – vor allem bezüglich der eigenen Handlungen – und dafür zur Krittelei neigt, kann leicht zu Momos' Opfer werden. Dies geschieht vor allem, wenn er gern hintenherum nörgelt. Dann muss auch hier die Nacht für Ausgleich sorgen und sie wird ihn mit Unzufriedenheit und Missstimmung heimsuchen.

Kritik, besonders im Sinne der Selbstkritik, ist wertvoll und fehlt zu häufig in ihrer erlösten Erscheinungsform. So lehrt uns Momos ihre positiven Seiten zu erkennen und dafür wach zu bleiben. Wer nachts unter Selbstzweifeln und Kritiksucht leidet, dürfte sich von Momos zu offenerer und selbst-gerechterer Kritik eingeladen fühlen.

Dass auch *Cupris*, die lustvolle Sehnsucht, unter die dunklen Töchter der Nacht einzureihen ist und einen immer dubioseren Ruf bekommt, ist besonders traurig. Sie bringt all die ungelebte Sinnlichkeit und Sehnsucht, die ungestillte Lust auf Leben und Ekstase auf der Schattenseite des Tages ins Spiel der Nacht und führt zu den entsprechenden Träumen.

Lustvoll-sehnsüchtige Träume waren es vor allem, die die frühen Christen so sehr gegen die Nacht aufbrachten. Selbst den frommsten Vertretern der reinen Lehre gelang es nicht, die Nächte »sauber« und Cupris aus den Träumen zu halten. Wer nachts von lustvollen Träumen heimgesucht wird, hat in seinem bewussten Leben einen entsprechenden Mangel, den Cupris über die Träume auszugleichen sucht. Sie mag mit ihrem Wirken auch der Grund gewesen sein, dass einige (männliche) Forscher die Träume als pure Wunscherfüllungsfantasien abtaten.

Bei Cupris wird vielleicht am deutlichsten, wie viel mehr wir vom Leben haben könnten, wenn wir uns mit den Töchtern und Söhnen der Nacht besser stellten. Letztlich bietet Cupris einen Ausblick auf den ekstatischen Zustand in der Einheit des Paradieses und hält unsere Sehnsucht danach lebendig. In der völligen Hingabe an das lustvolle Einheitserleben im Orgasmus lässt sie uns für kurze Zeit über die Polarität hinauswachsen. So ist auch sie wiederum um Ausgleich der täglichen Defizite bemüht und Anwältin unserer Entwicklung zur Ganzheit.

Die *Träume* gehören ebenfalls zu den Kindern der Nacht – und damit auch die *Moiren*, die Schicksalsgöttinnen, die Albträume schicken. Sie sorgen dafür, dass in den Träumen jene Schattenarbeit, die im Laufe des hellen Tages verweigert wurde, auf dessen Nachtseite zum Zuge kommt.

In der Schattenarbeit *während* der Traumphasen liegt eine heute weitgehend verkannte große Bedeutung der Nacht für unsere geistig-seelische Gesundheit. Diesem Thema kommt die Wissenschaft erst allmählich auf die Spur. Den Träumen und ihren Möglichkeiten, wie sie etwa von den Aborigines und anderen Urvölkern genutzt werden, begegnen wir noch intensiver, wenn wir uns ab Seite 168 den Schätzen der Seelenbilderwelten zuwenden.

Schließlich wäre noch *Geras*, das Alter, zu erwähnen. Es zählt zu den Kindern der Nacht, da wir uns mit ihm dem Tod nähern. Dem Alter als Vorbereitung auf den Tod entspricht der Abend als Vorstufe der Nacht.

Geras, das Alter, wurde in früher Zeit weder herabgesetzt noch gefürchtet, sondern vielmehr anerkannt und sogar geehrt. Man assoziierte mit ihm Würde und Weisheit. Erst der Jugendkult des zwanzigsten Jahrhunderts hat dem ein Ende bereitet und nun ist Geras für uns zu einem Schreckgespenst geworden. Wir bringen das Alter inzwischen nur noch mit Gebrechlichkeit, Krankheit, Leid und Sterben in Verbindung. Unser gestörtes Verhältnis zum Alter kommt auch darin zum Ausdruck, dass in modernen Industriegesellschaften zwar alle alt werden wollen, aber niemand alt sein will. So streben wir alle etwas an, das eigentlich abgelehnt wird – eine zweischneidige Strategie, die mit Sicherheit in Verzweiflung endet.

Stimmigerweise sorgt Geras dafür, dass die Nacht mit zunehmenden Lebensjahren wieder wichtiger genommen wird, wenn auch nur äußerst widerwillig. Besonders Männer, sonst der Nacht und ihren Träumen noch weniger zugewandt als Frauen, werden nun über eine Reihe von Symptomen gezwungen, die Nachtstunden sehr intensiv zu erleben. Sie werden mehr als je zuvor und mehr, als ihnen lieb ist, von der dunklen Seite ihres Lebens Kenntnis nehmen müssen. Abnehmende Herzkraft und schwellende Vorsteherdrüse (Prostata) sorgen auf unerfreuliche Art und Weise für diese Lernmöglichkeit im Sinne meines Buches *Krankheit als Symbol* (siehe das ausführliche Literaturverzeichnis im Anhang).

Vieles dreht sich um im Alter und eigentlich schon zur Lebensmitte, der Umkehrzeit. Geras gehört in die zweite, dunkle Hälfte des Tages. Auch in der Nacht müsste sich vieles umkehren und neben Geras arbeiten all ihre Geschwister, die anderen Kinder der Nacht, daran.

## *Die dunkle Seite der Wirklichkeit*

Die schwarze, dunkle Nacht ist von dunklen Mythen belebt. Die *Nachtfahrt der Seele* gehört hierher oder die *Seelenwanderung* durch das Totenreich. So wie der Tag dem Leben entspricht, gehört der Tod zur Nacht. Kinder fürchten sich instinktiv vor der schwarzen Nacht. Sie spüren in ihr die dunkle Seite der Wirklichkeit, die mit ihren Schattenwesen das Tagesleben bedroht. Die kindliche Furcht, in der Nacht zu sterben, entspricht ganz dem Mythos. Kinder erkennen in Hypnos den Bruder des Totengottes Thanatos. Die Seele weiß um solche Zusammenhänge, die der moderne Mensch nur zu gern verdrängt oder wirklich vergisst. So mag sich auch der Respekt erklären, den viele Menschen unwillkürlich vor der Hypnose als künstlich verursachtem Schlaf haben. Der Hypnose haftet etwas Magisches an und tatsächlich gehört die Magie eher zur Nachtseite des Lebens.

Warum der feste, gesundheitsfördernde Schlaf – das schnelle Einschlafen und Durchschlafen, das erfrischte Erwachen – für uns heute zu einem Problem geworden ist, könnte darin begründet sein, dass die Nacht die unkontrollierbare Seite unserer Wirklichkeit darstellt. Sie flößt dem rationalen Anteil unseres Wesens, der sich daran gewöhnt hat, alles zu dominieren, Angst ein. Im Schlaf drohen ein Kontrollverlust und die Machtübernahme durch eine unbekannte, dunkle Seite unseres Wesens.

Über die Träume bekommen wir immer wieder Botschaften aus diesem Schattenreich. Aber selbst diese Zeichen haben viele Menschen ausgeblendet und erinnern sich morgens nicht mehr an ihre Traumbilder. Andere nehmen ihre Träume zwar noch zur Kenntnis, aber sie verstehen und deuten sie nicht. So rückt die dunkle Seite unserer Existenz in noch tiefere Schattenreiche.

## Das luftige Reich der Seele

*Alle geflügelten Gottheiten von Eros/Amor über Hermes/Merkur bis zu Thanatos und Hypnos besitzen die Fähigkeit, Menschen zu beflügeln, sie in den Himmel zu heben und letztlich ihrer Seele Flügel zu verleihen. Jeweils auf ihre Art verstehen sie es, die Seele vom erdenschweren Körper zu lösen und ihr die ursprüngliche Leichtigkeit zurückzugeben. Eine Zeit wie unsere, die sich so sehr in die Materie verbissen hat, wird es mit diesen geflügelten Wesen oder Archetypen naturgemäß schwer haben.*

***Eros/Amor** erlaubt uns, auf den Schwingen der Liebe in den siebten Himmel zu entschweben. **Hermes/Merkur** kann als Psychopompus (Seelenbegleiter) die Seelen in alle Bereiche führen und ihnen vor allem beim Gang in das Totenreich Seelenvogelqualitäten schenken.*

*Ähnlich kann auch **Hypnos** uns Flügel verleihen, die uns in die Sphäre der Träume entschweben lassen, und nicht selten wird seine Machtübernahme als erlösend empfunden. Nach zu viel Erdenschwere und Kampf in der Polarität kommt der Schlaf für uns als Freund. Doch auf seinen Schwingen ist er auch von sehr flüchtiger Natur und mit den Methoden des Macherpols kaum je einzufangen. Erzwingen lässt er sich nicht oder nur mit schrecklichen Mitteln, die mehr mit Bewusstlosigkeit als mit Schlaf zu tun haben. Obendrein wird er durch diese Zwangsmethoden auch meist noch schwer beschädigt, wie die Erfahrungen mit den chemischen Schlafmitteln der Schulmedizin zeigen. Der Schlaf wird auf seinen Flügeln sehr schnell ausweichen und erst einmal entschwinden. Er ist ein ausgesprochen sensibles Wesen, über das wir – wie über seinen großen Bruder, den Tod – keine Macht erlangen, auch wenn sich manche modernen Zeitgenossen diesbezüglich einigen Illusionen hingeben. Andererseits kann der Schlaf, wenn er einer sanften Ein-*

*ladung folgt, etwas wundervoll Beschwingtes in unser Leben bringen und der dunklen Seite unserer Existenz besondere Bedeutung verleihen. Wenn er uns mitnimmt, uns sanft in sein Reich entführt, ist auf seinen und den Schwingen der Träume gut reisen. Dass die Träume die mythologischen Geschwister des Schlafes sind, liegt nahe.*

***Thanatos,*** *der ebenfalls als Freund auftreten kann, befreit wie kein anderer von der Schwere des Materiellen. Er löst die Seele vom Körper und befreit so den Seelenvogel für dessen Reisen in die jenseitige Welt. Er wird in diesem tiefen Sinne zum Erlöser. Alte Menschen, die im Laufe eines langen Lebens weise geworden sind, begrüßen den Tod nach einem erfüllten Leben als erlösenden Freund. Sie sehnen sich manchmal direkt nach der Leichtigkeit der Seelenexistenz.*

## Die Missachtung des Weiblichen

Schon in der Antike spielte Hypnos im kultischen Geschehen als Gott keine herausragende Rolle mehr. Er wurde nicht mehr besonders verehrt und als Folge davon wurde der Nacht und ihrem Schlaf die notwendige Ehre kaum noch erwiesen. Wir haben es hier also mit einer sehr langen Geschichte der Geringschätzung, wenn nicht gar Verachtung zu tun. Dies macht es noch schwerer, heute ein tragfähiges Feld für dieses Urprinzip aufzubauen.

Man müsste sehr weit zurück bis in matriarchalische Zeiten blicken, um auf eine Hochschätzung dieser urweiblichen Prinzipien zu stoßen. Bis zum Anfang des letzten Jahrhunderts gab es beispielsweise noch wenige Menschen aus dem Volk der Senoi, eines archaischen Stammes in Afrika, bei dem sich alles um die Nacht und ihre Träume drehte. Die Menschen nutzten den Tag nur im Hinblick auf die nächste Nacht und die damit verbundene Chance, wieder in die Seelenbilderwelten hinabzusteigen. Für die Senoi war der Tag genauso unwichtig wie für uns heute die Nacht, und sie lebten – kaum überraschend – in matriarchalischen Strukturen.[6]

In der antiken Mythologie, die im Gegensatz zur germanischen einen einschneidenden Wechsel vom Matriarchat zum Patriarchat vollzog, ist der Schritt von der großen Göttin Hera, aus deren tropfenden Brüsten die Milchstraße entstand, zum Göttervater Zeus ein radikaler Bruch. Bei den Germanen kam es dagegen zu einem ausgewogenen Kompromiss zwischen den matriarchalischen Göttern der Wanen und den patriarchalischen der Asen. So war es möglich, weibliche Gottheiten wie die Liebes- und Friedensgöttin Freyja, aber auch Njörd, die Nacht, weiterhin in Ehren zu halten.

Andere Gottheiten der griechisch-römischen Antike, deren Regentschaft sich vor allem auf die Nacht bezog, verloren mit der Nacht ebenfalls an Ansehen. Zum Beispiel stand Eros, der große, ebenfalls geflügelte Gott der Liebe, bis in die Übergangszeit zum Patriarchat in hohen Ehren. Eros konnte sich Psyche, seiner Geliebten, nur nachts nähern, denn sie durfte ihn, den Gott, nicht sehen. Sein Niedergang und vor allem der seines Anliegens zeigt sich am deutlichsten in der beschämenden Entwicklung, die die erotische Liebe nahm. In der römischen Zeit war aus Eros bereits Amor geworden, jener kleine Wicht mit Puttengesicht und Engelsflügeln, der ständig im Verdacht stand, mit seinen Pfeilen vor allem Verwirrung unter die Menschen zu tragen.

Am Abstieg von Eros lässt sich zugleich ablesen, wie wichtig solche Archetypen oder Urbilder für die Wirklichkeit sind, denn mit dem Bedeutungsniedergang von Eros verfiel auch die Liebeskunst und -kultur des Altertums bis auf den heutigen Stand, wo man in dieser Hinsicht Worte wie Kunst oder Kultur gar nicht mehr verwenden kann, sondern besser von Pornoindustrie und Sextourismus spricht.

## Schlafes Bruder

Thanatos, der Tod und große Bruder des Schlafes, war auf Grund der Abwertung aller weiblichen Gottheiten seit antiken Zeiten unbeliebt und fand keine Freunde unter den anderen Göttern. Im Olymp war er nicht einmal geduldet. Als Sisyphos ihn eine Zeit lang in Fesseln schlug, fehlte er eigentlich niemandem außer Ares/ Mars, dem Gott des Kampfes. Denn Thanatos war der Einzige, der die durch Ares' Hand gefallenen Krieger in die Unterwelt tragen konnte. Nur auf Grund dieses Dienstes kam – als Einziger der Götter – Ares ihm zu Hilfe.

Trotz der Missachtung durch die anderen Götter war Thanatos unersetzbar und auch schier unbezwingbar. Doch als er Alkestis holen wollte, die mit Herakles in Liebe verbunden war, stellte ihn der Held und Halbgott zum Kampf, und Thanatos unterlag. Dieses eine Mal musste Thanatos tatsächlich von seinem Opfer ablassen. In allen anderen Fällen aber holte er sich die Seelen, sobald ihre Zeit reif war.

Auch im christlichen Mythos wird von einem Sieg über den Tod erzählt: in der Geschichte von dem totgeglaubten Lazarus, den Jesus ins Leben zurückkehren lässt.

Thanatos muss sich heute scheinbar zuweilen der modernen Schulmedizin geschlagen geben, die mit ihren Reanimationstechniken Menschen erfolgreich zurückholt. Allerdings können dies immer nur Teilerfolge sein, denn die Macht des Totengottes über den physischen Körper ist letztlich unüberwindbar. Unsterblichkeit gibt es für uns Menschen nur auf seelischer Ebene und wie kein anderer Gott unterstützt und ermöglicht Thanatos die Erfahrung des Weiterlebens der Seele.

In sehr frühen Zeiten erkannten die Menschen in dem geflügelten Totengott durchaus auch noch das himmlische Wesen und erwiesen ihm Hochachtung. In der germanischen Todes- und Unterweltsgöttin Hel, die uns auch in der Gestalt von Frau Holle überliefert ist, wird die positive Kraft dieses Urprinzips sichtbar. Frau Holle schüttelt ihre Betten und es schneit auf der Erde, nicht nur zur Freude der Kinder. Die Natur findet unter dem weißen (Leichen-)Tuch zur Ruhe und auch die Menschen können sich nun von der anstrengenden Zeit des Jahres ausruhen. Das Weihnachtsfest fällt mitten in die Zeit der Frau Holle und schenkt Hoffnung in dem Lichtfunken, der in der tiefsten Dunkelheit geboren wird. Zu diesem Zweck haben schon die alten Germanen genauso wie die Druiden der Kelten einen immergrünen Baum mit Lichtern und Kuchen geschmückt, um die Wiederkehr des Lichts zu feiern. Bis heute ist außerdem der Brauch lebendig, an diesen Tagen die Weihnachtsgans der Hel zu verspeisen. Der Weihnachtsbaum ist somit mindestens so sehr Hels Baum wie Christbaum und ein Zeugnis für die Notwendigkeit dieses dunklen Prinzips und für die Hoffnung, die sich damit verbindet. Aus dem germanischen Weltverständnis könnten wir demnach einen besseren Zugang zur Nacht sowie zur dunklen Seite des Lebens und zum Weiblichen generell finden.

Der kleinere Bruder Schlaf wird in vielen Mythen und Märchen als Vorstufe des Todes dargestellt und damit ebenfalls als Übergangsbereich verstanden. Anschaulich wird dies in der Sage von Wotan, der seine Lieblingstochter Brunhilde in einen todesähnlichen Schlaf versetzt, oder in dem Märchen von Dornröschen, das zusammen mit seinem Hofstaat in tiefen Schlaf versinkt. Eigentlich hatte in diesem Märchen der Spruch der dreizehnten Fee auf Tod gelautet, aber er wurde abgemildert in den todesähnlichen Schlaf. Letzterer ließ die königlichen Eltern immerhin noch auf diesseitige Erlösung und Rückkehr in die Welt hoffen.

Bis in die frühe Bettenmode lässt sich die Beziehung zwischen den beiden mythischen Brüdern verfolgen. Bauernbetten waren deshalb so kurz, weil die Bauern nachts lieber im Bett saßen, denn das Gerücht wollte wissen, dass einen der Tod liegend leichter holen könne. Übersehen wird bei all diesen Versuchen des Entkommens, wie viel größer die Macht des Schicksals und damit auch des Todes ist.

## Den Tod fürchten, den Tod verdrängen

Alle heutigen Weltreligionen, die wie das Christentum streng patriarchalisch organisiert sind, erkennen den Tod dennoch als Lösung des Lebens, ja als seine Erlösung an. Christen bleibt die Hoffnung auf die Auferstehung nach dem Jüngsten Gericht. Hinduisten und Buddhisten setzen auf die Erleuchtung beziehungsweise die Befreiung aus dem Kreislauf von Leben und Sterben. Im Islam wird der Tod von den Angehörigen einiger Glaubensrichtungen wie etwa den Schiiten geradezu ersehnt, um in den siebten Himmel zu gelangen, insgesamt aber ebenfalls eher gefürchtet und gemieden.

Im Osten ist der Tod bis heute akzeptierter Teil des Lebens, lediglich in den aus dem Judentum hervorgegangen Religionen und den von ihnen bestimmten Gesellschaften steht es mit seiner Akzeptanz nicht zum Besten. Es liegt aber weniger an diesen Religionen, als daran, dass die so genannten Gläubigen gerade nicht mehr glauben. So hat die heute bei uns herrschende große Angst vor dem Sterben teilweise damit zu tun, dass die christliche Religion, was ihre Essenz angeht, keine besonders tiefe Verwurzelung mehr in der großen Mehrheit der Bevölkerung besitzt. Immer weniger Menschen glauben an die Lehren über den Tod und die Auferstehung. Während geistliche Würdenträger noch darüber debattierten, ob mit einer Auferstehung im Fleische oder im Geiste zu rechnen sei, sind viele Menschen von ihrem Glauben abgekommen und haben begonnen, den Tod als endgültiges Aus zu fürchten.

Letztlich ist besonders in der christlichen Kultur eine eigenartige Diskrepanz zu beobachten. Obwohl der Tod in der Heiligen Schrift durchaus positiv als Erlösung dargestellt wird, sind die Menschen der christlich geprägten Gesellschaften von einer tiefen Furcht vor dem Sterben geradezu gezeichnet. Sie wurde jedoch in früherer Zeit durchaus nicht so stark empfunden. In Ausdrücken wie *selig entschlafen* klingt bis heute die positive Seite dieses letzten Übergangs an. Allerdings würden wir heute *seligen Schlaf* bevorzugen, wobei in dem Wörtchen *selig* immer noch ein religiöser Erlösungswunsch mitschwingt. Auch daran, dass Gräber aus der Frühzeit im Volksmund *Betten* genannt wurden, spüren wir etwas von dieser Einschätzung.

Die Furcht vor dem Tod und seine Verdrängung entspricht der Missachtung des Schlafes. Beides spiegelt sich in der Geringschätzung der Träume, der Bilder der Nacht, was sich wiederum im allgemeinen Niedergang der Fantasie bemerkbar macht. Träume sind nichts anderes als die allnächtliche Übung für das Geschehen nach dem Tod, dem Beginn des *großen Schlafes*, wie wir diesen Zustand, von dem wir in unserer Kultur so wenig wissen, intuitiv richtig nennen.

Die Seele wird während dieses großen Schlafes genauso aktiv sein wie in der gewöhnlichen Nacht. Nach Ansicht der Tibeter, aber auch anderer Völker, die noch im (geistigen) Besitz von Totenbüchern sind, wandelt sie im Kreis ihrer eigenen Bilder durch die Bardo-Zustände, jene Erlebnisebenen, die jetzt alle anstehenden Aufgaben präsentieren. Wir können es uns ganz ähnlich für die Zeit nach dem Tod vorstellen. Das Nichtgelebte wird nun zur Aufgabe, und so kommen Himmel (für die unerfüllten Wünsche) und Hölle (für die verdrängten Schattenthemen) ins Spiel des Lebens nach dem Tod.

Damit wäre das Schlafen und Träumen nicht nur als Psychotherapie für den jeweiligen verstrichenen Tag anzusehen, sondern auch als Vorübung für die Seelenarbeit in der langen Nacht des Todes. Der nächtliche Schlaf würde somit zur Sterbevorbereitung. Wer bewusst einen Sonnenuntergang miterlebt und sich danach mit diesen Bildern im Herzen zur (Nacht-)Ruhe begibt, mag ein Gefühl für die inneren symbolischen Verbindungen bekommen. An solchen Analogien lässt sich erkennen, wie weit der Bogen vom Schlaf zu spannen wäre und wie wichtig die Nacht für unser Leben ist.

Das Ausmaß der Verdrängung des Todes wird damit zu einem Indikator für unsere Schwierigkeiten mit der Nacht sowie mit dem Schlaf und seinen Bildern. Wenn mehr als 90 Prozent der Deutschen scheinbar gar nicht mehr glauben, sterben zu müssen, dürfte es auch um den Zugang zu den Chancen der Nacht entsprechend schlecht stehen. Tatsächlich antworteten bei einer Umfrage über 90 Prozent auf die Frage, ob sie lieber zu Hause oder in der Klinik sterben wollten, mit Sätzen wie: »Wenn schon, dann zu Hause.« Hinter diesem »wenn schon« liegt ja wohl die Vorstellung, dass der eigene Tod gar nicht sicher sei.

Wie kann es zu einer so starken Verdrängung kommen?

Bilder vom Sterben, die uns in der heutigen Zeit erreichen, kommen in der Regel aus dem Fernseher. Dort wird der Tod allabendlich zur besten Zeit und nach allen Regeln der Kunst inszeniert. Aber immer so, dass man sich in Ruhe zurücklehnen kann, ohne fürchten zu müssen, ein ähnliches Schicksal zu erleiden. Denn wer wird schon von James Bond aus dem fliegenden Hubschrauber gestoßen, wer von den Maschinengewehrsalven der Mafia durchsiebt oder von glühender Lava begraben? Inmitten von Bildern des Todes werden wir in Sicherheit gewiegt. Es mag dazu führen, dass wir nach einem langen Leben vor dem Fernseher den eigenen Tod geradezu ausschließen.

Unsere Angst vor dem Tod hat neben der Abkehr vom christlichen Glauben jedoch auch ihre Wurzeln im Materialismus der westlichen Gesellschaft. Wer nur auf Materie bezogen lebt, hat zum Schluss naturgemäß wenig Hoffnung. Ihm bleibt im wahrsten Sinne des Wortes nichts übrig. Fast alle moderneren Mythen um den Tod sprechen bezeichnenderweise von der Feindschaft zwischen ihm und den Menschen. In Hugo von Hofmannsthals *Jedermann* will der reiche Jedermann dem Tod ganz typisch auf vielfältige Weise noch ein paar Lebensjahre abhandeln. Dies gelingt dem widerstrebenden Jedermann ebenso wenig wie dem Brandner Kaspar aus dem gleichnamigen bayerischen Volksstück, der sich ebenso der unerbittlichen Abberufung durch den Tod nicht widersetzen kann.

In noch modernerer Form wird das zeitlose Thema in dem Hollywood-Film *Rendezvous mit Joe Black* aufgegriffen oder von der österreichischen Kabarettgruppe EAV in ihrem Lied *Der Tod*. Das Ende ist immer gleich: Der Tod sitzt am längeren Hebel. Folglich wäre es besser, ihn in seinem Recht zu respektieren, als sich auf Gefechte mit ihm einzulassen, die man letztlich nur verlieren kann. Angesichts eines übermächtigen Gegners empfiehlt es sich, frühzeitig ein sinnvolles Arrangement zu finden.

## Orgasmus als Wegbereiter

Bilder von friedlich Entschlafenen und gerade Eingeschlafenen sind kaum zu unterscheiden, wie Erfahrungen in Seminaren gezeigt haben. Über den Gesichtern von beiden liegt ein besonderer Frieden. Loslassen ist das gemeinsame Thema, weshalb der Orgasmus hier noch der Dritte im Bunde ist. In der französischen Sprache nennt man den Orgasmus auch den kleinen Tod (*le petit mort*).

Die Verbindung von Tod, Schlaf und Orgasmus wird zudem daran erkennbar, dass der männliche »Orgasmus« sehr rasch zum Loslassen – in Gestalt des Einschlafens – führt. Er ist sozusagen die natürliche Vorstufe und damit der Wegbereiter des Schlafes und des (energetischen) Todes, jedenfalls in der bei uns üblichen Form, bei der nach einem kurzen Energiegipfel ein drastischer energetischer Absturz auf eine Ebene folgt, die deutlich unter dem Ausgangsniveau liegt. Aber selbst wenn es gelingt, zu den weiblichen und östlichen Varianten des Erregungsverlaufs zu wechseln, wie sie etwa der tantrische Buddhismus lehrt, bleibt doch das Loslassen das große gemeinsame Thema.

Der tantrische Versuch, den männlichen Samenerguss zu vermeiden, ist in dieser Hinsicht auch als Bestreben zu sehen, nicht im Kleinen zu sterben. Tatsächlich geht es bei diesen Übungen letztlich um Unsterblichkeit, wenn sie auch bei uns vor allem zur Steigerung des sinnlichen Genusses genutzt werden.

Wenn Menschen nicht einschlafen können, wenn sie das Leben so sehr festhalten, dass sie nicht sterben oder keinen Orgasmus bekommen können – in allen Fällen liegt das Problem im Loslassen. Folglich haben Einschlaf- und Orgasmusstörungen dieselbe Grundlage. In einer Zeit, die den weiblichen Pol weiterhin diskriminiert und missachtet, liegt hier naturgemäß ein großes Problemfeld. Angeblich kennen in Deutschland 80 Prozent der Erwachsenen Schlafstörungen aus eigener Erfahrung und dahinter stecken ganz überwiegend Einschlaf- und damit Loslassprobleme. Über die Orgasmusstörungen liegen keine Zahlen vor, doch kann man davon ausgehen, dass die überwiegende Zahl der Männer gar keinen Orgasmus im Sinne einer Einheitserfahrung hat, sondern den Samenerguss damit verwechselt. Bei Frauen ist immerhin die Bewusstheit über die Defizite größer.

Dieses große Problemfeld weist andererseits darauf hin, welch enormes Wachstumspotenzial sich erschließen würde, wenn wir die hellen Seiten der dunklen Brüder Schlaf, Tod und Orgasmus wiederentdecken würden. Die Nacht könnte uns die positiven Seiten näher bringen, denn alle drei Brüder haben nicht nur symbolisch mit ihr zu tun. Dem widerspricht nicht, dass es natürlich auch den Mittagsschlaf und wundervolle Orgasmen am Tag gibt, und selbstverständlich sterben Menschen nicht nur in der Nacht. Aber eigentlich wäre es stimmig, in den Nachtstunden sanft zu entschlafen, wenn die Seele sowieso zur Reise aus dem Körper bereit ist. Zum Glück sind die Zeiten vorbei, in denen die Sexualität auf die dunkle Seite des Tages verbannt war, und doch ist die Nacht weiterhin ihr angestammter Bereich. Der Ausdruck *miteinander schlafen* macht diese Nähe auch sprachlich noch deutlich.

Dass der Schlaf, der Orgasmus und der Tod in unserer Zeit männlichen Geschlechts sind, erscheint widersinnig. Die Tatsache, dass sie in Mythos und Volksmund als Brüder dargestellt werden, verdeutlicht, wie lange schon das urweibliche Geschehen des Loslassens in unserer Kultur falsch eingeordnet wird. Diese Umdeutung macht den Zugang nicht leichter und stiftet Verwirrung. Wenigstens ist Nyx, die Nacht, auch im deutschen Sprachgebrauch weiblich geblieben.

Könnten wir die Nacht mit all ihren Themen und Aufgaben erlösen, stünde es besser um uns und unsere Welt. Erfüllende Sexualität, deren logische Konsequenz Einheitserfahrungen orgiastischer

Natur sind, würde viel Kampf und Krampf aus unserem gesellschaftlichen Dasein nehmen und friedlichere, ausgeglichene Menschen hervorbringen. Eine Aussöhnung mit dem Tod könnte all die wundervollen Möglichkeiten schenken, die uns Mystiker so sehr ans Herz legen. Wenn Angelus Silesius davon ausgeht, dass jeder, der nicht stirbt, bevor er stirbt, auf ewiglich verdirbt, macht er das Ausmaß unserer verpassten Chancen deutlich. Wer dagegen sein Sterben vorher bewusst durchlebt, sozusagen in jedem Orgasmus und in jeder Nacht übt, kann erst wirklich leben – frei von Angst und Sorgen und offen für die große Erfahrung der Einheit, von der wir einen Vorgeschmack in verschiedensten Gipfel- oder Glückserlebnissen bekommen können.

# Das Wissen vom Schlaf

## *Zwischen Wachen und Schlafen: Trance*

Schon immer spüren Menschen eine Faszination für die Welt der Trance, jenes Bewusstseinszustandes zwischen Wachen und Schlafen. Eventuell ist er sogar richtiger jenseits des Schlafens einzuordnen. Alle Völker, die schamanische Praktiken kennen, nutzen diesen schlafähnlichen Zustand. Er ermöglicht Erfahrungen, die uns im Wachzustand verschlossen bleiben.

Was passiert im Halbschlaf oder in Trancezuständen? In der klassischen Hypnose wird das Bewusstsein eingeengt und damit eine zum Teil dramatische Vertiefung erreicht. Der Hypnotisierte zieht sein Bewusstsein von allen möglichen Alltagserfahrungen ab und konzentriert sich auf einen Punkt oder Ton, ähnlich jenem Meditierenden, der sich gedanklich auf den Ton eines Mantras, einer als heilig oder jedenfalls als heilsam erachteten Silbe, zurückzieht.

Wie bei einem Lichtstrahl, der durch eine Lupe konzentriert wird, dringt im Trancezustand die Bewusstseinsenergie tiefer ein. Während der Lichtkegel deutlich kleiner wird, kommt es in diesem Punkt zu einer Energiebündelung; es ließe sich sogar ein Feuer entzünden. Mit Hilfe des Brennglaseffektes kann auch das Bewusstsein auf eine tiefere Ebene gebracht werden, wo es dann ganz andere, ungleich stärkere Wirkungen entfaltet. Eine ähnliche Analogie ließe sich mit dem Laser verbinden, der ebenfalls durch die extreme Bündelung von Licht verblüffende Tiefenwirkungen erreicht.

Das im Zustand der Trance auf einen kleinen Bereich konzentrierte Bewusstsein entfaltet ebenfalls eine besonders starke Wirkung. Diese Technik wird in Hypnotherapien genutzt, denn man hat rasch bemerkt, dass Verhaltensänderungen auf der Ebene des Wachzustandes nur schwer zu verankern sind. Folglich versucht man, über den Trancezustand als tieferer Bewusstseinsebene dem Ziel näher zu kommen.

Schon zu Sigmund Freuds Zeiten wurde Hypnose in der Therapie eingesetzt, vor allem von dem Pariser Nervenarzt Jean Martin Charcot. Viele Jahrzehnte später waren es Hypnotherapeuten wie Ernest Rossi sowie der Psychologe Richard Bandler und der Linguist John Grinder, die von dem genialen Milton Erickson lernten und das Neurolinguistische Programmieren (NLP) »erfanden«. Es zielt darauf ab, Probleme in Trance zu lösen. Viele Anhänger des NLP haben den Namen ihrer Methode geändert, versuchen aber nach wie vor über eher unbewusste Schienen in tiefere Bewusstseinsebenen ihrer Klienten vorzudringen.

Die Reinkarnationstherapie bedient sich ebenfalls dieser Technik, die bereits bei jeder geführten Meditation zum Tragen kommt. Hierbei lässt man in gleicher Weise das Alltagsbewusstsein rasch hinter sich und wird – je nach individueller Bereitschaft – in tiefere Trancebereiche geführt. Über die Gehirnwellenmuster kann dies heute nachvollzogen werden.

Wer diesen Ansatz weiterverfolgt, wird erkennen, dass der Schlaf, der in weit tiefere Schichten führt, die noch wirksamere Ebene ist. Damit hätte sich ein Kreis zu Sigmund Freud geschlossen, der die Lösung für alle Probleme im Durchschauen der nächtlichen Träume sah.

Wahrscheinlich ist der *Prozess des Einschlafens* über das Bild der Bündelung von Energien oder von Aufmerksamkeit gut zu verstehen. Jeder hat schon erlebt, wie er zum Beispiel beim Lesen müde wurde. Kurz bevor die Augen zufallen, verengt sich das Bewusstsein eigenartig. Der Blick wird starr und man erfasst die Bedeutung der Buchstaben nicht mehr, weil man schon auf eine tiefere Ebene gesunken ist. Geradezu zwingend kommt es jetzt zum Einschlafen. Kinder kennen diesen Zustand gut. Eltern versuchen ihn nur zu gern mit allen möglichen Hilfsmitteln herbeizuführen.

Als unsere Tochter klein war, habe ich oft diese Einschlafprozedur mit ihr erlebt. Sie hatte wie viele Kinder wenig Lust, früher als die Eltern ins Bett zu gehen. Recht schnell entwickelten wir aber einen sicheren Trick, der ihr keine Chance gegenüber den Kräften des Schlafes ließ. Ich setzte sie auf meine Schultern und ging – ihre Händchen haltend – in wiegendem Schritt und ein Mantra summend mit ihr spazieren. Sie wusste bald genau, dass dieses Ritual zwingend zum Schlafen führt. Insofern versuchte sie, gar nicht erst damit zu beginnen, denn wenn sie einmal auf den Schultern saß, sank ihr Blick naturgemäß nach unten, sie sah nur noch den vorbeiziehenden Boden, hörte nur noch das monotone Mantra-Gemurmel und spürte den regelmäßigen wiegenden Schritt. Es dauerte keine drei Minuten und ihr Kopf sank neben meinen und ich hörte ihre ruhigen Atemzüge, die Schlaf verkündeten.

Einschlafen ist wahrscheinlich also nichts anderes, als in Trance zu gehen. Jeder besitzt diese Fähigkeit – sogar schon vor der Geburt, denn auch das Ungeborene schläft ja bereits im Mutterleib. Ab dem dritten Monat schließt es die Augen und die Gehirnwellen nehmen Schlafmuster an.

Trance ist überhaupt ein viel häufiger auftretender Bewusstseinszustand, als wir gemeinhin annehmen. Vieles beginnt weit weg von jeder Entspannung und führt auf lange Sicht doch in tiefe Trancezustände. Wer Autofahren lernt, ist weit entfernt von Trance. Allein schon das Problem, für drei Pedale nur zwei Füße zu haben, bringt einige an den Rand der Verzweiflung. Mit der Zeit aber schleift sich ein Muster ein. Nach ein paar Monaten oder spätestens Jahren setzt man sich hinter das Lenkrad und alles läuft wie von selbst, weil man in eine milde Form von Trance sinkt und *es* fahren lässt. Dann kann es sogar passieren, dass man nach einer weiten Fahrt plötzlich am Ziel ankommt, ohne sich überhaupt an die letzte Stunde zu erinnern. In der Regel braucht man sich nicht zu sorgen – die Dinge laufen in eigener Regie meist besser, als wenn sie krampfhaft überwacht werden. Die Erklärung für dieses »Autopilotphänomen« liegt in einer noch tieferen Tranceebene, als sie beim Autofahren sowieso schon eintritt.

Die Tatsache, dass solche Trancezustände zu allen frühen Zeiten der Menschheit genutzt wurden, um wichtige, ja lebensentscheidende Erfahrungen zu machen, könnte zeigen, wie groß die Chancen sind, die hier liegen. Nicht nur könnten wir Trancezustände nutzen, um einzuschlafen, wir könnten auch die beim Einschlafen automatisch entstehende Tranceebene nutzen, um Aufgaben und Probleme zu lösen. Dies kann zum Beispiel mit Hilfe von geführten Meditationen geschehen.

Diesen Möglichkeiten widmet sich die zum Buch erschienene gleichnamige CD, indem sie die Bewältigung der im Leben anstehenden Themen von dieser tiefen Ebene aus fördert. Dabei wird die große Kraft genutzt, die von den Seelenbilderwelten ausgeht. Wer sich darüber im Klaren ist, dass seelische Probleme letztlich nur auf solch tiefen Bewusstseinsebenen gelöst werden können, wird den Schlaf als Möglichkeit schätzen, mit Lebenskrisen *fertig zu werden*. Dabei geht es nicht darum, etwas Widriges nur verschwinden zu lassen, sondern darum, es durch Bewältigung hinter sich zu bringen, sodass es keinen Grund mehr hat, neuerlich aufzutauchen.

## Das Bewusstsein der Nacht: Tiefschlaf

Was geschieht, wenn wir in Schlaf gesunken sind? Wohin reist unser Bewusstsein?

Selbst über Bewusstseinsprozesse des Tages weiß die Wissenschaft noch recht wenig und ist zum Teil sogar auf drastische Holzwege festgelegt, wenn sie etwa davon ausgeht, dass das Gehirn das Bewusstsein hervorbringt. Dies ist genauso wenig logisch wie die Vorstellung, dass TV-Apparate aus sich heraus Fernsehprogramme machen oder Radiogeräte Hörprogramme. Außerdem widerspricht dem die Erfahrung aller Kulturen und Traditionen, die seit Jahrtausenden wissen, dass Bewusstsein auch außerhalb des Körpers und zum Beispiel nach dessen Tod noch vorhanden ist und weiterlebt. Solange die Naturwissenschaft auf ihren lediglich mit Vorurteilen gegen das alte Wissen gespickten Lehrmeinungen besteht, ist es sinnvoll, an dieser Stelle etwas weiter auszuholen, um die Bedeutung des Schlafes für unsere Gesundheit und seelische Entwicklung besser zu verstehen.

Bezüglich des Bewusstseins sind wahrscheinlich die verlässlichsten Ergebnisse dort zu finden, wo man sich seit Jahrhunderten, wenn nicht Jahrtausenden dafür interessiert: im Osten mit seinen großen hinduistischen und buddhistischen Traditionen. Dort geht man davon aus, dass es ein allumfassendes Bewusstsein gibt, das die Buddhisten mit Buddha-Bewusstsein umschreiben. Dass alles irgendwie mit allem zusammenhängt, schwant natürlich auch bei uns längst allen, die sich etwa mit Systemtheorie auseinander setzen. Wer zu diesem Bewusstsein erwacht, erkennt und erfährt alles in dieser Welt als ungetrennt und verbunden. Alle Meditationserlebnisse und lichten Gipfelerfahrungen im Rahmen aller möglichen Exerzitien und auch profanen Übungen wie sie in *Die Leichtigkeit des Schwebens* beschrieben sind, gewähren Ausblicke auf diesen letzten Zustand tiefsten inneren Friedens. Als »in der Welt, aber nicht mehr von der Welt« wird diese begnadete Situation von Christen beschrieben.

Es scheint so zu sein, dass wir jenem Zustand über die *Tiefschlafphase* der Nacht am nächsten kommen. Würden wir es schaffen, hier das Bewusstsein aufrechtzuerhalten, wären wir schon mitten in der Glückseligkeit. Die Aussagen buddhistischer Zen-Meister aber auch von Yogis und anderen verwirklichten Menschen, dass in diesem Meer tiefster Ruhe, in der größten Tiefe des Bewusstseins eine unglaublich kraftvolle Entwicklungs- und Heilenergie schlummert, lassen folglich die Tiefschlafphase in einem neuen, ungleich bedeutenderen Licht erscheinen. So ist es auch verständlich, dass die Wissenschaft in dieser Schlafphase die höchste Ausschüttung von Wachstumshormon misst. Diese bisher von der Forschung eher vernachlässigte Schlafphase bringt uns vom Bewusstsein her jede Nacht mehrmals in die Nähe unseres eigentlichen Lebenszieles, nur bemerken es die meisten nicht und schätzen es deshalb gering.

So ist es verständlich, dass wir uns einen Ausfall dieser Phase am wenigsten leisten können. Die Natur hat es wohl deshalb auch so eingerichtet, dass die Tiefschlafphasen gleich in der ersten Nachthälfte einsetzen. Demgegenüber ist sogar das seelische Verarbeiten in den Traumzuständen der REM-Phasen[7] nachrangig.

## Eine Bilderreise in die Tiefe

Ein anschauliches Bild des Bewusstseins wäre das Weltmeer. An seiner Oberfläche gibt es die verschiedensten Zustände von orkanartigen aufgepeitschten Wellenbergen bis zu spiegelglatter Oberfläche. In diesen bedrohlichen oder friedlichen Situationen müssen wir unser Alltagsleben einrichten. Bewusstere Menschen versuchen durch Einflussnahme auf die äußeren Umstände, die Wellen zu beruhigen. Dazu bedienen sie sich der Meditation oder entsprechender Rituale. Sie gießen – um im Bild des Meeres zu bleiben – Öl auf die Sturmwellen. Andere gießen ihr Öl lieber ins Feuer und fachen die Energien noch an, die sie an der Oberfläche ihres Bewusstseinsmeeres aufwühlen. Dies geschieht in der konkreten Alltagswelt mit ihren materiellen Gegebenheiten, aber auch in ihren emotionalen Reaktionen und Gefühlsaufwallungen.

Nahe unter der Meeresoberfläche gibt es Strömungen, die Bootskapitäne oder auch Schwimmer durchaus bemerken, die aber stets unsichtbar bleiben. Dem entspricht auf der Ebene des Bewusstsein die Welt der etwas tieferen seelischen Strömungen, die man im Leben sehr wohl zu spüren bekommt, aber von außen nicht wahrnehmen kann. Hierher gehören aus oberflächlicher Sicht so unerklärliche Phänomene wie *selbstschädigendes Verhalten* etwa im Bereich Essen, Bewegung oder Entspannung. Schwere *Süchte* und *Neurosen* reichen etwas tiefer.

Die so genannten *Psychosen* drängen aus noch tieferen Strömungen des Bewusstseinsmeeres herauf. Übertragen auf das konkrete Meer wäre eine der großen Tiefenströmungen wie der Golfstrom gemeint. Diese Tiefenströmungen können wir beeinflussen, etwa wenn wir mittels Triebhauseffekt das Phänomen El Niño heraufbeschwören. Auf der Ebene des Seelenmeeres ließen sich die Tiefenströmungen der Seele durch entsprechende Wandlungen der Lebenseinstellung ebenfalls beeinflussen. Doch dies gelingt nicht mehr funktional mechanisch. Die Behandlung mit Psychopharmaka entspricht dem Versuch, einfach nicht mehr in der Tiefe nachzuforschen, wie es um die globalen Strömungen steht.

Wenn wir noch tiefer in das Meer (des Bewusstseins) hinabtauchen, erreichen wir Bereiche großer Stille. In einigen tausend Metern Tiefe existieren nur noch absolute Schwärze und vollkommene Ruhe. Die Gesetze der Oberfläche gelten hier nicht mehr. Kein Mensch vermochte bislang hierher vorzudringen und die Wesen dieser Tiefenschichten sind uns weitgehend unbekannt. Unser physischer Körper hielte eine solche Expedition auf Grund des enormen Drucks nicht aus. Im Bewusstseinsmeer hingegen haben sich immer wieder Menschen bis in diese Bereiche hinabsinken lassen. Auf die Berichte dieser Wenigen sind wir angewiesen, wenn wir über die Tiefen des Bewusstseins, in denen Zeit und Raum keine Rolle mehr spielen, Wissen erlangen wollen. Die völlige Ruhe der Ozeantiefe entspricht wohl der unerschütterlichen Stille verwirklichter Menschen, die nichts mehr aus der Mitte bringt, weil sie eins geworden sind mit allem. Sie sind in allem und alles ist auch in ihnen. Die Jogini Ananda May sagte es poetischer: »Der Tropfen weiß wohl, dass er im Meer ist, aber selten nur weiß auch das Meer, dass es im Tropfen ist.«

Machen wir uns klar, dass wir dieses Hinabtauchen jede Nacht im Schlaf ebenfalls erleben, nur nicht bewusst. Wir sollten es als Chance verstehen, da diese tiefen Ebenen offenbar all die über ihnen liegenden in noch gar nicht ganz verständlicher, aber spür- und sogar am Rande schon messbarer Weise befruchten. Wie in der Meditation haben wir im Tiefschlaf die Möglichkeit, zur tiefsten

Quelle hinabzutauchen und Kraft für alle darüber liegenden Ebenen zu schöpfen.

Wenn wir um diese analogen Zusammenhänge wissen, werden wir in Zukunft unseren Tiefschlaf bewachen und gegen alle Störungen von außen und innen schützen. Wir werden ihn noch wichtiger nehmen als die allnächtliche ganzheitliche Psychotherapie in den Traum- oder REM-Phasen.

## *Erfrischende Schlafpausen*

### Sekundenschlaf

Einen winzig kleinen Einblick in die magischen Möglichkeiten des Schlafes bietet das bekannte Phänomen des Sekundenschlafes. Wer schon einmal beim Autofahren eingenickt ist, kennt das Erschrecken beim Wiederauftauchen. Viele glauben, dass die anschließende Wachheit dem Schrecken zuzuschreiben sei, auf der Autobahn eingeschlafen zu sein und damit das eigene und das Leben anderer riskiert zu haben.

Wer aber in solch einer Situation von Müdigkeit beim Autofahren sofort auf einen Parkplatz fährt, den Zündschlüssel abzieht und sich im Sitzen zu einem Nickerchen bereit macht, wird ein ähnliches Phänomen erleben. Die Augen fallen sofort zu und bald gleitet der Schlüssel aus der Hand. Auch in dieser Situation ist man nach kurzer Zeit wieder hellwach und kann in der Regel gefahrlos weiterfahren.

Es ist offenbar der zauberhafte Moment des Einschlafens, des Hinübergleitens in das andere Reich mit seiner ganz anderen Zeit, der für diesen Energieschub verantwortlich ist. Wissenschaftlich ist er bisher nicht fassbar. Man weiß nur, dass das Einschlafen nicht allmählich geschieht, sondern schlagartig. Eben waren wir noch wach und im nächsten Moment sind wir schon eingeschlafen. Dass unser Wissen um den Schlaf wissenschaftlich so »bemerkenswert armselig« ist, wie der englische Schlafforscher Jim Horne sagt, hat sicher damit zu tun, dass der Schlaf der Nacht und damit dem weiblichen Teil der Wirklichkeit zugeordnet wird. Auch wenn hier unschätzbare Energiequellen liegen, gehören sie doch in ein Land, das die Wissenschaft bisher recht konsequent vernachlässigt.

Wie unermesslich groß die Möglichkeiten in dieser anderen Zeitebene sind, in diesem Raum, der der Zeitlosigkeit der Einheit näher kommt, zeigen neben den Erfahrungen aus den spirituellen Traditionen auch die der modernen Medizin. Wer je einen reanimierten Unfallpatienten erlebt hat, der durch die Aktivitäten der Notärzte aus der Sphäre zwischen Leben und Tod zurückgeholt wurde und seiner Enttäuschung darüber Ausdruck verlieh, wird ein Gefühl für dieses Phänomen bekommen. Diese kurzen Momente außerhalb unserer gewohnten, von Chronos bestimmten Zeit, können das ganze Leben von Grund auf umkrempeln. Der Schweizer Architekt Stefan von Jankovitch hat nach einem Sterbeerlebnis anlässlich eines Autounfalls einen so starken Energieschub erhalten, dass er von diesem Moment an den hauptsächlichen Sinn seines Lebens darin sah, anderen von seiner überwältigenden Erfahrung zu berichten.[8] Er begann, Menschen zu ihren Träumen zu führen, statt weiter Häuser zu bauen.

Praktisch alle spirituellen Traditionen kennen solche Berichte von Menschen, die Momente von Verwirklichung erreicht haben. Dieses kurze Verweilen außerhalb von Raum und Zeit lässt eine neue, veränderte Lebenssicht entstehen. In diesem Sinne kann die häufige Erfahrung der Traumzeit, die der Einheit so viel näher ist als das Wachbewusstsein mit seiner Auffassung einer linear ablaufenden Zeit, der großen und endgültigen Befreiung Vorschub leisten und ihr den Weg bereiten.

## Mittagsschlaf

In etwas erweiterter Form als der Sekundenschlaf kann der Mittagsschlaf, die Siesta der mediterranen Völker, dieses Phänomen der anderen Zeit bestätigen und wahre Wunder wirken. US-Forschungen lassen vermuten, dass ein kurzer Schlaf von zwanzig Minuten sogar besser wirkt als ein halbstündiger. Bei längeren Schlafzeiten wachen einige der Mittagsschläfer schlaftrunken auf, da sie dann schon zu weit in Richtung Tiefschlaf abgetaucht sind.

Nach Forschungen im Schlaflabor steht fest, dass der Mittagsschlaf nicht auf Faulheit oder Trägheit zurückgeht, sondern einem angeborenen Bedürfnis entspricht. Die Forschungen der Chronobiologie haben erbracht, dass wir mittags eindeutig in ein Energietief rutschen, mit einem psychologischen Müdigkeitsgipfel um 13 Uhr.

Die normale Leistungskurve steigt morgens an und fällt zum Mittag wieder ab, um sich bei denjenigen die »durchpowern«, was eigentlich eher einem »durchkrampfen« entspricht, auch am Nachmittag nicht mehr zu erholen. Wer dagegen einen Mittagsschlaf (englisch *nap*) einführt, kann am Nachmittag nochmals mit einem deutlichen Anstieg – oft sogar auf gleiche Höhe wie am Vormittag – rechnen. Neudeutsch spricht man deshalb von *power napping.*

Untersuchungen in den USA und am Max-Planck-Institut in München haben bestätigt, dass mittels eines einfachen mittäglichen Kurzschlafes von einer knappen halben Stunde die Leistungsfähigkeit auch am Nachmittag deutlich gestärkt wird. Bei der Konzentrations- und Reaktionsfähigkeit wurden Verbesserungen zwischen 16 und 34 Prozent gemessen. Laut Mark Roseland, einem Mitarbeiter der US-Weltraumbehörde NASA, kann der mittägliche Kurzschlaf die nachmittägliche Leistungskurve um 30 Prozent anheben und die Fähigkeit, richtige Entscheidungen zu treffen, sogar um 50 Prozent erhöhen. Darüber hinaus konnten Wissenschaftler der Universität Harvard belegen, dass ein Mittagsschlaf spürbar hilft, erlerntes Wissen im Gedächtnis zu verankern.

Dieses zweite Energiehoch am Nachmittag liegt vor allem dann im Bereich des Möglichen, wenn man kein Schlafdefizit durchs Leben schleppt und einen raschen, tiefen Zugang zum Schlaf findet. Hierfür scheint sich der Einstieg über Trance sogar noch besser zu eignen als einfacher Schlaf.

Manche US-Firmen haben sich angesichts dieser Vorteile dazu entschlossen, ihren Mitarbeitern Schlaf- oder doch Ruhesäle zur Verfügung zu stellen. Vorläufer des innerbetrieblichen offiziellen Büroschlafes waren übrigens John F. Kennedy und Konrad Adenauer, die für ihre Nickerchen im Büro bekannt waren. Bei uns haben die meisten Firmen diese neue Entwicklung noch verschlafen. Man geht weiterhin davon aus, dass die Nacht – und damit die Freizeit – zum Schlafen da sei und man nur an einem Stück schlafe. Dabei lehren uns einige Ursymbole etwas anderes. Am Tai-Chi-Zeichen lässt es sich verdeutlichen:

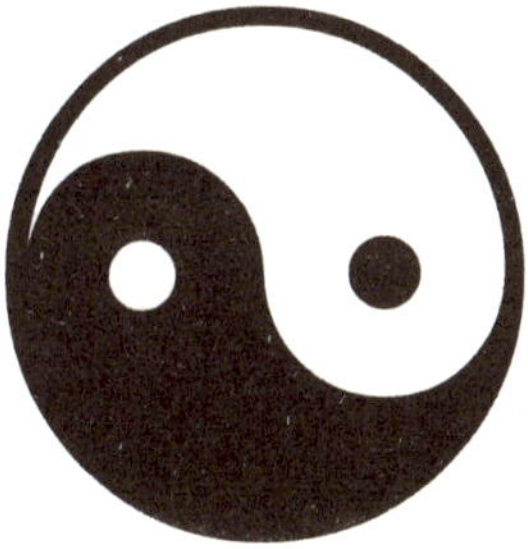

Wenn man das Tai-Chi-Zeichen zugrunde legt, ist der Mittagsschlaf mit dem schwarzen Yin-Punkt im weißen Yang-Feld, das den hellen »männlichen« Tag symbolisiert, vergleichbar. Das schwarze Yin-Feld hingegen entspricht dem weiblichen Pol der Nacht. In seiner Mitte birgt es den weißen, archetypisch männlichen Yang-Punkt in Gestalt der aktiven Traum- oder REM-Phasen. Sicher gehört der Schlaf vor allem in die untere dunkle Yin-Hälfte der Nacht und des archetypisch Weiblichen. Aber der schwarze Punkt im weißen Feld kann uns zeigen, dass es eines wenn auch kleinen

Gegenpols bedarf, um das Muster zu vervollständigen. Dies könnte gut der kurze Mittagsschlaf sein – mitten in der aktiven, archetypisch männlichen Yang-Hälfte des Tages. Eine gute Möglichkeit, zu erfrischendem Mittagsschlaf zu kommen, bietet die dieses Buch begleitende CD *Erquickendes Abschalten – mittags und abends*.[9]

## Lektionen in Kurzschlaf

Obwohl das Wissen über die Vorteile des Kurzschlafes in den Arbeitspausen zur Verfügung steht, bleiben wir in der Praxis noch weit hinter den Möglichkeiten zurück. Auch gaben beispielsweise 61 Prozent der in einer Schweizer Untersuchung befragten Topmanager an, eigentlich viel mehr Schlaf zu brauchen, um zur vollen Leistungsstärke zu finden. Aber in der Firma ein Schläfchen zu machen kommt für sie trotzdem kaum in Frage. Dazu ist das Image des Schlafens immer noch zu schlecht.

Obwohl wir sonst gewohnt sind, jede Mode aus den USA zu kopieren, halten wir uns gerade bei dieser sinnvollen Einrichtung des Büroschlafs zurück. In den USA ist man diesbezüglich schon viel weiter. So ist nicht nur das Nickerchen vor dem Computer akzeptiert und zu Ehren gekommen. Darüber hinaus bieten spezielle Schlaftrainer ihre Dienste an und bringen zum Beispiel auch US-Elitesoldaten den Kurzschlaf auf Kommando bei. Das kurzzeitige Loslassen selbst im größten Stress fördert die Regeneration und steigert die Leistungsfähigkeit.

Außerdem häufen sich inzwischen Untersuchungen, die belegen, wie sehr der Mittagsschlaf der Gesundheit dient. Nach einer weiteren US-Studie reduziert ein regelmäßiger Mittagsschlaf, den in Deutschland übrigens nur 6 Prozent machen, das Herzinfarktrisiko deutlich. Nach chinesischen Untersuchungen nimmt damit auch die Wahrscheinlichkeit beträchtlich zu, uralt zu werden.

Hier ist also Umdenken gefragt, wozu dieses Buch nach Kräften Vorschub leisten will. Denn es wäre wirklich nicht so schwer, ein Nickerchen in seinen Arbeitsalltag zu integrieren. Man würde dazu auch keine extra eingerichteten Schlafsäle nach US-Vorbild benötigen. Wer nur seinen Bürostuhl hat, kann mittels einer geführten Meditation in die Traumlandschaft abtauchen; dazu braucht er nur einen Walkman und eine entsprechende CD oder Kassette. Meditation findet auf klassische Weise im Sitzen statt und dank des Kopfhörers kann man sich von der Außenwelt wirksam abschotten und sie ihrerseits unbeeinflusst lassen. Es hat sich gezeigt, dass die auf diese Weise erreichbare Trancetiefe sogar noch regenerierender wirken kann als der Schlaf.

Wer die Möglichkeit dazu hat, kann sich dazu natürlich auf den Boden legen, denn geführte Meditationen sind auch im Liegen leicht genießbar und gut bekömmlich. Es wird sich in dieser Position häufig eine Mischung aus Trance und Schlaf ergeben.

Der Inhalt der meditativen Reise zur mittäglichen Regeneration kann so gewählt sein, dass gezielt ein Thema behandelt wird, dass für den Betreffenden gerade »dran ist«.[10]

Übrigens hat der große Erfinder Thomas Alva Edison, der dafür berühmt war, nachts nur wenige Stunden schlafen zu müssen, tagsüber immer wieder ein Nickerchen gemacht und so einiges nachgeholt. Vielleicht ist dieses Schlafmuster einer relativ kurzen Nachtruhe und mehrerer Nickerchen während des Tages, die sich um eine halbe Stunde Mittagsschlaf gruppieren, für manche überhaupt das bessere Rezept. Andererseits gibt es – quasi auf dem Gegenpol – Menschen wie Winston Churchill, der zusätzlich zu einer langen Nachtruhe noch großen Wert auf eine volle Stunde Mittagsschlaf legte.

## Das Schlafdefizit und seine Lösung

Es ist möglich, dass jemand während des Mittagsschlafs so tief absinkt, dass er beim Auftauchen einen »dicken Kopf« hat oder sich völlig zerschlagen und erschlafft fühlt und so das Gegenteil von energievoller Leistungsbereitschaft verspürt. Der Grund ist meist ein Schlafdefizit. Es kann in seiner Entstehung lange, sogar viele

Jahre zurückliegen und seine Ursache in früherer Schichtarbeit oder Ähnlichem haben.

Es ist wichtig, ein Schlafdefizit auszugleichen, denn es hat gefährliche Auswirkungen. William Dement, einer der Päpste der modernen Schlafforschung, geht davon aus, dass Menschen mit großem Schlafdefizit im Alter verstärkt zu Fettleibigkeit, Diabetes und Hirnschäden neigen. Er erklärt es damit, dass ein Gehirn, das nachts nicht genug Ruhe bekommt, sich diese tagsüber nimmt und so für andere wesentliche Dinge ausfällt. Thomas Roth von der schlafmedizinischen Abteilung des Henry Ford Hospitals macht diesen Sachverhalt anschaulich, wenn er erklärt, dass ein Schlafdefizit von zehn Stunden einer Alkoholisierung von 0,5 bis 1,0 Promille entspricht.

Nun ist es möglich, das Schlafdefizit der vergangenen Nacht in der Regel über Büroschlaf und die entsprechenden Nickerchen nachzuholen. Lange Wachzeiten können damit jedoch nicht ausgeglichen werden. Wer einmal zwei Nächte lang kaum am Stück geschlafen hat – zum Beispiel wegen einer ungünstigen Diensteinteilung –, wird zwar weiterhin funktionieren, aber seine Reaktionszeit und seine Leistungsfähigkeit gehen deutlich zurück. Selbst wenn der Betroffene diese Einschränkungen selbst kaum bemerkt, sondern sogar eher zu einer leichten Euphorie tendiert, wie es viele von durchgemachten Nächten kennen, kommt dieser Zustand in der objektiven Bewertung schlecht weg. Dies geht so weit, dass bei Ärzten die EU dieser realen Gefahr durch Verbot von Dauereinsätzen einen Riegel vorschieben will.

Wenn nach einer langen Wachzeit von bis zu fünfzig Stunden wieder Schlaf möglich ist, wird man in der Regel zwar etwas länger als sonst, aber sicher nicht die eigentlich notwendigen zwanzig Stunden schlafen. Man schläft dann meist etwa neun Stunden. Durch den normalen Schlaf können wir das entstandene Regenerationsdefizit gar nicht beeinflussen. Mit der Zeit scheint es auf noch tiefere Bewusstseins- beziehungsweise Unbewusstseinsebenen abzusinken. Die Erfahrung zeigt, dass hier lediglich über tiefere

Trance neuerlich ein Zugang gefunden werden kann, der zu einer Auflösung des Defizits führt.

Die Vorgehensweise ist einfach. An einem freien Tag nimmt man sich eine CD mit einer geführten Meditation, die sinnvollerweise Bezug zu einem belastenden Problem hat oder ein Thema anvisiert, das im Augenblick von Bedeutung ist. Man legt sich zum Hören der CD hin und gleitet wie von selbst in Trance. Dabei wird man nach kurzer Zeit, wahrscheinlich noch während der Tranceeinleitung, einschlafen, was in diesem Fall günstig, ja beabsichtigt ist. Sobald man wieder aufwacht, drückt man neuerlich auf die Starttaste des Abspielgeräts und beginnt die Reise von vorn. Schon bald, aber wahrscheinlich etwas später als beim ersten Hördurchlauf, wird man wieder einschlafen und erst nach Ende des gewählten Programms aufwachen. Dann wiederholt man diesen Wechsel von Trance, Einschlafen, Aufwachen so lange, bis man einmal die ganze Reise absolvieren kann, ohne einzuschlafen. Aller Wahrscheinlichkeit nach ist das Schlafdefizit nun verschwunden – oder besser: herausgeschlafen. Das kann zuweilen einen ganzen Tag in Anspruch nehmen, aber der Einsatz lohnt sich. Wenn man sich zum Schluss so frisch und offen fühlt wie seit langem nicht mehr, wird man erst wahrnehmen, wie belastend das Schlafdefizit war.

Die Trance sorgt auf ihre Weise dafür, dass man schlafend jene Ebenen erreicht, wo das Regenerationsdefizit besteht. Hier liegt eine weitere für unsere Gesundheit generell wichtige Wirkungsebene der geführten Meditationen.

Und natürlich liegt in diesem Defizit wie in jedem Symptom wieder eine Chance zu Wachstum, die man nutzen kann. Wenn man bei seinem Abspielgerät gleich von Anfang an auf die »Repeat«-Taste drückt, wird einem bei dieser Gelegenheit das gewählte Thema durch die häufige Wiederholung wirklich unter die Haut gehen und so in der Tiefe des Bewusstseinsraumes weiterwirken.

## Nickerchen am Leistungstief

Neben dem typischen Mittagstief gibt es noch zwei weitere so genannte Tiefpunkte der Wachheit. Der Grund mag darin liegen, dass wir als Ungeborene im Mutterleib ständige Wechsel zwischen Schlaf- und Wachphasen hatten und dieser Rhythmus sich auch noch weit in die Kindheit zog. Fast alle Kleinkinder machen ihren Mittagsschlaf und halten noch weitere kleine Nickerchen. Nach Aussagen von dem Neurologen und stellvertretenden Vorsitzenden der Deutschen Gesellschaft für Schlafmedizin Göran Hajak sind Kleinkinder polyphasie (mehrphasige) Schläfer. Forschungen der Universität Regensburg ergaben, dass bei Erwachsenen durch die Einführung des Mittagsschlafes der allgemeine Wach-Schlaf-Rhythmus stabilisiert werden kann, denn das Schlafmuster wird wieder an das der Kindheit angekoppelt.

Darüber hinaus erscheint es sogar sinnvoll, die übrigen Müdigkeitsphasen zu respektieren und mit kurzen Ruhepausen zu beantworten. In dieser Hinsicht ist also der typische *Büroschlaf* durchaus gesund und wahrscheinlich geht er weder auf Kosten der Effizienz des betreffenden Mitarbeiters, noch schadet er den Firmen.

Die so genannten toten Punkte zeigen einmal mehr die enge Beziehung zwischen Schlaf und Tod. An einem toten Punkt braucht der Mensch Schlaf, um so dem symbolischen Tod noch einmal vorzubeugen. Die beiden mythologischen Brüder können sich hier wirksam vertreten. Und natürlich ist es besser, dem kleinen Tod täglich freiwillig die Ehre zu erweisen, als dem großen früher als notwendig.

Die erste Müdigkeitsphase ist laut Schlafforschung gegen 9 Uhr morgens erreicht, die zweite zur Mittagszeit und die dritte gegen 17 Uhr. In der Regel werden diese toten Punkte mittels Kaffee, Cola, anderen Aufputschmöglichkeiten oder einfach einer kleinen (überflüssigen) Mahlzeit überspielt, was mehr schlecht als recht funktioniert. Wer Nahrung bekommt, obwohl er Regeneration und Ruhe benötigt, wird auf Dauer übergewichtig und ruhelos in einem Regenerationsdefizit landen.

Es könnte überhaupt sein, dass es sich bei diesen beiden kleineren Tiefpunkten in Wirklichkeit um das Ergebnis weit verbreiteter Ernährungsfehler handelt. Einiges spricht dafür, dass die Totpunkte weniger natürliche Rhythmen markieren, sondern jene Unterzuckerphasen, die auf Grund des Insulinmechanismus[11] entstehen, wenn man hoch raffinierte Kohlenhydrate in Fülle zu sich nimmt. Dass solche Unterzuckerphasen Menschen schläfrig, nervös und unkonzentriert machen, ist längst bekannt. Genau deshalb gibt es beispielsweise eine Häufung von Autounfällen etwa eine Stunde nach der (Tank-)Pause, in der die Fahrer immer häufiger hoch raffinierte Kohlenhydrate in Form so genannter Powerriegel, aber auch jener Zuckergetränke wie Limonaden zu sich nehmen, während sie ihrem Auto beste Mineralölprodukte zukommen lassen.

Außerdem wissen wir, das schlafgestörte Menschen im Verkehr, Beruf oder Haushalt ein fünffach höheres Unfallrisiko haben. Hier könnte sich ein fatales Zusammenspiel von Schlaf- und Ernährungsproblemen aufgebaut haben, das noch viel zu wenig erkannt und beachtet wird.

Im Hinblick auf die beiden weniger markanten Totpunkte wäre also zuerst an die Korrektur entsprechender Diätfehler zu denken. Um erfolgreich mit Problemen fertig zu werden, müssen sie jeweils auf der ihnen entsprechenden beziehungsweise sie verursachenden Ebene angegangen werden. Andernfalls kommt es so weit, dass Stillpsychosen mit Neuroleptika behandelt werden, obwohl es der Mutter nur an Schlaf, genauer REM-Schlaf fehlt.

## Schlaf und Gesundheit

Neben Atemluft, Trinkwasser und Lebensmitteln ist der Schlaf die elementarste Quelle unserer Gesundheit. Dies ist spontan jedem klar, der schon einmal auf Schlaf verzichten musste. Allmählich bemerkt es auch die Wissenschaft und sie hat inzwischen viele spannende Beweise für diese für sie noch recht neue These gesammelt.

Der Lübecker Professor Jan Born drückt es sehr einfach und drastisch aus: »Wer schlecht oder zu wenig schläft, wird langfristig krank.« Die Forschungen seiner Gruppe belegen umgekehrt, dass ausreichender Schlaf bei Zivilisationskrankheiten wie Übergewicht und Bluthochdruck vorbeugend wirkt. Ausreichender Schlaf stärkt das Abwehrsystem, indem er die Bildung von Antikörpern fördert und die Blutzuckerregulation verbessert.

Da Schlafentzug alle möglichen Entgleisungen des Stoffwechsels nach sich zieht, ist logischerweise davon auszugehen, dass ausreichender Schlaf auf all diese Fließgleichgewichte einen stabilisierenden Effekt hat.

Eigentlich wussten Menschen wohl immer, wie heilsam Schlaf ist. Die Erfahrung muss es ihnen gezeigt haben. Wie jedes Tier legt sich auch der kranke Mensch hin und schläft sich wieder gesund. Einerseits ist natürlich richtig, dass die Krankheit viel Energie verbraucht und man sich daher müde fühlt. Andererseits ist es genauso richtig, dass im Schlaf am wenigsten Energie benötigt wird und so am meisten für Regenerationsprozesse zur Verfügung steht. Insofern tendiert der kranke Mensch zu Schlaf und wird ja auch von der Schulmedizin sogleich ins Bett gesteckt.

### Heilschlaf

In der Homöopathie folgt auf die Verabreichung der richtigen Arznei häufig eine Tiefschlafphase, die schon fast an den *Tempelschlaf* der Antike erinnert. Es ist, als nähme sich der Organismus diese Regenerationszeit, um aus dem Mittel das Beste zu machen.

Es ist eines der Phänomene unserer Zeit, dass wir vergessen haben, wie wichtig guter Schlaf vor allem bei Krankheit ist und wie sehr er Krankheit vorbeugen kann. In der Antike pilgerten die Kranken und Heilungsuchenden noch zum Asklepiostempel, um sich am Höhepunkt ihrer Kur in eine Art Heilschlaf, die so genannte Inkubation, versetzen zu lassen. In dieser Situation erhofften sie sich im Traumreich Besuch von Asklepios selbst oder von Hygieia, von Chiron oder Apollon[12], um sich mitteilen zu lassen, was ihnen fehlt. Diese Art von Medizin hat immerhin so gut gewirkt, dass uns keinerlei Unzufriedenheit der damaligen Menschen mit ihrem »Gesundheitssystem« überliefert ist, jedenfalls nichts, was unserer modernen Unzufriedenheit auch nur nahe kommen würde.

Die Methode des Heilschlafes hielt sich in Europa bis hoch in das Mittelalter, nur wurde dabei Asklepios durch christliche Heilige wie Damian und Thekla ersetzt. Allerdings hatten Christen zum Schlaf ein zwiespältiges Verhältnis. Einerseits gingen sie davon aus, dass wer schläft, nicht sündigen kann, andererseits erachteten sie die Nacht zu Recht als Einbruchspforte für all die aus dem christlichen Tagesablauf verbannten dunklen Energien. Wohl wegen dieser Ambivalenz kam der Heilschlaf allmählich aus der Mode.

Weil den Christen der weibliche Pol verdächtig war und folglich auch die Nacht, erfand man in den Klöstern Nachtwachen, die Vigilien, um Lilith, dem Nachtungeheuer, wie es in der Bibel heißt, nicht zum Opfer zu fallen. Angeblich beherrschte Lilith mit ihrem Gefolge die dunkelsten Stunden der Nacht. Doch auf Dauer war die Nacht stärker und setzte mit ihren durch Verdrängung dunkel und abstoßend gewordenen Kindern gerade den eifrigsten und strengsten Christen am meisten zu. Wie wir noch sehen werden, ist fortgesetzter Schlafentzug etwa in Form von Nachtwachen der sicherste Weg zu Halluzinationen, also genau zu jenem Einbruch des Schattens, der unbedingt verhindert werden sollte. Er ist also »ein Teil von jener Kraft, die stets das Böse will und stets das Gute schafft.« Die Worte des Mephisto drücken es treffend aus.

In der Schulmedizin feierte der Gedanke an Heilschlaf bis in die jüngere Vergangenheit schreckliche Auferstehung in den Insulinschock- oder auch Elektroschockbehandlungen. Die Patienten verfielen danach regelmäßig in eine Art *komatösen Regenerationsschlaf*, was in diesen Fällen aber wahrscheinlich der Selbstheilungsversuch des Organismus bezüglich der entsetzlichen Therapie war.

In jedem Fall musste sich der gefolterte Organismus schlafend von der Schockbehandlung erholen und hat dabei manchmal scheinbar Genesung signalisiert, sodass »Medizyniker« diese Regenerationswirkung zur Rechtfertigung ihrer quälenden Methoden benutzten.

Nach Drogenexzessen, aber auch nach schweren epileptischen Anfällen fällt der Körper ebenfalls in eine Art Heilschlaf. Fast jeder kennt dies nach übertriebenem Alkoholgenuss: Man muss dann *seinen Rausch ausschlafen.* Ein derart strapazierter Organismus braucht viel Wasser, was sich im so genannten Brand bemerkbar macht, der dringend gelöscht werden will. Der Schlaf wird vom Körper benötigt, um mit den Symptomen der Großhirnvergiftung und Leberbelastung fertig zu werden.

Selbst nach körperlicher Überforderung etwa in Sport und Arbeit, die zu Muskelkater führt, ist der Schlaf zwar nicht die beste, aber doch eine wirksame Regenerationsmethode. Noch besser wäre sanftes Weiterbewegen und Dehnen vorzugsweise in warmem Thermalwasser oder in Wärmeräumen wie der Biosauna oder dem Tepidarium.[13]

In der modernen Medizin nimmt die Methode, Schwerkranke oder Schwerverletzte in *künstliches Koma* zu versetzen, den Gedanken des Heilschlafes wieder auf. Ausgehend von der Erfahrung, die nun auch bis zur Schulmedizin vorgedrungen ist, dass sich der Organismus im tiefen Schlaf am besten regenerieren kann, werden die Betroffenen in einen medikamentös ausgelösten Tiefschlaf versetzt, der nicht mehr die entsetzlichen Nebenwirkungen des Insulinkomas hat, aber die Regenerationsfähigkeiten des Tiefschlafs mobilisieren kann. Das künstliche Koma zeigt auf seine Art die großen Heilungskräfte, die im Schlaf frei werden, wenn er tief genug ist und nicht gestört wird.

Selbst die *Narkose* könnte man als eine Art Heilschlaf bezeichnen, jedenfalls ist sie von der Schulmedizin so gedacht. Der Patient schläft ein und erwacht repariert.

Damit sind aber die medizinischen Erfahrungen mit Schlaf erst grob umschrieben. Eigentlich weiß die moderne Medizin nach rund einhundert Jahren wissenschaftlicher Forschung heute recht viel über den Schlaf. Sie müsste ihre Erkenntnisse nur einmal in der Zusammenschau deuten und zu einer umfassenden Theorie verdichten.

## *Historische und moderne Schlafforschung*

In alten Hochkulturen und archaischen Gesellschaften gab es einiges Wissen über den Schlaf. Er galt bei vielen Kulturen als Quelle der Gesundheit und Kraft. Das ist nicht weiter erstaunlich, denn die Menschen dieser Epochen und Völker standen dem weiblichen Pol der Wirklichkeit noch relativ offen gegenüber. Ganz anders die moderne Welt und Wissenschaft, die mit allem archetypisch Weiblichen ihre liebe Not hat.

Es waren vor allem vier Entdeckungen des letzten Jahrhunderts, die den Fortschritt in der modernen Schlafforschung begründeten. In den Jahrhunderten davor wirkten in der Wissenschaft noch die abergläubischen Vorstellungen von Aristoteles und Platon nach. Ersterer beschrieb den Schlaf recht nebulös, wenn auch schon mit wissenschaftlichem Anspruch. Aristoteles meinte, dass dem Magen entsteigende Dämpfe sich im Kopf sammeln, das Hirn kühlen und dann ins Herz sinken würden. Indem das Herz als das sensorische Zentrum des Körpers abkühle, würde der Mensch einschlafen.

Fortschritt ist und war immer relativ und tatsächlich zeichnet er sich selbst bei Aristoteles schon ab, denn Platon war noch von »verstopften Hirnporen« als Ursache des Schlafes ausgegangen. Außer solchen heute eher erheiternd wirkenden Spekulationen gab es während 1500 Jahren keine Neuigkeiten aus dem Reich des Schlafes. Man ging von einem passiven Zustand aus, als würde das Bewusstsein wie eine Lampe zeitweise erlöschen. Der naive Grundgedanke war, dass ein Mensch, sobald er sonst nichts zu tun habe, sich gleichsam selbst abschalte.

In Kulturen ohne Wissenschaftsanspruch wurde der Schlaf mit seinen Träumen dagegen oft sehr ernst und wichtig genommen, etwa in indianischen und anderen schamanistisch beeinflussten Traditionen, die mit den Träumen und aus ihnen lebten.

## Die Entdeckung der Schlafphasen

Vor gut einhundert Jahren stellte Sigmund Freud seine Arbeiten zur Traumdeutung vor. Seit langer Zeit wurde dem Schlaf wieder eine wichtige Rolle zugesprochen und man begann, ihn systematisch zu erforschen. Um 1920 stellte der Franzose Henri Pieron fest, dass der Schlaf ein aktives Phänomen sei und über drei Phasen verfüge. Der nächste wichtige Schritt und die Voraussetzung für fast alle weiteren Forschungen war 1929 die Entdeckung des EEG (Elektroenzephalogramm zur Messung der Gehirnströme) durch den deutschen Psychiater und Neurologen Hans Berger. Dadurch wurden die verschiedenen Schlafphasen erstmals naturwissenschaftlich voneinander abgegrenzt und definiert.

Berger hatte mittels Elektroden an der Kopfhaut jene unzähligen elektrochemischen Entladungen der Nervenzellen gemessen, von denen jede ein winziges elektromagnetisches Feld mit einer Frequenz zwischen 1 und 30 Hertz erzeugt. Die Summe dieser elektrischen Aktivität ergibt die so genannten Gehirnwellen des EEG.

Der eigentliche Durchbruch erfolgte jedoch erst 1953 mit der Entdeckung der Phase der höchsten Traumaktivität, *REM-Phase* genannt, durch den US-Amerikaner Nathaniel Kleitman. Sie wurde daraufhin am intensivsten erforscht.

## Das körperliche Nachtprogramm

Inzwischen ist bekannt, dass sich das körperliche Nachtprogramm sehr vom Tagesprogramm unterscheidet. Nicht nur Bewegungs- und Muskelaktivität, sondern auch Atmung, Blutdruck und Herz-Kreislauf-Aktivität nehmen ab. Für alle Gewebe und Organe ist der

Schlaf eine Ruhe- und Regenerationszeit. Besonders Strukturen wie die Bandscheiben und die Gelenkknorpel sind darauf angewiesen, da sie mangels Durchblutung nur über Diffusion, also das Einsickern von Körperwasser, ernährt werden können, was fast nur im entspannten Liegen möglich ist.

Die meisten Grundfunktionen bleiben im Schlaf allerdings erhalten, zum Beispiel auch die Bewegung. So verändert ein normaler Schläfer seine Position jede Nacht zwischen zwanzig und sechzig Mal. Geschieht es noch öfter, spricht man von unruhigem Schlaf. Geschieht es viel weniger, kann das auf eine gewisse Starrheit hindeuten.

Über die so genannte *Schlafarchitektur* weiß man mittlerweile, dass wir in der ersten Nachthälfte mehr Zeit im Tiefschlaf verbringen, in der zweiten mehr in leichteren Schlafphasen und im Traumschlaf. Die erste Hälfte dient also vorrangig der körperlichen Regeneration, die zweite der seelischen Integration.

Insgesamt durchlaufen wir *vier bis fünf Schlafphasen*, von jeweils etwa neunzig Minuten Dauer. Dieses grundsätzliche Muster einer Berg- und Talfahrt gibt jedoch nur das grobe Bild wieder. Das persönliche Schlafprofil ist stets feiner modelliert.

Die meisten Erwachsenen schwingen jedoch nicht nur in der Nacht in einem 90-Minuten-Rhythmus. Er zieht sich vielmehr durch die 24 Stunden des Tages und wird lediglich in der Nacht besonders deutlich. Am Höhepunkt dieses Rhythmus ist man besonders gut in Form, an seinem Ende müde. So ist es vielen ein natürliches Bedürfnis, alle neunzig Minuten eine Pause zu machen, etwas zu essen oder auszuruhen. Die Zigaretten- oder Kaffeepause alle anderthalb Stunden wäre bereits als ein Ankämpfen gegen den eigenen Rhythmus zu werten. Ein kleines Nickerchen nach anderthalb Stunden ist dagegen natürlich und gesund und im Alter verlangt der Körper immer dringlicher nach diesen Ruhepausen.

Während des Nachtschlafes laufen die beschriebenen Rhythmen weiter, allerdings mit anderen Konsequenzen. In der Mitte des Zyklus sinkt man besonders tief in den Schlaf, eben in die Tiefschlafphase. Gegen Ende folgt die eher oberflächliche Traumphase. Lediglich die erste Schlafphase dürfte bei vielen kürzer sein und auf eine gute Stunde hinauslaufen, was sich aber über die gesamten 24 Stunden wieder auszugleichen scheint. All das ist ausgesprochen wichtig für das Aufwachen. Klingelt der Wecker, während man sich in einer Tiefschlafphase befindet, erwacht man mit einem Gefühl der Zerschlagenheit. In der Traumphase ist das Erwachen dagegen angenehm und mit einem erfrischten Gefühl des Ausgeschlafenseins verbunden. Daraus ließen sich entsprechende Konsequenzen ziehen, die den Tagesverlauf sehr nachhaltig beeinflussen können, liegt doch im Anfang alles.

Wer den Wecker so stellt, dass er nach sieben Stunden klingelt, hat viel bessere Chancen auf ein erfrischtes Erwachen und einen entsprechend guten Tag als derjenige, der sich noch eine halbe Stunde mehr gönnt und nach siebeneinhalb Stunden aus dem Schlaf geholt wird. Ersterer hat nach sieben Stunden fünf ganze Zyklen hinter sich, nämlich den ersten einstündigen und dann noch vier anderthalbstündige, während sich nach einer weiteren halben Stunde schon wieder der Abstieg in die Tiefschlafphase vollzieht. Gute Weckzeiten sind folglich nach 5,5 Stunden, nach 7 und nach 8,5 Stunden. Besonders bei wenig Zeit zum Schlafen ist dies wichtig zu beachten, denn nach 5,5 Stunden fühlt man sich ausgeschlafener als nach 6,5. Wer dies berücksichtigt und darauf verzichtet, aus rein quantitativen Gesichtspunkten seine inneren Rhythmen zu missachten, wird erleben, wie auch in diesem Zusammenhang weniger mehr sein kann.

Hierin liegt auch eine Erklärung für die Tatsache, dass ein längerer Mittagsschlaf weniger erfrischend ist als ein maximal halbstündiges Nickerchen. Wer sich dabei vom Wecker zurückholen lässt, sollte den richtigen Zeitpunkt bedenken und sich nicht aus der schon begonnenen Tiefschlafphase reißen lassen. Das Respektieren dieser Rhythmik ist über den Schlaf hinaus von Bedeutung. Wer sie achtet, schläft nicht nur besser, sondern macht sich auch das Leben insgesamt leichter.

Gesteuert wird der Schlaf von einer Art inneren Uhr, die ihr Zentrum im Gehirn hat und den *Schlaf-Wach-Rhythmus* vorgibt. Sie lässt sich nicht leicht verstellen, auch wenn dies bei Schlafstörungen den Anschein haben mag. Tatsache ist, dass sich der Organismus zum Beispiel nie wirklich an Nachtarbeit gewöhnt. Der Ersatzschlaf am Tag bleibt oberflächlicher und kürzer.

Aus Langzeitstudien, die in völlig abgeschirmten Höhlen durchgeführt worden sind, wissen wir inzwischen sogar, dass der Schlaf-Wach-Rhythmus einem angeborenen Instinktverhalten entspricht und unabhängig vom Tageslicht ist. Die Versuchspersonen entwickelten einen 25-Stunden-Rhythmus und behielten ihn ziemlich konstant bei.

Wie lebendig die Nacht und mit ihr der Schlaf ist, hat die Schulmedizin ebenfalls inzwischen entdeckt. Das Schlafmuster verändert sich ein Leben lang. Während wir im Mutterleib fast die ganze Zeit schlafen und diese Gewohnheit in den ersten Lebensjahren beibehalten, reduziert sich der Nachtschlaf im Alter bis auf kleinere Portionen von vier bis fünf Stunden.

## Schlafzeiten

Zur Frage, wie viel Schlaf der Mensch braucht, gibt es einige Theorien, die auch zunehmend wissenschaftlich erhärtet werden. Grundsätzlich sind die Menschen – wie nicht anders zu erwarten – verschiedenen Schlaftypen zuzuordnen, ähnlich wie es verschiedene Ernährungstypen gibt. Daraus Wertungen abzuleiten ist gänzlich verfehlt. Manche brauchen eben kürzere, andere längere Schlafzeiten.

Der ehemalige US-Präsident Bill Clinton schläft nur vier Stunden, eine der wenigen Eigenschaften, die er mit Margret Thatcher, der englischen Ex-Premierministerin gemeinsam hat. Clintons Nachfolger Bush braucht dagegen mehr als das Doppelte an Schlaf. Daraus sogleich zu schließen, dass wenig Schlaf für aufgeweckte Typen charakteristisch sei und langer Schlaf eine echte Schlafmütze auszeichne, ist jedoch unsinnig. Goethe soll zum Beispiel mit neun Stunden ein ausgesprochener Langschläfer gewesen sein, während Napoleon mit fünf Stunden auskam. Auch Hitler schlief sehr wenig, seine nächtlich anberaumten Konferenzen waren berüchtigt. Der Erfinder Edison brauchte angeblich nur zwei Stunden Schlaf pro Nacht, Einstein dagegen über zehn Stunden.

Die meisten Menschen fühlen sich mit sieben bis acht Stunden Nachtschlaf am wohlsten. Untersuchungen haben jedoch ergeben, dass viele dieses für sie notwendige Maß an Schlaf nicht mehr erreichen. Der Wecker holt sie morgens aus dem Schlaf, bevor der Organismus auf natürliche Weise ausgeschlafen hat. Nach einer Studie aus dem Jahr 2002 bekamen nur noch 32 Prozent der US-Amerikaner jene acht Stunden, die sie zu brauchen glaubten.

Die meisten Menschen fühlen sich nicht mehr wohl, wenn ihre Nachtruhe weniger als sechs Stunden beträgt. Einige Untersuchungen lassen vermuten, dass zehn Stunden Schlaf die Obergrenze ist; mehr Schlaf wäre für einen Erwachsenen nicht sinnvoll.

Für Kinder scheinen zehn bis elf Stunden Schlaf günstig zu sein, wobei es wie bei den Erwachsenen ebenfalls verschiedene Typen und Schlafbedürfnisse gibt. Folglich könnten sich Eltern viel Nervenkrieg rund um das Zubettgehen ersparen. Das Problem ist nur, dass Eltern auch ihre Ruhe brauchen und Kinder das meist nicht einsehen.

Die bisher aufwändigste Studie führte Daniel Kripke, Professor für Psychiatrie an der Universität von Kalifornien in San Diego, an mehr als einer Million Schläfern durch. Er fand heraus, dass Menschen, die acht Stunden oder mehr schlafen, weniger lange leben als diejenigen, die sich mit sechs bis sieben Stunden begnügen. Die Gründe dafür konnten die Wissenschaftler nicht ermitteln und einfache Erklärungen wird es bei diesen Zusammenhängen kaum geben. Man denke nur an Einstein, der mit mehr als zehn Stunden Nachtschlaf sehr alt wurde. Wie so oft geht es auch beim Schlaf vor allem um Qualität und nur in zweiter Linie um Quantität.

Ob die Menschen früher wirklich länger schliefen, lässt sich nur noch schwer klären. Auf dem Land war und ist es bis heute so, jedenfalls während des Winters. Möglicherweise schläft die bäuerliche Landbevölkerung aber während des Sommers kürzer. Rückwirkungen auf die Gesundheit lassen sich daraus kaum erkennen – außer der Tatsache, dass die freiwillige Einbettung in natürliche Rhythmen sicher einen die vielfältigen Gleichgewichtssysteme des Organismus stabilisierenden, gesunden Effekt hat.

Bei der Bestimmung der besten Schlafdauer können uns Tierbeobachtungen oder gar Tierversuche wie so oft kein bisschen weiterbringen. Die kleinen braunen Fledermäuse schlafen zwanzig Stunden am Tag und das Oppossum achtzehn. Unsere Hauskatzen bringen es auf gut zwölf Stunden, allerdings nicht am Stück, sondern in kleinen Portionen. Diese verschlafene Bande wird nur noch übertrumpft von Winterschläfern wie Bären und Schildkröten, die ein halbes Jahr durchschlafen, wobei Wissenschaftler den Winterschlaf nicht für echten Schlaf halten. Manche Schnecken können sogar Trockenzeiten von bis zu sechs Jahren in einem schlafähnlichen Zustand überstehen. Ein nettes Vorbild für uns könnte der Seeotter sein, der unbestrittene Erfinder des Wasserbettes oder eigentlich sogar der Wasser-Schwebetherapie[14]. Er ruht auf dem Rücken schwebend im Wasser und hält im Schlaf häufig seine Liebste(n) an der Hand, um nicht abzutreiben.

## Schlaf vor Mitternacht

Ein beliebtes Thema ist der Schlaf vor Mitternacht. Ihm wurde schon immer nachgesagt, dass er besonders erfrischend und belebend sei, was die Schulmedizin lange belächelte. Bestimmte medizinische Fakten stützen jedoch diese alte Vorstellung. Gegen 3 Uhr in der Nacht endet die Ausschüttung des Wachstumshormons, das für viele der an das Wunderbare grenzenden Regenerationswirkungen des Schlafes verantwortlich sein dürfte. Ab 3 Uhr stellt der Organismus hormonell langsam von Nacht auf Tag um. Damit beginnt bereits zu dieser frühen Stunde die Ausschüttung des körpereigenen Kortisons, das eher für Unruhe und Aktivität sorgt und zur Stresskonfrontation gebraucht wird. Die Hormonquellen der Regeneration und Erneuerung sprudeln dagegen im frühen Schlaf vor Mitternacht am kräftigsten. Interessanterweise gilt das für Nachteulen genauso wie für Morgenmenschen. Nachtmenschen könnten durch eine Umstellung aber viel gewinnen.

Erfahrungen mit dem so genannten *Naturschlaf* scheinen diese Annahme zu stützen. Wer um 20 Uhr zu Bett geht, braucht bei gleichem Regenerationsergebnis insgesamt deutlich weniger Schlaf. Er wird schon bald nach Mitternacht wieder wach und hätte nun viel Zeit, sein Tagewerk mitten in der Nacht zu verrichten. Die Erklärung für das Phänomen liegt wohl in dem natürlichen, über Jahrmillionen erprobten und eingefahrenen Rhythmus, der *natürlich* seine Vorteile hat. In alten Zeiten haben die Menschen sich mit Sicherheit in ihrem Lebensablauf an den Rhythmen der Natur orientiert, wie wir es heute noch bei allen freilebenden Tieren, aber auch bei den archaischen Völkern sehen. Bis heute stehen die Bauern auch in unserer Gesellschaft noch mit der Sonne auf und neigen dazu, mit ihr zu Bett zu gehen, was zu einem deutlich aktiveren Leben im Sommer als im Winter führt.

Wer in Analogien und Rhythmen zu denken gelernt hat, wird erkennen, dass der Naturschlaf große Vorteile hat und sich auf dem Land bis heute bewährt. Im Sommer herrscht auf dem Dorf ein vergleichsweise reges Treiben, während in der kalten Jahreszeit sowohl in der Natur als auch in den sozialen Aktivitäten der Menschen Ruhe einkehrt. Insofern ist der Naturschlaf, *nomen est omen*, wahrscheinlich nur eine Methode, Nacht und Tagewerk optimal, das heißt *natur*gemäß an die tiefen und damit alten Bedürfnisse anzupassen. Er dürfte im Sommer eine ganz andere Ausprägung und auf das soziale Leben weniger störende Auswirkung haben, denn wer mit der Sonne zu Bett geht, hat ja noch einen schönen Sommerabend gehabt und wird trotzdem mit der Sonne recht früh wieder auf die Beine finden. Im Winter dagegen würde er – ganz im beschriebenen ländlichen Sinn – mit den Hühnern in die Federn gehen und hätte eine sehr lange Regenerationszeit bis zum späten Sonnenaufgang vor sich. In der Regel wird man so viele Stunden gar nicht schlafen können, sondern schon früher erwachen. In der alten Zeit war der Winter auch die Zeit der Besinnung und Einkehr. Wer hier wieder in ein bewährtes Muster zurückkehrt, wird sicher gut damit (durchs Leben) fahren.

Ob der Schlaf vor Mitternacht wirklich gesünder ist, lässt sich damit aber noch nicht endgültig klären. Allerdings fällt jemand, der die Naturschlafmethode das ganze Jahr über konsequent anwendet, fast automatisch aus vielen sozialen Bezügen. Hier ergibt sich ein Widerstreit zwischen Natur und Kultur, der notgedrungen in einem Kompromiss enden muss, denn der Mensch ist selbstverständlich ein Naturwesen, aber er ist auch ein *Zoon politikon*, ein Gemeinschaftswesen, wie schon die Denker der Antike wussten.

## Die Organuhr

Ein anderer bemerkenswerter Aspekt ist das alte chinesische Wissen um Gesetzmäßigkeiten in den Körperfunktionen, die so genannte Organuhr. Demnach beginnt um 20 Uhr die Zeitspanne, in der der Funktionskreis Sexualität/Kreislauf seinen Höhepunkt hat. Es wäre also auch nach diesem System die ideale Zeit, um ins Bett zu gehen – allerdings nicht zum Einschlafen, sondern eher um miteinander zu schlafen. Um 22 Uhr beginnt das Hoch des Dreifachen Erwärmers, also durchaus eine Zeit mit Energieumsatz und zum Beispiel für Liebesfeste noch bestens geeignet. Sie währt bis 24 Uhr. Nach Mitternacht, in der Geisterstunde, folgt die Zeit der Gallenblase und anschließend bis 4 Uhr morgens die der Leber. In diesen frühen Morgenstunden kann in Ruhe verdaut und entgiftet werden. Jetzt schlafen auch die meisten Menschen. Um 4 Uhr morgens beginnt die Zeit der Lunge, nach indischer Yoga-Tradition der Zeitpunkt für das Praktizieren von Atemübungen (Pranayama). Um 6 Uhr beginnt das Hoch der Dickdarmaktivität, was sich bei einigen auch in frühen Stuhlentleerungen zeigt. Ab 8 Uhr morgens ist der Magen an der Reihe und will offenbar gefüllt werden. Die Anhänger des Naturschlafes fühlen sich durch solche Angaben *natürlich* bestätigt, die Gegner aber ebenso.

Nimmt man die Erkenntnisse der modernen *Chronobiologie* hinzu, ergeben sich interessante Schlussfolgerungen, wonach es für alles Gipfel- und Tiefpunkte gibt. Wer diesen inneren Rhythmen folgt, wird häufiger Sternstunden genießen und seltener in Stimmungslöcher fallen sowie seltener *aus dem Takt geraten* – wobei Takt eigentlich der falsche Ausdruck ist, denn das Leben kennt nur Rhythmus; Takt ist etwas starres und damit Totes.

Der Morgen ist demnach eine Zeit des langsamen Beginnens. Muskeln und Gelenke sind noch steif. Wer sich nun überfordert, schwächt sein Immunsystem und stresst sein Herz, wie eine englische Untersuchung an Leistungsschwimmern ergab. Am Morgen hat der Stoffwechsel sein Hoch, weshalb die Idee, morgens wie ein Kaiser zu essen, sogar eine wissenschaftliche Begründung fände. Zwischen 7 und 8 Uhr werden die aufputschenden oder auch nur anregenden Stresshormone Adrenalin und Noradrenalin vermehrt ausgeschüttet. Dadurch wird der Fettabbau in den Zellen angeregt und die Aufspaltung von Nahrung gefördert. In dieser Zeit noch im Bett zu liegen, wie es die Langschläfer tun, macht wenig Sinn.

Für das Verhalten am Abend gibt es widersprüchliche Empfehlungen. Während Chronobiologen zum Abendessen raten, weil nun Magen und Darm aktiv sind, meinen andere Forscher, dass es günstiger sei, das Abendessen ausfallen zu lassen, um die Ausschüttung von Wachstumshormon anzuregen.

Die Sternstunden sportlicher Höchstleistung liegen am Nachmittag mit einem Hoch der Reaktions- und Koordinationsfähigkeit zwischen 15 und 16 Uhr. Der frühe Abend zwischen 17 und 19 Uhr böte sich zum Konditions- und Muskeltraining an. Herz und Lungen arbeiten jetzt auf Hochtouren. Eine spätere sportliche Betätigung zwischen 19 und 21 Uhr wirkt dagegen schlafanbahnend. Allerdings sollte man nach dem Training noch zwei Stunden vergehen lassen, um dem hochgefahrenen Herz-Kreislauf-System Zeit zu geben, sich zu beruhigen, und nicht aufgekratzt zu Bett gehen.

Unser Gehirn hat ebenfalls seine Rhythmik, wobei sich hier eher Perioden von vier Stunden ergeben. Die Hochphase von Kreativität sowie von Denk- und Sprachfähigkeit liegt zwischen 7 und 11 Uhr. Dann läuft auch das Kurzzeitgedächtnis zu seiner Hochform auf. Daran schließt sich das Mittagstief an, eine verschlafene Zeit, die bis 15 Uhr dauert und unbedingt für ein Nickerchen genutzt werden sollte. Wenn es möglich ist, sollte man bis 15 Uhr möglichst nur Routinearbeiten erledigen, da jetzt die Fehlerrate hoch und die Leistungsfähigkeit gering ist.

Von 15 bis 19 Uhr ist das Langzeitgedächtnis in Hochform und damit macht Kopfarbeit, das Studieren und Lernen, jetzt Sinn und bringt beste Ergebnisse. Allerdings kann dieser Rhythmus bei den Nachtmenschen, den »Eulen«, um bis zu zwei Stunden verschoben sein, sodass sie bis 21 Uhr zu geistigen Höhenflügen in der Lage sind.

Zwischen 19 und 23 Uhr kommt die Zeit der Sinne und damit auch der Sinnlichkeit. Puls und Blutdruck sinken nun leicht ab, der Organismus reagiert ruhiger und man fühlt sich entspannter. All dies führt zu einer versöhnlicheren Grundstimmung, was ideal wäre für Gespräche und seelischen Kontakt. Aber auch das Essen könnte jetzt besonderen Spaß machen, wobei schon gesagt wurde, dass wissenschaftlich einiges gegen relativ späte Mahlzeiten spricht. Andererseits braucht man nur die Bewohner der mediterranen Länder zu betrachten, die zu diesen Stunden ihren Feierabend wirklich feiern und damit zu den gesündesten Menschen überhaupt gehören. Wann sollte man ein gutes Glas Wein trinken oder zwei, wenn nicht in der Hochphase der Sinne? Es wäre auch die ideale Zeit für Musik- und Kunstgenuss. Und natürlich hat nun die Sinnlichkeit in Form von Erotik ihre Höhepunkte. Dass sie eines der schönsten und mit Sicherheit das gesündeste Schlafmittel ist, wird viel zu oft übersehen.

## ***Bewusstseinsphasen und Gehirnwellen***

Nachdem Hans Berger das EEG in die Medizin eingeführt und Nathaniel Kleitman die REM-Phase entdeckt hatte, ergab sich eine Menge Material. Man weiß inzwischen zum Beispiel, dass das Gehirn in der REM-Phase aktiver als im Wachzustand ist und auch deutlich mehr Energie (Sauerstoff und Glukose) verbraucht. Es ist die Phase der typischen Träume. Wenn man Menschen jetzt weckt, geben sie zu über 80 Prozent an, geträumt zu haben. Zwar gibt es auch in den anderen Schlafphasen geistige Aktivität und Bildeindrücke, zum Beispiel schon beim Einschlafen, aber sie sind weniger zusammenhängend oder treten überhaupt mehr als Gedankenfetzen und nicht als Bilder auf. Lebendige Bildergeschichten mit einem Handlungsstrang entwickeln sich nur in den REM-Phasen.

Heute unterscheidet man vier vom menschlichen Gehirn erzeugte *Bewusstseinsphasen*. Man identifiziert sie anhand ihrer unterschiedlichen Frequenz im EEG-Wellenmuster:

- Beta-Wellen (13 bis 30 Hertz)
- Alpha-Wellen (8 bis 12 Hertz)
- Theta-Wellen (4 bis 7 Hertz)
- Delta-Wellen (1 bis 3 Hertz)

In der *Einschlafphase* gehen die vergleichsweise hektischen Beta-Wellen des Wachbewusstseins in die ruhigeren Alpha-Wellen der Entspannungsphase und des Zwischenreiches über. Darauf treten die noch langsameren Theta-Wellen auf, bis schließlich mit den Delta-Wellen der *Tiefschlaf* erreicht ist. Diese Reihenfolge kehrt sich dann wieder um und erst nach etwa neunzig Minuten wird die *REM-Phase* erreicht, die von den Wellenmustern wieder sehr weitgehend dem Wachbewusstsein gleicht.

All die verschiedenen Wellenarten treten zwar in allen Phasen der Nacht und zum Teil auch während des Tages auf, aber sie sind in den genannten Zeiten dominierend. Da sich immer mehr Wissenschaftler – zum Beispiel auch die Psychoneuroimmunologen, die den Zusammenhang zwischen Seele und Nervensystem erforschen – sicher sind, dass die Selbstheilungskräfte des Organismus nur im Zusammenhang mit bestimmten Hirnwellenmustern aktiviert werden können, lohnt es doppelt, diese genauer zu betrachten.

Die Medizin unterscheidet heute sogar zwischen fünf verschiedenen Wellenarten des Gehirns, wobei die hochfrequenten *Gamma-Wellen*, die bei extremen Erregungszuständen auftreten, für den Schlaf keine Rolle spielen.

## Beta-Zustand

Gehirnwellen in der Frequenz von 13 bis 30 Hertz, die Beta-Wellen, zeigen normales Wachbewusstsein an. Jeder hat Erfahrungen mit diesem Bereich, der dem normalen Tagesbewusstsein im Privat- und Berufsleben entspricht. Der Gestalttherapeut Fritz Perls sprach vom »Alltagsbewusstseinszustand der permanenten Alarmbereitschaft«. Das Spektrum reicht von Wachsamkeit und gespannter Aufmerksamkeit bei Diskussionen über analytische Bereitschaft zu Problemlösungen, bis hin zu Angespanntheit, Stress, Hektik und Unausgeglichenheit.

Spätestens ab 30 Hertz findet sich Nervosität bis zur Panik. Der als *hohes Beta* oder als *Gamma-Zustand* bezeichnete Bereich ab etwa 30 bis sogar 500 Hertz ist bislang kaum erforscht worden. Wir wissen lediglich, dass es bei Zuständen mit Beta-Wellen über 30 Hertz zu einer erhöhten Ausschüttung von Stresshormonen wie Adrenalin kommt.

Im Schlaf herrschen Beta-Muster auch in den REM-Phasen vor, wobei hier Puls- und Atemfrequenz gegenüber dem Tiefschlaf zunehmen, während Blutdruck und Muskelspannung deutlich sinken.

Kreativität und Aufnahmebereitschaft sind im Beta-Zustand nur in geringerem Maß zu finden. In den noch höheren Frequenzbereichen gehen sie ganz zurück. Dies ist jedoch der Normalbereich, in dem wir arbeiten und Freizeit »genießen«. Kein Wunder, wenn die Ergebnisse oft nicht sehr kreativ ausfallen.

## Alpha-Zustand

Alpha ist im Gegensatz zu Beta ein »ruhigeres« Wellenmuster von 8 bis 12 Hertz mit guter Aufmerksamkeit und erleichterter Konzentration sowie erhöhter Lern- und Merkfähigkeit bis hin zu einem Gefühl der Einheit von Körper und Geist. In diesem entspannten und ausgeglichenen Zustand fühlt man sich dennoch energetisiert und wach wie in leichter Meditation.

Alpha-Wellen treten vor allem bei Entspannungszuständen mit geschlossenen Augen auf. Das Denken ist jetzt beruhigt, anstrengungslos und fließend bei einem angenehm wohligen Körpergefühl. Dieses Wellenmuster markiert den Anfang der Trance; es wird bei geführten Meditationen genutzt. Bezüglich des Schlafes tritt es im Zwischenreich zwischen Wachen und Schlafen ein und wird von bewussten Einschläfern sehr geschätzt. Für kreative Prozesse eignet sich der Alpha- deutlich besser als der Beta-Zustand.

Wahrscheinlich werden jene beruhigenden körpereigenen Hormone oder Neurotransmitter, die all denen fehlen, die in ständiger Übererregung leben, nur im Alpha- und nie im Beta-Zustand produziert. Für den, der nicht auf natürliche Weise in Alpha-Zustände findet, ergibt sich daraus leicht ein Teufelskreis. Wenn man aber den ersten Schritt bewusst in die Entspannung tut, indem man zum Beispiel mit einer entsprechenden CD »meditiert«, geht es anschließend ganz von selbst tiefer in die Trance. Dann kommt auch die biochemische Unterstützung aus der körpereigenen Apotheke hinzu.

## Theta-Zustand

Gehirnwellen von 4 bis 7 Hertz sind charakteristisch für tiefste Entspannung. Sie treten in Meditation, Trance und tiefem Schlaf auf, was die Nähe dieser drei Zustände zeigt. Tagträume reichen oft bis in diesen Bereich; zu ihm gehört auch der Sekundenschlaf, der allerdings bei Autobahnfahrten gefährlich ist. Die große Tiefe, in die das Bewusstsein absinkt, mag erklären, warum der Sekundenschlaf in so kurzer Zeit so wach macht.

Im Theta-Zustand hat das Unterbewusstsein nun die Regie übernommen und das Denken ist frei und kreativ. Man ist offen für Inspirationen und Visionen aus den eigenen Seelenwelten und wahrscheinlich auch für Eingebungen aus Reichen jenseits davon. Die Inspirationen und die aus den eigenen Tiefen auftauchenden Seelenbilder sind ausgesprochen lebendig und plastisch, wenn auch nicht zusammenhängend wie in den REM-Phasen. Interessanterweise erreicht die Fähigkeit, zu lernen, sich zu erinnern und sich zu konzentrieren, in diesem Zustand ihren Höhepunkt. Wer es schafft, in solchen Phasen wach zu sein, kann aus einer fantastisch kreativen Gedankenwelt schöpfen.

Gesteigerte Kreativität sowie stark angeregte Imagination sind Kennzeichen des Theta-Zustandes. Psychedelische Drogen (zum Beispiel LSD) rufen ebenfalls Theta-Wellen hervor. Der Zustand ermöglicht Zugang zu sonst unbewussten Potenzialen. Assoziationsketten und Zusammenhänge werden ganzheitlich, zumindest in ihrem größeren Kontext erkannt. Gewohnte Wahrnehmungsmuster können sich hier auflösen, sodass Geräusche manchmal als visuelle Empfindung uminterpretiert werden.

Wahrscheinlich ist es diese Ebene, aus der uns Geistesblitze und gute Einfälle erreichen. Und es dürfte auch der Wellenbereich sein, in dem Kleinkinder ihre Muttersprache unbewusst aufnehmen und lernen – und in dem wir als Erwachsene die höchsten Entwicklungschancen hätten.

## Delta-Zustand

Wellen im Bereich von 1 bis 3 Hertz kommen fast nur noch im traumlosen Tiefschlaf sowie in tiefster Trance und Tiefenhypnose vor. Dieses Wellenmuster scheint eine erhebliche Rolle bei Heilungsvorgängen zu spielen, denn offenbar wird Wachstumshormon nur im Delta-Zustand ausgeschüttet. Das Wellenmuster fördert nachweislich die Regeneration des Immunsystems und der Zellen und wahrscheinlich des ganzen Körpers. So verwundert es nicht, dass bei fähigen Geistheilern häufig hohe Anteile von Delta-Wellen gemessen wurden, wenn sie ihre Patienten behandelten. Im Tiefschlaf findet demnach in dieser Phase möglicherweise so etwas wie Geistheilung statt. Und plötzlich erscheint uns der Heilschlaf der Antike nicht mehr als etwas so Fernes.

## Entspannungszustände nutzen

Auf den Schlaf übertragen zeigt uns das Studium der unterschiedlichen Gehirnwellen, wie sehr das Gehirn auch während der Nacht wach bleibt. Nur sind dann andere Zentren aktiv und rücken in den Vordergrund. Für den Organismus in seinem körperlichen Aspekt ist vor allem die Tiefschlafphase wichtig mit ihren Delta-Wellen und der Möglichkeit zu Wachstum und Regeneration, ja sogar Heilung. Die Erhaltung der geistigen Gesundheit steht dagegen in den REM- oder Traumphasen im Vordergrund, die sich hinsichtlich der Wellenfrequenz wenig vom Wachzustand unterscheiden.

Die REM-Phasen haben im Gegensatz zu den anderen Phasen des Schlafzyklus die längste Zeit alle Aufmerksamkeit auf sich gezogen. Wenn unsere Kreativität im Alpha-Zustand so viel höher ist als im Beta-Zustand und noch weiter steigt, wenn wir tiefer Richtung Theta sinken, wäre es naheliegend, anspruchsvolle Arbeiten mit entsprechenden Ausflügen in diese Wellenreiche – vom Mittagsschlaf bis zur Meditation – aufzulockern.

Obwohl ein Anfang gemacht ist, kann ich bei entsprechenden Trainings immer noch spüren, wie reserviert Manager und Unternehmer gegenüber geführten Meditationen sind, ganz zu schweigen von Sitzungen mit dem verbundenen Atem[15], die wirklich tief in Entspannungsbereiche gehen, die wohl eher mit Theta- und Delta-Wellen zu tun haben. Leider sind solche langjährig erprobten Techniken im Hinblick auf ihre Chancen nie wissenschaftlich untersucht worden.

Wer sich intensiver mit Gehirnwellen und ihren Charakteristiken beschäftigt, könnte darüber nachdenken, ob er nicht Lernaufgaben und wichtige Entscheidungsfindungen ganz bewusst mit ins Bett nimmt. Das alte Rezept, *Wichtiges noch einmal eine Nacht lang zu überschlafen*, erscheint plötzlich in einem neuen Licht. Der französische Kardinal Richelieu mag einem einfallen, der vor jeder schwierigen Entscheidung gegenüber seinen sicher intelligenten Beratern das Ohr verschloss, indem er sich auf selbiges legte, um ein halbes Stündchen zu ruhen. Sir Francis Drake soll mit dieser Technik seine Admiralität an den Rand des Wahnsinns getrieben, jedoch nach einem erquickenden Schläfchen die riesige spanische Armada besiegt haben.

Dem Traum, im Schlaf zu arbeiten, können wir heute dagegen schon recht nahe kommen, wenn wir im Schlaf das Bewusstsein für uns arbeiten lassen, indem wir Audio-Lernprogramme oder solche zur Bewusstseinsentwicklung nutzen (siehe auch Seite 86). Dabei eröffnen sich fast gegensätzliche Möglichkeiten. Einerseits kann man mit Schlaf und der richtigen Entspannung seine Effizienz und damit den eigenen Macherpol noch steigern. Andererseits ist es auch möglich, diese wichtigste Zeit für wesentliche seelische Entwicklungsprozesse zu reservieren.

## Das Geheimnis der REM-Phasen

Wir wissen heute, dass der Hirnstamm, also die älteste Hirnregion, vor allem den Schlafablauf regelt und dabei von Hormonen wie Melatonin unterstützt wird. Den Hirnstamm teilen wir mit allen höheren Tieren, die auch ähnlich zu schlafen scheinen wie wir Menschen. Primaten entsprechen uns diesbezüglich sehr weitgehend. Wir müssen in der Evolution weit zurückgehen, bis wir auf Tiere wie Reptilien stoßen, deren Gehirn von dem des Menschen so verschieden ist, dass wir nicht mehr sicher von REM-Schlaf ausgehen können.

Tatsache ist, dass die Zeit, die ein Tier schlafend verbringt, umso kürzer ist, je größer es ist. Elefanten bringen es durchschnittlich auf 3,2 Stunden, während Katzen noch über die Hälfte ihrer 24 Stunden verschlafen und Ratten sogar 18 bis 20 Stunden. Delphine sind Sonderfälle, da bei ihnen immer nur eine Gehirnhälfte schläft und sie offenbar auf REM-Schlaf weitgehend verzichten. Vögel jedenfalls verfügen über REM-Schlaf und haben wohl einen eigenen Wachschlaf entwickelt, sodass Zugvögel bei ihren Flügen um die halbe Welt in der Luft schlafen und träumen können. Fluchttiere wie Rehe und Antilopen leisten sich diese Phase erst gar nicht. REM-Schlaf tritt wahrscheinlich nur bei Lebewesen auf, die ihn sich erlauben können.

Bei Menschen ist der Schlaf der REM-Phase am besten erforscht. Er wird auch paradoxer Schlaf genannt, weil einerseits seine Wellenmuster dem Wachzustand gleichen, andererseits der Schläfer jetzt kaum zu wecken ist.

Wie wichtig der Schlaf ist, dämmerte modernen Forschern erstmals, als Versuchstiere, die daran gehindert wurden, prompt starben. Dabei entwickelten sie keine messbaren Gehirn- oder anderen Organausfälle, lediglich ihr Fell wurde stumpf und räudig. Bei Menschen ging man vorsichtiger zu Werke und fand *Schlafentzugspsychosen* mit Symptomen wie Halluzinationen, Reizbarkeit und Aggressionsausbrüchen. Länger als fünf Tage ließ sich gar kein Entzug der REM-Phasen durchführen, da die Versuchspersonen dann selbst durch Anbrüllen nicht mehr am Hinübergleiten in das Reich der Träume zu hindern waren.

Der REM-Schlaf bekam viel wissenschaftliche Aufmerksamkeit, obwohl die Phase bei Erwachsenen nur etwa 90 Minuten dauert. Im Mutterleib ist dies anders. Wir können davon ausgehen, dass die sehr frühe Traumaktivität von Ungeborenen vor allem aus REM-Phasen besteht. Frühgeborene befinden sich noch 80 Prozent ihrer Schlafzeit in diesem Stadium, bei Neugeborenen sind es immerhin 50 Prozent.

Nach einem Schlafentzug holen Menschen und Tiere vor allem REM-Schlaf nach. Seine Dauer kann dann bis auf das Zehnfache anwachsen. All das spricht für die Wichtigkeit dieser Phase für unsere Entwicklung und unser Überleben.

Heute kann auch als gesichert gelten, dass die REM-Phase von größter Bedeutung für die *Entwicklung des Gedächtnisses* ist. Mit zunehmendem Alter nimmt die Länge der REM-Phasen ab, was darauf hindeuten könnte, dass mit zunehmender Lebenszeit Entwicklung allgemein an Bedeutung verliert und die des Gedächtnisses eine abnehmende Rolle spielt.

Andererseits kann es aus schulmedizinischer Sicht auch zu viel des Guten geben. Bei *Depressiven* wurde beobachtet, dass sie viel schneller in die REM-Phase gleiten, länger darin verweilen und deutlich heftigere körperliche Reaktionen zeigen. Dies ließe sich mit der Notwendigkeit erklären, verstärkte seelische Belastungen zu verarbeiten. Andererseits führt völliger Schlafentzug während ein oder zwei Nächten bei schwer (endogen) Depressiven zu vorübergehender Stimmungsaufhellung. Insofern lassen sich die Schlafstörungen, die bei Depressiven regelmäßig auftreten, als Selbstheilungsversuche des Organismus im Sinne von *Krankheit als Symbol* begreifen. Die Betroffenen sollen offenbar wach bleiben und sich mit ihrem eigentlichen Thema auseinander setzen. Wenn sie aber schon schlafen, müssen sie in diesem Zustand verstärkt an sich arbeiten, denn dafür stehen die REM-Phasen.

Wechseln wir auf die Ebene der Be-Deutung von Krankheitsbildern, fällt sogleich der enge Bezug von Depression, Tod und Schlaf auf. Depressive beschäftigen sich bei Selbstmordgedanken ständig mit ihren sonst verdrängten Themen Sterben und Aggression. Schlaf und Tod zeigen als mythologische Brüder in der Depression das anstehende Thema gleich doppelt: nicht sterben und nicht schlafen können, die Verweigerung der Auseinandersetzung mit dem großen Thema Loslassen.

## Im Schlaf lernen

Vor wenigen Jahrzehnten ging der Nobelpreisträger Francis Crick noch davon aus, dass REM-Phasen lediglich dazu dienen würden, überflüssiges Material aus dem Gehirnspeicher zu entfernen, um diesen vor Überlastung zu schützen. Inzwischen haben Neurologen das Gegenteil herausgefunden: Demnach wird das Gehirn in den REM-Phasen trainiert, und zwar ausgehend von einer Hippocampus oder Seepferdchen genannten Hirnstruktur.

Hierzu haben Forschungen an Singvögeln und Ratten sehr Spannendes ergeben. Ratten, die tagsüber Orientierungsaufgaben in einem Labyrinth gelernt und diese in bestimmten, den Wissenschaftlern bekannten Gehirnstrukturen gespeichert hatten, zeigten nachts in den Traumphasen eine deutliche Aktivität in genau diesen Strukturen. Es schien, als werde das gerade Gelernte neuerlich wiederholt und damit erst endgültig verankert. Es ging so weit, dass die Forscher über die Aktivität in den Neuronen genau feststellen konnten, in welchem Bereich des Labyrinthes sich die Ratte gerade gedanklich befand. Ob sie ihre Aufgabe im Traum oder real löste, spielte dabei keine Rolle. Dies ist nicht nur ein Hinweis auf die große Bedeutung der Traumaktivität, sondern wirft auch ein neues Licht auf Lernvorgänge.

Bei Zebrafinken ließ sich zeigen, dass im Schlaf gehörte Melodien direkt vom Gehörzentrum an das Singzentrum weitergegeben werden, sodass der Vogel das im Schlaf Gehörte schon am nächsten Tag bei eigenen Balzversuchen zum Einsatz bringen kann.

All das verdeutlicht die enormen Chancen, die in der Nacht und im Schlaf und besonders in dessen REM-Phasen liegen. Es ist also keineswegs bedeutungslos, was wir kurz vor dem Schlafengehen tun, hören oder erleben. Im Gegenteil könnten wir uns überlegen, diese Zeiten für unser inneres Wachstum zu nutzen.

Jene faulen Schüler, die lieber das Lehrbuch unter das Kopfkissen legen, als Nächte hindurch zu büffeln, sind gar nicht schlecht beraten. Wenn wir die Nacht zum Tag machen, verschlechtern wir – wissenschaftlich gesehen – unsere Leistungsfähigkeit. Wenn wir uns dagegen die Ruhe des Schlafes gönnen, nachdem wir kurz zuvor etwas gelernt haben, erhöhen wir die Wahrscheinlichkeit, dass es uns lange erhalten bleibt.

Auch in Trance und bei geführten Meditationen zeigt sich dieser Effekt. Was bewusst in den Seelenbilderebenen verankert wird, erhält sich länger und wirksamer. Selbst bei der Rennvorbereitung von Skiläufern zeigte sich, dass neben dem konkreten Training auf der Abfahrtsstrecke die Trainingszeit in Trance positive Effekte hat und die einmal gefundene Ideallinie tiefer verankert. Wenn dann in der Nacht vor dem Rennen der ganze Ablauf noch einmal in Gedanken abgespult wird, steigen die Chancen für das gute Abschneiden.

Generell gilt: Was wir kurz vor dem Schlafengehen im Geist bewegen, bleibt uns mit größerer Wahrscheinlichkeit erhalten, weil es sich durch das nächtliche autonome Gehirntraining verankern kann. Wenn wir also die wichtigsten Erfahrungen des Tages noch einmal in einer Gutenachtmeditation Revue passieren lassen, bleiben uns genau diese wichtigsten Erfahrungen und werden so zur Grundlage des weiteren Lebens. Dieses Phänomen nutzen Audioprogramme wie *Schlaf – die bessere Hälfte des Lebens* oder *Traumreisen* (siehe das Literaturverzeichnis im Anhang).

Vieles spricht dafür, dass es über die Ebene der Theta-Wellen möglich ist, im Schlaf zu lernen und damit einen uralten Menschheitstraum zu verwirklichen. Die Meditationen der erwähnten Audioprogramme gehen diesen Weg in Bezug auf seelisches Wachstum und sind folglich noch wirksamer, wenn sie direkt vor dem Einschlafen gehört werden. Bereits zuvor hatte sich bei Programmen mit geführten Meditationen gezeigt, dass die Informationen trotz etwaigen unfreiwilligen Einschlafens bei den Betroffenen vorhanden waren. Unter Umständen sind sie sogar tiefer verankert und damit wirksamer als die in wacher Trance durchlebten.

Die zitierten Forschungsergebnisse lassen vermuten, dass die gesamte Wissens- und Erfahrungsverwaltung nachts in den Traumphasen erfolgt. Während der vom Hippocampus gesteuerten Trainingsphase der Großhirnrinde dürfte sich entscheiden, welche Erfahrungen auf den Müllberg der eigenen Geschichte kommen und welche erhalten bleiben und tiefer verankert werden. Der ganze Tag wird noch einmal im Zeitraffer nachvollzogen und unterteilt in Wertvolles, das im Gedächtnis abgelegt wird, und weniger Erhaltenswertes, das in Rumpelkammern oder gleich im Abfall landet.

Eine Gruppe von Schlafforschern der Universität Lübeck geht davon aus, dass es eine wesentliche Funktion des Schlafes ist, alles während des Tages Gelernte einzuordnen und so weit aufzubereiten, dass es der Organismus in seine Steuerungsprogramme und Regulationskreise integrieren kann. Es ist ja nicht nur der Geist, der auf seinem Gedächtnis aufbaut, sondern der Organismus braucht auch ein biochemisches und physiologisches Gedächtnis, um zu überleben. Ein guter Teil des Wissens um diese Zusammenhänge stammt aus Umkehrschlüssen, wie sie aus Experimenten mit Schlafentzug hervorgehen. So zeigte sich auch im wissenschaftlichen Versuch, was eigentlich jedem aus Erfahrung klar ist: dass ausgeruhte Versuchspersonen sich leichter neue Fähigkeiten aneignen und diese auch behalten können als unausgeschlafene.

Interessanter, weil überraschender, ist außerdem die Erfahrung, dass Gelerntes leichter behalten wird, wenn in der anschließenden Nacht ausreichend tief und fest geschlafen werden kann. Ein Student ist also gut beraten, nicht nur in der Nacht vor dem Examen ausreichend und gut zu schlafen. Er sollte auch nach jedem Lerntag gut schlafen, um das Gelernte zu verankern. Das Durchbüffeln ganzer Nächte ist – wie gesagt – eher kontraproduktiv. Dabei ist nicht der Schlafmangel an sich das Problem, etwa in dem Sinne, dass er Gelerntes vernichten würde, sondern es fehlt den Betroffenen einfach die Zeit, den Lernstoff zu verankern.

Die Forscher der Universität Lübeck konnten zeigen, dass Studenten schwierige Rätsel, die sie kurz vor einer Schlafphase gesehen hatten, danach deutlich besser lösen konnten als Studenten, die diese Möglichkeit nicht hatten. Der Endokrinologe Jan Born folgert daraus, dass Schlaf die Einsicht fördert. Neugelerntes wird im

Tiefschlaf mit bestehendem Wissen und dem Langzeitgedächtnis verknüpft. Selbst das Gedächtnis des Immunsystems wird durch Schlaf verbessert.

Vieles spricht dafür, dass Erinnerungen über das Schalten neuer Nervenverbindungen im Gehirn festgehalten werden. Die Nacht scheint die Zeit zu sein, in der diese neuen Verschaltungen in aller Ruhe vorgenommen werden. Möglicherweise werden in der Nacht auch die während des Tages vorgenommenen Notschaltungen fest etabliert, sodass sie wirklich erhalten bleiben. Dafür sprechen viele Erfahrungen. Wer etwa tagsüber seinem Körper im Rahmen von Bewusstseinsgymnastik[16] neue Übungsabläufe beibringt, kann erleben, dass stundenlanges verbissenes Üben durchaus nicht die gewünschten Erfolge bringt. Vielmehr hat sich bewährt, eine Nacht vergehen zu lassen und am nächsten Tag eine weitere kurze Übungseinheit zu absolvieren. Der Organismus braucht offenbar diese Pause zum Integrieren.

Ähnliches gilt für die Psychotherapie. Wir haben in unserem Heil-Zentrum in Johanniskirchen mit einigem Erfolg die ursprünglich Monate dauernden Psychotherapien auf vier Wochen – mit täglich zwei Therapiestunden – verkürzt. Damit ist jedoch eine Grenze erreicht. Weitere Verkürzungen und Komprimierungen, etwa vier Therapiestunden pro Tag, bringen nichts, weil dann die Verarbeitungszeit fehlt. Besonders bewährt haben sich zusätzlich einmal pro Woche eingeschaltete Sitzungen mit dem verbundenen Atem, die das Verarbeiten und Verankern noch deutlich verbessern. Wahrscheinlich hat dies mit den tiefen Entspannungs- und entsprechenden Gehirnwellenbereichen zu tun, die über diese Technik erreicht und oft sogar auch bewusst erlebt werden. Sie sind noch besser als der Schlaf für die Integration von Erfahrungen geeignet. Auch tiefe Tranceerlebnisse scheinen den Effekt der Schaltung neuer Nervenverknüpfen zu bewirken, jedenfalls würde sich so die deutliche Überlegenheit erklären, die Therapien in Trance oder Tiefenentspannung gegenüber Gesprächstherapien haben.

Es scheint alles dafür zu sprechen, dass echtes Wissen – ein Wissen, das uns bleibt und auf das wir uns später verlassen können – nachts entsteht. Wahrscheinlich geschieht auf dieser Ebene sogar jener letzte Entwicklungssprung von Wissen zu Weisheit. Solche Erkenntnisse geben der Nacht auch von wissenschaftlicher Seite ihren alten Wert und ihre Bedeutung zurück. Wir könnten daraus den Schluss ziehen, dass die Nacht eine äußerst wichtige Zeit zum Lernen und Integrieren von Lebensthemen und Lernaufgaben ist. Wir sollten deshalb vielleicht auch auf pädagogischer Ebene dafür sorgen, Kindergehirne nicht nur mit Informationen und Lernstoff voll zu stopfen und zu verstopfen, sondern ihnen wenigstens so viel vom Leben und Schlafen beibringen, dass sie das Aufgenommene behalten können. Allerdings sollten davor noch die Lehrpläne – zumindest in Deutschland – einer Revision unterzogen werden.

Es könnte uns außerdem dazu motivieren, die Nachtruhe nicht länger an beiden Seiten zu beschneiden. Gleichzeitig könnte es dazu ermuntern, die Nacht und den Schlaf mit Engagement und Motivation für entsprechende Programme zu nutzen. *Carpe diem* (»Nutze den Tag«), diese Aufforderung ist uns schon lange geläufig. Jetzt gilt es noch, *Carpe noctem* (»Nutze die Nacht«) dazuzulernen.

## *Der Schlaf als Jungbrunnen*

### Die nächtliche Ausschüttung von Hormonen

*Melatonin* ist als das Hormon der Nacht zu bezeichnen. Nur wenn es dunkel ist, wird dieser wertvolle Stoff von der Zirbeldrüse (Epiphyse) ins Blut ausgeschüttet. Es ist sozusagen der Sand des Sandmännchens, der für sanftes Einschlafen sorgt.

Guter Schlaf im tiefen Dunkel der Nacht steigert die Melatoninproduktion. Ein ausreichend hoher Melatoninspiegel sichert seinerseits wiederum tiefen Schlaf. Letztere Tatsache macht das Hormon zu einem natürlichen Schlafmittel.

Ab einer Lichtstärke von 2000 Lux wird die Ausschüttung von Melatonin allerdings vermindert, ab 20 000 Lux massiv beeinträchtigt. In diesem Zusammenhang sei auf die »Lichtvergiftung unserer Kultur« (James Hillmann) hingewiesen. Kaum dass es dunkelt, machen wir mit künstlicher Beleuchtung die Nacht zum Tag. Dahinter steckt natürlich die Angst vor der Nacht mit ihren Träumen und vor dem Tod und den traumähnlichen Nachtodzuständen.

Über seine schlafspezifische Wirkung hinaus ist Melatonin ein wirksames Antioxidans. Es hilft, vorzeitige Alterungsprozesse zu verhindern. Es steigert die Abwehrkraft und hemmt bestimmte Tumore, was unter anderem daran liegen könnte, dass es die Bildung von Geschlechtshormonen reduziert. In Bezug auf Krebstherapien scheint das Melatonin noch weitere spannende Möglichkeiten zu eröffnen.

Wenn die Ausschüttung von Melatonin durch Störungen der Nachtruhe reduziert wird, regt dies – auf dem Boden entsprechender seelischer Muster wie in meinem Buch *Krankheit als Sprache der Seele* beschrieben – das Krebswachstum an. Die Störquelle kann sowohl in nächtlicher künstlicher Beleuchtung als auch in elektromagnetischen Feldern, dem Elektrosmog, liegen. Hier ergibt sich ein gefährlicher Teufelskreis. Elektrosmog reduziert die Melatoninausschüttung, steigert so indirekt das Krebszellwachstum und sorgt andererseits für Schwingungen, die ebenfalls das Zellwachstum – auch das von Krebszellen – anregen. Hinzu kommt, dass der Regenerationseffekt der Nacht entfällt. Dies alles könnte die Krebsentstehung fördern.

Im Übrigen scheint das Melatonin in gewisser Hinsicht der Chef unter den Hormonen zu sein und deren Ausschüttung zu verringern. Auf diese Weise sorgt es für eine hormonelle Ruhe während der Nacht. Wenn all diese Schutzfaktoren durch gestörten Schlaf ausfallen, wird dies notgedrungen zu gesundheitlichen Problemen führen.

Melatonin wird aus Serotonin gebildet, dem Wohlfühlhormon des Organismus. Besonders (aber nicht nur) in dunklen Wintern kann es zu einem Mangel an Serotonin kommen. Hier und ganz generell böte die preiswerte Rohkostmischung *Aminas* (www.aminas.de) eine gute Unterstützung, um für ausreichend Serotonin zu sorgen.

Serotonin fungiert darüber hinaus als eine Art Schlafkontrollhormon und ist wahrscheinlich ebenso wichtig für guten Schlaf wie Melatonin. Serotonin kann auch als Einschlafhormon bezeichnet werden, weil ohne diesen Steuerstoff der Schlaf gar nicht erst kommt. Erst eine halbe Stunde nach dem Einschlafen beginnt der Körper aus dem zerebraen Serotonin das Schlafhormon Melatonin aufzubauen, das das Erreichen größerer Schlaftiefe ermöglicht.

Ein ebenfalls sehr wichtiges Hormon ist das sogenannte Dämpfungshormon Gaba, das ermöglicht, eine gute Schlaftiefe über einen längeren Zeitraum zu halten. Obwohl alle drei Schlafhormone ähnlich wichtig sind, fällt die Schlüsselstellung dem Serotonin zu. Hat man daran keinen ausreichenden Vorrat und verbraucht die nächtliche Synthese von Melatonin dann noch die letzten Reste, findet man nicht mehr in den Schlaf und liegt wie zerschlagen im Bett, während obendrein die Stimmung sinkt. Das ist eine Situation, die vor allem Depressive kennen, weshalb die Schulmedizin hier – mit gutem Erfolg – Serotonin-Wiederaufnahme-Hemmer verabreicht. Besser wäre allerdings die beschriebene Rohkostvariante Aminas.

Sobald wir in Tiefschlafphasen gelangen, wird zusätzlich die Hirnanhangsdrüse (Hypophyse) aktiv und schüttet aus ihrem Füllhorn reichlich *Wachstumshormon* (HGH – Human Growth Hormone) aus. Es ist der Grund dafür, dass Kinder praktisch nur über Nacht wachsen. Bei alten Menschen bringt es anstelle von Wachstum Regenerationsprozesse in Gang. Unter dem Einfluss von Wachstumshormon fühlen wir uns nachts ausgesprochen gut und hier liegt wohl auch die Erklärung für die Jungbrunnenqualität des Schlafes.

HGH ist obendrein sicher der Grund hinter der beim Fasten häufig spürbaren Euphorie. Beim Fasten und in der Nacht wird es vermehrt ausgeschüttet, was dafür spricht, dass diese archetypisch weiblichen Zeiten vermehrt mit Wachstum zu tun haben. Selbst die positiven Effekte bei jener modernen Diätform, bei der das Abendessen ausgelassen wird, werden von Wissenschaftlern auf den HGH-Effekt zurückgeführt.

Zeiten der Regeneration sind also mit Wachstum verbunden, und zwar äußerlich und innerlich. Anders ausgedrückt: Solange bei Kindern körperliches Wachstum gefordert ist, zielt das Hormon in diese Richtung. Sind nach der Pubertät die Wachstumsfugen der Knochen geschlossen, sorgt es für Reparaturprozesse im Körperlichen und für Entwicklungsprozesse im Seelischen, die jeweils mit der entsprechenden Aufbruchstimmung verbunden sind.

Das zu diesem Buch gehörige Audioprogramm *Schlaf – die bessere Hälfte der Nacht* nutzt die Tatsache der vermehrten Ausschüttung von HGH im Schlaf, wenn es wesentliche seelische Themen, die auf Verarbeitung drängen, anregt und geradezu für die Nacht heraufbeschwört. Für eine erfolgreiche seelische Entwicklung scheint HGH ein entscheidender Faktor zu sein. Das ist ein weiterer Grund, die Patienten bei unseren vierwöchigen Psychotherapien eine gewisse Zeit lang fasten zu lassen, da für solche Phasen der Integration und Regeneration ein erhöhter HGH-Spiegel von großem Vorteil ist.

Die weiteren an den Schlafphasen beteiligten Hormone sind uns vertrauter und weniger spektakulär. Die Regeneration des Tiefschlafes wird durch *Noradrenalin*, einen Aktivierungsstoff, der auch als Stresshormon bekannt ist, beendet. Noradrenalin ist aber auch für gute Gefühle von extremer Wachheit verantwortlich, etwa bei Extrembergsteigern in einer Steilwand.

Ab 3 Uhr in der Nacht und dann verstärkt gegen Morgen wird *Cortisol*, das körpereigene Kortison, ein anderes zentrales Stresshormon des Körpers, ausgeschüttet, das uns biochemisch allmählich auf das aktive Tagesgeschehen einstellt.

## Abwehrkraft sammeln

Insgesamt steigt mit ausreichend gutem Schlaf die körperliche Abwehrbereitschaft sowie die Fähigkeit, sich seiner Haut auch im übertragenen Sinn zu wehren. Dabei ist wahrscheinlich vor allem das HGH beteiligt, da es die Bildung speziellerer Abwehrzellen anregt.

Außerdem wird im Schlaf ein Anstieg von *Interleukinen*, das sind von Zellen gebildete Kommunikationsproteine, beobachtet. Sie nehmen nachts im Schlaf vermehrt den Kampf mit Erregern auf. Dies ist einer der Gründe für den heute üblichen Einsatz von Heilschlaf, für das künstliche Koma.

Bei Schlafentzug wird der Organismus sogleich anfällig für alle möglichen Infektionen. Ratten sterben nach Schlafentzug von 15 bis 25 Tagen an den auftretenden Infektionen. Natürlich sind Rückschlüsse aus dem Tierreich immer mit Vorsicht zu betrachten, aber bei so ähnlichen Phänomenen wie dem Schlaf wohl zulässig.

Im Winterschlaf, der eine besondere Variante des Schlafphänomens darstellt, ist die Abwehrkraft der Tiere enorm gesteigert, wie Versuche mit Hamstern zeigten. Diese für TBC besonders anfälligen Tiere kann man während des Winterschlafes mit Massen von Tuberkelbazillen konfrontieren, ohne dass sie erkranken. Zwar machen Menschen keinen Winterschlaf, aber viele Landbewohner schalten in der dunklen Jahreszeit doch einen Gang zurück. Die damit sicher gesteigerte Abwehrkraft könnte ein guter Schutz für den Winter sein, in dem zumindest in unseren Breiten die Versorgung mit Sonnenlicht und früher auch mit Vitamin C zu wünschen übrig ließ.

## »Anti-Aging«

In der modernen »Anti-Aging«-Medizin gilt der Schlaf als Jungbrunnen schlechthin. Die Tatsache, dass wir in jeder Sekunde zehn Millionen *Körperzellen* abbauen, bedeutet, dass wir als Erwachsene in jeder Sekunde auch zehn Millionen wieder aufbauen müssen, Heranwachsende noch viel mehr. Alles spricht dafür, dass diese notwendige Regeneration vor allem in der Ruhe, also über Nacht stattfindet, wie überhaupt alle System erhaltenden Maßnahmen.

Der Körper ist generell so organisiert, dass die aktiven, nach außen gerichteten Aktionen unter dem Einfluss des archetypisch männlichen sympathischen Nervensystems stehen, während die Tätigkeiten, die nach innen auf Selbst- und Arterhaltung zielen, dem archetypisch weiblichen parasympathischen Nervensystem unterstehen. Jede Reparatur erfolgt unter der Oberhoheit des parasympathischen Systems und findet in Ruhezeiten, also besonders in der Nacht statt. So wird der Schlaf auch zur Therapie für viele Symptombilder.

Wichtig ist auch, dass sich die *Haut* während des Schlafes sichtbar erholt. Auf Grund der besseren Durchblutung erscheint sie rosiger; sie fühlt sich glatt und seidig an und wirkt ein wenig praller und damit optisch jünger. Das frischere Aussehen hat damit zu tun, dass sich nachts der Flüssigkeitsspiegel in den Zellen wieder einpendelt. Da dies auch für die Zellverbände des subkutanen oder Unterhautfettgewebes gilt, zeigt sich der Effekt an der Haut besonders deutlich. Im wahrsten Sinne des Wortes wird beim Schlafen aufgetankt – mit Sicherheit Energie, aber eben auch Wasser. Der alte Ausdruck *Schönheitsschlaf* bekommt dadurch sogar eine wissenschaftliche Basis.

Bei jeder Muskelerschlaffung, wie sie besonders in den REM-Phasen des Schlafes auftritt, können sich die Blutgefäße erweitern, was sowohl den Schlackenabtransport als auch die Anlieferung von Nährstoffen und Energieträgern fördert. Der Wechsel zwischen sanfter Bewegung und entspannter Ruhe, wie er im Schlaf mit seinen vielen Lageänderungen auftritt, ist hierfür ideal.

Die *Muskeln* brauchen ebenfalls dringend Schlafphasen, um sich zu regenerieren, wie die meisten Leistungssportler aus Erfahrung wissen. Weder wird ein Herz-Kreislauf-System auf der Laufstrecke, noch irgendein anderes Muskelsystem im Fitnessstudio stärker, dort werden lediglich Voraussetzungen und Herausforderungen geschaffen. Erst im darauf folgenden Schlaf nimmt der Organismus die notwendigen Einstellungen an die gestiegenen Anforderungen vor. Muskeln wachsen wie alles andere nur im Schlaf.

Der für Haut und Muskeln beschriebene Auftankeffekt ist für die *Bandscheiben* von noch größerer Bedeutung. Ohne eigene Durchblutung sind sie – wie schon erwähnt – auf Ernährung durch Diffusion angewiesen, also auf das aus der Umgebung einsickernde Körperwasser. Voraussetzung dafür ist, dass sie nicht zu sehr unter Druck stehen, was bevorzugt im Liegen der Fall ist. Für die Wirbelsäule ist es überlebenswichtig, dass wir uns zum Schlafen in die Horizontale – in ein gutes Bett – begeben. Deshalb wäre auch der Mittagsschlaf für sie so besonders wichtig. Das Wechselspiel von sanfter Bewegung und optimaler Druckentlastung im Schlaf ist auch für alle anderen Bereiche des Bewegungsapparates eine allnächtliche Wohltat. Neben den Muskeln und Bandscheiben profitieren die Gelenkknorpel davon. Sanfte Bewegung in entlasteter Position ist ein wahres Zaubermittel. Bei Dehnübungen in warmem Thermalwasser und den Lageveränderungen im Schlaf ist sie in optimaler Weise gegeben. Wie der Schlaf gehört auch Wasser in den archetypisch weiblichen Bereich.

Der Quelleffekt der Bandscheiben ist leicht zu überprüfen, denn man wird schon in der halben Stunde Mittagsschlaf ein wenig »wachsen«, weil die Bandscheiben nun aufquellen können. Viel intensiver zeigt sich dieser Effekt natürlich nach einer geruhsamen Nacht. Solcherart gewachsen und gestärkt lässt sich der ganze Tag oder auch nur der Nachmittag viel leichter bewältigen. Dass dem seelischen Wachstum in den Schlafphasen auch ein körperlich messbares entspricht, wird diejenigen nicht mehr überraschen, die gelernt haben, die Parallelität zwischen Körper und Seele überall zu erkennen.

Bezüglich der *Osteoporose* besteht der beste Schutz in ausreichender Bewegung, weil dadurch das Knochengerüst gefordert bleibt und ein stetiger Anreiz zu seinem Um- und Aufbau daraus erwächst. Schlaf auf einer guten Basis verschafft eine nächtliche Mobilisation, die immer noch zu wenig geschätzt wird. Dazu muss man verstehen, dass der Mensch bis in den Schlaf hinein ein Bewegungswesen ist und sein System am besten über kleine Bewegungen stabilisieren kann. Durch die vielen sinnvollen Schlafbewegungen wird nicht nur die

Wirbelsäule ständig leicht in ihrer Lage verändert, wodurch sich ihre Ernährung und Regeneration verbessert. Auch geistig-seelisch bleibt der Mensch die ganze Nacht über in Bewegung.

Allein die bei Schlafentzug auftretenden Probleme könnten uns auf ihrer Kehrseite zeigen, was der Schlaf, so er bezüglich Quantität und Qualität ausreichend ist, für uns leistet und was er uns damit alles erspart. Schlafentzug reduziert drastisch die *Konzentrationsfähigkeit*, wodurch das Unfallrisiko erheblich steigt. Außerdem werden die am Schlaf Gehinderten mürrisch, oft auch melancholisch bis depressiv und fangen nicht selten an zu zittern. Daraus lässt sich schließen, dass ausreichender Schlaf unsere *Stimmung* hoch hält, das *Nervensystem* regeneriert und seine Ordnung erhält. Gleichermaßen wird auch das *Blutsystem* durch Schlafen in Balance gehalten, denn Schlafentzug führt zu Blutdruckkrisen – was sich als niedriger oder als Hochdruck zeigt. Auch der *Stoffwechsel* beziehungsweise das, was die Wissenschaftler Fließgleichgewicht nennen, lebt von genügend Schlaf. Bei Schlafentzug entstehen Stoffwechselverhältnisse, die an Diabetes erinnern. Außerdem treten *Sehstörungen* auf, was darauf schließen lässt, dass sich schlafend auch die Augen erholen und wir genügend Schlaf brauchen, wenn wir *den Durchblick bewahren* möchten.

Wer also vorzeitigen Alterungsprozessen vorbeugen will, muss dem Organismus genug Zeit einräumen, damit er sich regenerieren und entstandene Schäden wieder ausgleichen kann. Wer mit einem Wecker diese allnächtliche Generalüberholung und die anstehenden Heilungsprozesse unterbricht, bevor sie abgeschlossen sind, geht bereits ein Risiko ein. Wenn der Körper mit seiner Nachsorge gar nicht mehr nachkommt, entstehen Krankheitsbilder. Diese können oft noch durch genügend Schlaf und die währenddessen ablaufende eigene Körper- und Psychotherapie aufgefangen werden. Wenn dem schon leidenden Organismus auch dies nicht mehr gegönnt wird, eskalieren die Störungen und werden immer schwerer beherrschbar.

## Schlaf im Alter

Vieles spricht dafür, dass in der zweiten Lebenshälfte das Erwachen in spiritueller Hinsicht noch wichtiger wird als der Schlaf. So nimmt der *Tiefschlaf*, der für den Körper am wichtigsten ist, da unter anderem die Ausschüttung so genannter Repair-Proteine (Reparatur-Eiweißstoffe) in diese Schlafphase fällt, ab Mitte dreißig drastisch ab. Bei Achtzigjährigen tritt er nur noch ausnahmsweise auf. Mit zunehmendem Alter wird einfach immer weniger repariert.

Der *REM-Schlaf* bleibt dagegen bis ungefähr zum siebzigsten Lebensjahr weitgehend konstant auf einem Niveau von gut 20 Prozent des Gesamtschlafes. Subjektiv erleben viele Menschen sogar eine Intensivierung der Traumaktivität ab der Lebensmitte. Professor Meier-Ewert von der Neurologischen Klinik Schwalmstadt hat festgestellt, dass sehr alte Menschen, deren Schlaf hohe Anteile von REM-Phasen aufweist, geistig und körperlich deutlich rüstiger sind als solche mit weniger Traumanteil. Dies spricht dafür, dass der für die geistig-seelische Entwicklung und Integration vorrangige REM-Schlaf über den Weg der Psyche auch den Körper positiv beeinflusst.

Im wissenschaftlichen Sinn lassen solche Untersuchungen natürlich offen, ob der Schlaf hohe REM-Anteile behält, weil die Betroffenen so rüstig sind, oder ob der hohe REM-Anteil für die Bewahrung der Vitalität verantwortlich ist. Aus dem Blickwinkel der spirituellen Philosophie ist es jedoch gleichgültig, da es sich in Wirklichkeit sowieso immer um Synchronizität handelt und die Ergebnisse in jedem Fall deutbar sind. Dies heißt nichts anderes, als dass Menschen, die bis ins höhere Alter fortfahren, die tagsüber erlebten Themen nachts in den REM-Phasen seelisch zu verarbeiten, vitaler und rüstiger sind.

Die individuell spürbaren Veränderungen des Schlafmusters im Laufe des Lebens entsprechen dem allgemeinen Schlafmuster der Nacht. Erkennbar wird wieder einmal das hermetische Gesetz, dass sich im Kleinen das Große spiegelt und umgekehrt. So wie das morgendliche Erwachen das Ziel jeder Nacht darstellt, ist Erwachen im buddhistischen Sinn das Ziel des ganzen Lebens.

Wie im Verlauf des Lebens nehmen auch im Verlauf der Nacht die Tiefschlafphasen immer mehr ab, während die REM-Phasen bleiben oder sogar wichtiger werden. Da der Tiefschlaf der körperlichen Regeneration dient und die REM-Phasen die geistig-seelische Entwicklung fördern, könnten wir an ihrer Verteilung im Verlauf des Lebens sehen, dass es zu Beginn mehr um körperliche und später immer deutlicher um geistig-seelische Belange geht.

Während der Nacht dürfte das Entsprechende gelten. Der erste Schlaf ist – wie schon gesagt – vor allem für die Regeneration des Körpers wichtig, der spätere für die von Geist und Seele. Dies gibt den Anhängern des so genannten *Naturschlafes* Recht, die den ersten Schlaf vor Mitternacht als so besonders erholsam für den Körper preisen.

Auch die *Schlafhaltung* verändert sich im Laufe des Lebens deutlich, und zwar von der Bauch- und Seitenlage in die Rücken- oder gerade noch Rechtsseitenlage des älteren Menschen. Die Linksseitenlage scheint alten Menschen leicht Herzbeschwerden zu verursachen. Einiges spricht generell für die Rechtsseitenlage, da sie das Blut Richtung Leber lenkt, was sinnvoll ist, da der Schlaf auch der Entgiftung dient.

Insgesamt ist in den Veränderungen der Schlafpositionen vom Bauch auf den Rücken der menschliche Lebensweg widergespiegelt. Am Anfang blickt man die Erde an und bleibt auf die Materie bezogen, um sich dann allmählich immer mehr und gegen Ende sogar ausschließlich dem Himmel und den immateriellen Gütern zuzuwenden.

# Schlafstörungen

## *Die neue Volkskrankheit*

Während sie bei archaischen Völkern unbekannt sind, gehören Schlafstörungen hierzulande inzwischen zu den verbreitetsten Zivilisationssymptomen. Die Deutsche Gesellschaft für Schlafforschung und Schlafmedizin geht davon aus, dass rund zwanzig Millionen Deutsche Ein- und Durchschlafhilfen benötigen und acht Millionen wegen ihrer Schlafstörungen sogar behandlungsbedürftig sind.

Jürgen Zulley, Professor für biologische Psychologie und Leiter des Schlafmedizinischen Zentrums am Universitäts- und Bezirksklinikum Regensburg, schätzt, dass noch mehr, nämlich über 40 Prozent der Deutschen, immer wieder oder sogar chronisch an Schlafproblemen leiden. Nach anderen Schätzungen sind es 10 bis 15 Prozent – das sind zwischen acht und zwölf Millionen Deutsche –, die an einer behandlungsbedürftigen Insomnie, wie die Fachleute das Problem nennen, leiden.

Unter schweren, chronifizierten Insomnien, die genauer zu erfassen sind, leiden in Deutschland etwa fünf Millionen Menschen. Vor allem sind junge Menschen betroffen. Angeblich findet bereits jede(r) Vierte der Zehn- bis Neunzehnjährigen nachts keinen erholsamen Schlaf mehr.

Angesichts dieser Zahlen wird zumindest deutlich, dass wir es mit einem schweren Problem zu tun haben. Dennoch wird es von der Schulmedizin zu selten erkannt. Nach einer Studie des Max-Planck-Institutes München werden Schlafstörungen nur bei jedem dritten betroffenen Patienten korrekt diagnostiziert. Die Dunkelziffer jener Menschen, die nicht offen über ihre Probleme sprechen beziehungsweise sie als »gegeben« hinnehmen, ist beträchtlich.

Dabei treten Einschlafstörungen (21 Prozent) und Durchschlafstörungen (27 Prozent), weitaus häufiger auf als andere mehr beachtete Krankheitsbilder wie Tagesschläfrigkeit (15 Prozent), plötzliche Schlafattacken (8 Prozent) oder auch »Schnarchen« beziehungsweise nächtliche Atemstillstände, die als Apnoe bezeichnet werden (7 Prozent).

In Österreich und in der Schweiz dürfte die Situation bei allen sonstigen Unterschieden in dieser Hinsicht leider ähnlich aussehen. Die Schweizer Rheumaliga schätzt den Anteil der Schlafgestörten sogar auf 60 Prozent. In der ärztlichen Allgemeinpraxis klagen je nach Studie zwischen 20 Prozent und 42 Prozent der Patienten über schwere Schlafstörungen. In der Nervenarztpraxis sind es ein Drittel und in der psychiatrischen Klinik sogar drei Viertel der Patienten.

Letzteres ist weniger verwunderlich, denn man kann davon ausgehen, dass fast alle psychischen Erkrankungen mit einer gestörten Schlafstruktur einhergehen, wobei unklar ist, ob das eine oder das andere, die Henne oder das Ei, zuerst da war. Auf jeden Fall wird erneut klar, welch höchste Wichtigkeit der Schlaf für die Erhaltung der seelischen Gesundheit hat.

Aus medizinischer Sicht gibt es eine unübersehbare Zahl von verschiedenen Schlafstörungen. Einige Fachleute finden 84 Formen von Schlafstörungen, andere gar an die 300. Dabei handelt es sich, wie oft in der Medizin, um eine Frage der Definition. Zu den Störungen vielfältigster und vielschichtigster Art gehören zum Beispiel zu häufiges Erwachen in der Nacht, das Gefühl mangelnder Erfrischung am Morgen, zu frühes Erwachen am Morgen oder solches mit einem so genannten Brummschädel oder auch Wiedereinschlafprobleme – und aus alldem folgend Müdigkeitsanfälle während des Tages.

Die Schulmedizin unterscheidet ganz allgemein

- Insomnien (verschiedene Arten von Schlaflosigkeit) wie Ein- und Durchschlafstörungen und morgendliches Früherwachen

- Parasomnien (Störung der Wach-Schlaf-Regulation) wie das Schlafwandeln oder das Sprechen im Schlaf
- Hypersomnien (erhöhte Einschlafneigung am Tag) wie Narkolepsie, der nicht kontrollierbare Einschlafzwang[17]

Die Mehrzahl der beklagten Störungen betrifft das Einschlafen. Sie sind laut Schulmedizin psychophysiologisch bedingt. Letzteres heißt lediglich, dass beim Patienten keine körperlichen Ursachen zu finden waren. Anders ausgedrückt ließe sich sagen, Schlafstörungen sind ein Hinweis darauf, dass jemand mit seinem täglichen Leben *nicht mehr fertig wird*. Ihm fehlt in der Regel am Abend die Ruhe, den Tag abzuhaken. Selbst Schulmediziner gehen inzwischen davon aus, dass Schlafstörungen ein Warnsignal im Hinblick auf einen »psychischen Überlastungszustand« sind.

Alle Schlafstörungen lassen sich jedoch über die Suche nach Sinn deuten, selbst wenn schlecht geschlafen oft nur bedeutet, schlecht gelegen zu haben.

Auf Grund ihrer Fülle und Verbreitung müssten Schlafstörungen für Ärzte eigentlich zu den vorrangigsten medizinischen Problemen zählen, was jedoch nicht der Fall ist. Außerdem sind bis heute aus der Tatsache, dass die Mehrzahl der Schlafprobleme auf *psychosomatische Störungen* zurückgeht, zu wenig Konsequenzen gezogen worden. Außer der ständigen Entwicklung weiterer Schlafmittel geschieht kaum etwas. Die Schlafpillen haben – selbst aus schulmedizinischer Sicht – alle gemeinsam, dass sie die Schlafprobleme nicht lösen, dafür aber viele negative Nebenwirkungen aufweisen und insgesamt als kontraproduktiv einzustufen sind.

## Die ganze Nacht kein Auge zugetan?

*In der unguten Situation, von einem so verbreiteten Thema so wenig zu wissen, versuchen Ärzte oft, ihren Patienten die Schlafstörungen »auszureden«. Dazu gibt es einige Ansätze, denn manche Patienten neigen dazu, ihre Schlafstörungen insofern zu über-*

*treiben, als sie behaupten, ganze Nächte kein Auge zuzumachen. Dies ist praktisch niemals der Fall und lässt sich leicht nachweisen. Man bewegt den Patienten dazu, jede Viertelstunde ein Kreuz auf ein am Bett liegendes Blatt Papier zu machen. Der ehrliche Patient wird dann zugeben müssen, dass er tatsächlich einige Kreuze verschlafen hat. Der Übertreibung überführt, verliert der Patient jedoch noch nicht seinen Leidensdruck. Von seinen Schlafproblemen ist er keinesfalls kuriert.*

*Andererseits ist die beschriebene kleine Übung dennoch sinnvoll einsetzbar – im Sinne einer Objektivierung der Störung. So wird man am nächsten Morgen gemeinsam feststellen, dass es zum Glück noch gar nicht so schlimm wie befürchtet ist. Auf diese Weise kann der Patient registrieren, dass er in Wirklichkeit einige Stunden schläft. Er sieht, dass es zwar ein quantitatives, aber kein generelles Problem ist, das ihn plagt. Außerdem wird dadurch der Schwerpunkt verschoben: von dem, was er überhaupt nicht mehr zu können glaubte, hin zu dem, was er immerhin und wider Erwarten doch noch alles kann. So wird durch Objektivierung und Umdeutung schon Positives erreicht und der Weg in Richtung Heilung gebahnt.*

## Spezifisch weibliche Schlafstörungen

Die Häufigkeit von Ein- und Durchschlafstörungen ist bei Frauen doppelt so hoch wie bei Männern mit einer besonderen Häufung im zunehmenden Alter. Diese Fakten sind unbestritten, ihre Ursachen dafür umso mehr. Eine Erklärung wäre, dass Frauen von der Überlastung, die unsere Zeit prägt, mehr betroffen sind und weniger Schlaf bekommen. Die Überlastung der Frauen dürfte auch durch Mehrfachanforderungen seitens Beruf und Familie größer als bei Männern sein, selbst wenn dies nicht für alle Gesellschaftsschichten gleichermaßen gilt.

*Vor der Menstruation* und zu ihrem Beginn schlafen viele Frauen wohl auf Grund des Hormonwechsels unruhiger, was auf vermehrte Traumtätigkeit schließen lässt. Außerdem wachen sie häufiger auf als sonst, wobei ihr Schlafbedürfnis oft erhöht ist. Es deutet darauf hin, dass diese besondere Zeit vom Organismus als anstrengender erlebt wird und mehr Regeneration verlangt. Selbst wenn der moderne Lebensstil generell auf Rhythmen keine Rücksicht mehr nimmt und dabei auch vor der Periode nicht Halt macht, ist doch zumindest der Körper weiter dem alten Lebensrhythmus der vergangenen Jahrtausende unterworfen. Heute wird einer Frau zum Beispiel von der Werbung suggeriert, dass sie – sofern sie nur die richtigen Tampons benutzt – von ihrer Periode nichts spüren werde und wie ein ganz normaler Mann ohne Periode und ähnliche »Störungen« einsatzfähig bleiben könne.

Mit dem Fortschreiten der Monatsblutung gehen die Auffälligkeiten beim Schlafverhalten und -bedürfnis *in der Regel* wieder zurück.

*Während der Schwangerschaft* ist zu Beginn das Ruhe- und Schlafbedürfnis oft beträchtlich erhöht. Es ist, als wolle der Organismus in weiser Voraussicht auf die störanfälligen Nächte nach der Geburt vorausschlafen. Die moderne Gesellschaft wird darauf in der Regel wenig Rücksicht nehmen. Die entstehende Diskrepanz zwischen Schlafbedürfnis und gebotenen Möglichkeiten kann die Schwangere und ihren Schlaf belasten, denn auch große Erschöpfung kann zum Schlafhindernis werden. Wenn die Schwangere dem wachsenden Schlafbedürfnis nicht entsprechen kann, wie es heute oft geschieht, wird die Problematik *naturgemäß* eskalieren.

Wenn – heute wohl mehr denn je – Sorgen und Ängste hinzukommen, werden sie den Schlaf ebenfalls stören. Daraus entstehende Schlafprobleme belasten dann obendrein und insofern wäre es ausgesprochen wichtig für die werdende Mutter und vor allem auch das Ungeborene, die Ursachen zumindest anzusprechen und so weit wie möglich zu beheben. Immerhin wissen wir heute aus der Forschung, dass der Mensch nur im Schlaf wächst, weil dann Wachstumshormon ausgeschüttet wird. Insofern ist ausreichend guter Schlaf mit das Wichtigste in der Schwangerschaft, wenn es so stark wie sonst nie um Wachstum geht.

Je näher der *Geburtstermin* rückt, desto mehr verschärft sich oft die Schlafproblematik. Während die für den Körper so wichtigen Tiefschlafphasen abnehmen, kommt es immer häufiger zu nächtlichem Erwachen. Mit wachsendem Bauch wird es schwieriger, im Bett eine bequeme Schlafposition zu finden. Wie alle Probleme der Schwangerschaft nehmen die Beschwerden ab, wenn die werdende Mutter und vor allem die Schwangerschaft und das Ungeborene mehr Aufmerksamkeit und Anerkennung bekommen. Anschaulich nachvollziehbar wird dies an den Bewegungen des Kindes, das mit entsprechender Zuwendung bereits im Bauch gut zu beruhigen ist.

*Nach der Geburt* legen sich diese Probleme natürlich – um dann aber meist von den aus der Versorgung des Babys neuerlich entstehenden abgelöst zu werden. Das Stillen ist zwar ohne Alternative für die Gesundheit des Kindes, aber für die Mutter ausgesprochen anstrengend. Man sagt, dass es so viel körperliche Anstrengung erfordere wie die Arbeit eines Bauarbeiters. Folglich braucht die Stillende mehr Ruhe, Schlaf und generell verbesserte Regenerationsmöglichkeiten. Wo diese nicht gewährleistet sind, wird die daraus resultierende Erschöpfung den Schlaf nicht fördern, sondern eher verschlechtern.

Die größte Gefahr liegt jedoch darin, dass der mütterliche Schlafrhythmus durch das heute moderne *Stillen nach Bedarf* gestört wird. Im schlimmsten Fall kommt das Kind so häufig (zum Trinken), dass der Mutter die anderthalb Stunden fehlen, die sie braucht, um überhaupt eine REM-Phase zu durchlaufen. Wenn auf diese Weise der REM-Schlaf einige Nächte lang ausbleibt, kommt die Mutter in genau jene Situation, die auch im Schlaflabor auftritt, wenn man Versuchspersonen am Träumen hindert. Nach spätestens sechs Tagen ganz ohne REM-Schlaf werden die unterdrückten Traumbilder so übermächtig, dass sie ins Tagesbewusstsein drängen. In dieser Situation sprechen Psychiater bereits von Halluzinationen und von einer *Stillpsychose*.

Eine Stillpsychose ist keinesfalls mit bilderunterdrückenden Psychopharmaka wie Neuroleptika zu behandeln, sondern mit entlastendem Nachtschlaf. Die psychiatrische Variante verhindert sofort jedes weitere Stillen, da dem Kind die Neuroleptika nicht zumutbar sind, die es über die Muttermilch erreichen würden, und die Mutter gerät auf eine psychiatrische Schiene mit all den negativen Konsequenzen, die diese auch heute immer noch hat.

Die einfachste Lösung liegt in ihrer Entlastung während der Nacht durch den Einsatz des mit einem Teefläschchen ausgerüsteten Partners oder der Großmutter. Sie sollten das Kind in der Nacht versorgen, ohne die Mutter aus dem Schlaf zu reißen. Schon nach der ersten traumreichen Nacht wird es der Mutter besser gehen und nach einigen Nächten ist der Spuk vorbei.

Ab der *Menopause* kommt der Rückweg im Lebensmuster auch beim Schlaf zum Tragen. Dasselbe ist bei Männern nach der Lebensmitte der Fall. Der Schlaf verändert sich; sein Rhythmus gleicht sich wieder mehr dem der Kindheit an. Dies liegt im Lebensmuster des Mandalas begründet und spiegelt sich auch in dem christlichen Auftrag wider, zu werden wie die Kinder.[18] Statt der strikten Trennung von durchgehendem Schlaf während der Nacht und Wachheit tagsüber wechseln die Schlaf-Wach-Perioden öfter. Die langen Schlafphasen nehmen in der Nacht ab, stattdessen schieben sich Wachzeiten ein, die ideal zu nutzen wären, um sich mit der Nacht und vor allem mit ihren (mythologischen) Wesen zu beschäftigen.

Als Ausgleich treten zunehmend tagsüber Schlafphasen auf, die nur dann eine Katastrophe darstellen, wenn man eine daraus macht. Es spricht nichts gegen einen Mittagsschlaf – und auch nichts gegen einen kurzen Vor- und Nachmittagsschlaf. Wichtig wäre nur, nicht dauernd im Bett zu bleiben und sich vor sich selbst und dem Leben zu verkriechen.

Stattdessen läge es nahe, der Klimaregulierung im Innen und Außen einiges an Augenmerk zu schenken. Die typischen Wechselsymptome können der Frau das Leben im wahrsten Sinne des Wortes zur (schweißtreibenden) Hölle machen. Ihre Bedeutung und Lösung wäre primär anzugehen.[19] Das Klima im Schlafzimmer kann *ihr* Binnenklima ausgleichen und frische Luft wird noch wichtiger. *Ihre* überschüssige Hitze im Bett kann allerdings dazu führen, dass für *ihn* zur (Eis-)Hölle wird, was *ihr* angenehm ist. Die (zumindest zeitweilige) *Lösung* liegt auf der Hand, wobei manchmal auch schon unterschiedlich warme Zudecken das Problem entschärfen können.

## Schlafstörungen im Alter

Die Feststellung, dass alte Menschen weniger (Nacht-)Schlaf brauchen, relativiert sich, wenn man bedenkt, dass sie dafür tagsüber öfter einnicken. So geht Professor Kugler von der Psychiatrischen Universitätsklinik München davon aus, dass alte Menschen ihren Schlaf nur anders verteilen, und zwar in viele kleine Portionen. Dabei fällt auf, dass sich ihr Schlafmuster wieder dem der Kindheit annähert.

Falls überhaupt eine Therapie dieses Schlafmusters notwendig ist, liegt sie auf der Hand: zu werden wie die Kinder. Natürlich könnte man die Situation einfach akzeptieren. Andererseits ist diese Veränderung nur eine aus der langen Reihe, die sich als in den Körper gesunkenes Werden-wie-die-Kinder darstellen. Wo dieser christliche und eigentlich urmenschliche Auftrag freiwillig erfüllt wird, kann die körperliche Ebene Entlastung erfahren. Im Sinne von *Krankheit als Symbol* muss der Körper nur dann als Bühne einspringen, wenn die Seele ihrem Auftrag nicht gerecht werden kann.

Die Schlafdauer nimmt von der Empfängnis eines Menschen bis zu seinem dreißigsten Lebensjahr kontinuierlich ab, um dann bis ins hohe Alter relativ gleich zu bleiben und erst im Greisenalter noch etwas zurückzugehen. Es könnte daran liegen, dass die kurzen Nickerchen für die Entspannung und Regeneration sogar ergiebiger sind als lange Schlafperioden.

Obwohl viele Schlafmuster-Veränderungen im Laufe eines Lebens normal und sinnvoll sind, werden sie vor allem im Alter energisch bekämpft. Von den alten Menschen über 75 Jahren greifen 40

Prozent der Männer und sogar 45 Prozent der Frauen regelmäßig zu Schlafmitteln. Sie versuchen, genau jene Durchschlafstörungen zu beeinflussen, die gar keine Störungen sind, sondern ganz normale Veränderungen des Schlafmusters im Alter.

## Esoterische Schlafstörungen

*»Manchmal zweifelte der Meister sogar am Buddha. Besonders nachts. Ganz besonders, wenn er nachts erwachte und nicht wieder einschlafen konnte.*

*›Wäre es nicht angenehmer, in Unbewusstheit süß zu schlummern, als die Last nächtlicher Gedanken zu ertragen?‹, fragte er sich dann.*

*Aber schon konterte Buddha, der Erwachte: ›Kleinmütiger! Sollst du nicht deinen Kopf leer machen, deine Gedanken höchstens kurz durch dein Hirn fliegen lassen, ohne bei ihnen zu verweilen?! Löse dich von deinem aufgeblasenen Ego, das dir in seinem Übermut befiehlt, die Welt zu retten und den höchsten Staatsmännern Lehren zu erteilen!‹*

*Also stand der Meister auf, setzte sich auf sein Meditationskissen und versuchte sein Bestes. Was leider nicht sehr viel war. Aber betrachte mal einer den ganzen Tag lang den Zustand z. B. unserer politischen Kultur – ohne den klitzekleinsten Wunsch, die Welt zu retten!*

*Buddhistische Mönche erleichtern sich die Sache, indem sie in ein Kloster gehen. Dort verrichten sie einfache Arbeiten, meditieren und stehen so früh auf, dass sie über mangelnde Schläfrigkeit nicht klagen können.*

*Der Meister legte sich wieder hin und beobachtete seinen Atem: Einatmen, Ausatmen, Einatmen, Ausatmen…*

*›Solltest du nicht nach dem Ein- und Ausatmen jeweils eine kurze Pause einlegen?‹, fragte eine innere Stimme.*

*Es ist ja erstaunlich, auf wie vielen Ebenen ein geschulter Geist gleichzeitig denken kann.*

*›Zähle deine Atemzüge!‹, ermahnte eine andere Stimme.*

*›Von eins bis zehn oder immer nur eins, eins, eins – dieser eine Atemzug?‹, wollte das atmende Bewusstsein wissen.*

*›Du kannst doch nicht ernsthaft das technokratische Dezimalsystem benutzen!‹, schimpfte eine entlegene Gehirnregion.*

*›Konzentriere dich auf die sieben Chakren, sieben ist auch eine heilige Zahl.‹*

*›Die Drei ist auch heilig.‹*

*›Zähl auf keinen Fall bis vier, die Vier gilt in Japan als Symbol des Todes!‹*

*›Ich zähle gleich gar nicht mehr, wenn ihr nicht still seid!!‹...*

*So entspann sich eine Diskussion, die so spannend war, dass der Meister fast das Atmen vergaß. Er konzentrierte sich nun auf seine Körpermitte, versuchte in sein Hara zu atmen. Dies klappte immerhin so gut, dass er einschlummerte.*

*In diesem Moment klingelte der Wecker und er erwachte.«* [20]

## Warum der Schlaf nicht kommen will

### Überforderung, Stress

Die Gründe für Schlafprobleme sind vielfältig, sie haben aber wohl eher mit den Tagen als mit den Nächten zu tun. Scheinbar ist das Tagewerk vieler Menschen nicht mehr geeignet, dass sie sich am Abend so entspannt zur Ruhe begeben können, dass das Absinken in Hypnos' Reich wie von selbst geschieht. Viel zu oft lastet der Druck des Tages weiter auf ihnen, weil sie ihre Aufgaben nicht erledigen und die Hoffnungen nicht erfüllen konnten und weil Sorgen sie quälen. Dann kommt in der Regel noch die Angst vor dem neuen Tag hinzu, der in der Regel keine Besserung verspricht. Eines dieser Themen würde für sich genommen bereits reichen, um den Schlaf zu stören; oft kommen jedoch mehrere Faktoren zusammen.

Eine nicht bewältigte Vergangenheit bedroht die beängstigende Zukunft und die Nachtruhe gerät zwischen diese Mühlsteine. Die Schulmedizin spricht summarisch von *Stress*, der heute für so ziemlich alles verantwortlich gemacht wird. Hinzu kommen äußere Ursachen für Schlafstörungen wie etwa *Lärm*, der wiederum als Stressfaktor gilt.

## Ängste, Sorgen

Wie störend *Ängste* sind, weiß jeder, der einmal versucht hat, mit kalten Füßen einzuschlafen. *Ich habe kalte Füße bekommen* ist ein Synonym für den Ausdruck *Ich habe Angst.* Sowohl das Gefühl der Angst als auch ihr körperlicher Ausdruck verhindern jenes Loslassen, das zum Einschlafen notwendig ist. Natürlich wäre es gar nicht so falsch, das Problem mit Loslassübungen anzugehen. Entscheidend ist jedoch, mit den zugrunde liegenden Ängsten *fertig zu werden.*

Schlafstörungen können auch eine Flucht vor dem Tag sein. Die Betroffenen verkriechen sich tagsüber wie unter einer Käseglocke. Sie leben auf Sparflamme, schonen sich und packen ihr Leben nicht mehr an – alles mit dem Argument des Unausgeschlafenseins. So kann die Schlafstörung zu einer Lebensvermeidungsstrategie werden.

Angst frisst die Seele auf – und zuvor den Schlaf. Angst macht eng; Schlaf braucht jedoch Weite und Offenheit. Angst fördert Anspannung; Schlaf braucht Entspannung. Insofern frisst die Angst wirklich den Schlaf, indem sie ihm in ihrer Enge keinen Raum lässt. In unserem Fall kommt noch die spezielle Angst vor der nächsten schlaflosen Nacht hinzu. Sie gesellt sich meist zu allen möglichen anderen Schlafproblemen.

Statistisch gesehen noch häufiger sind es jedoch *Sorgen*, die Schlaf verhindern.

## Erlernte Programme

Die Erklärungsmodelle der Schulpsychologie für die Schlaf verhindernden seelischen Zustände berühren nur die Oberfläche des Problems, weil sie in der Regel aus der Verhaltenstherapie entlehnt sind. Immerhin ergeben sich daraus einige Hinweise, wie Schlafprobleme verschlimmert werden können. So lässt sich häufig eine *Konditionierung* im Pawlowschen Sinn finden. Das Gefühl, im Bett zu liegen und am Einschlafen zu scheitern, verbindet sich allmählich mit dem Bett und dem Schlafzimmer. Bald reicht allein das Betreten des Schlafzimmers, um Unruhe, Nervosität, Angst und manchmal sogar Leistungsdruck zu spüren.

Bereits in der Kindheit kann sich eine Art *Schlafhypochondrie* aufbauen. Es fällt auf, dass überproportional viele Schlafpatienten Eltern hatten, die dem Schlaf eine übertrieben wichtige Rolle beimaßen etwa in der Art, dass sie alles Versagen und Scheitern mit schlechtem Schlaf erklärten. Oder sie prophezeiten Misserfolge, wenn die Kinder nicht vorher lang und fest geschlafen hätten. Auf diese ebenso unbewusste wie dumme Art werden Probleme geradezu herangezüchtet.

Die ständige ängstliche Selbstbeobachtung im Hinblick darauf, ob man nun genug guten Schlaf bekommen hat oder noch erreichen wird, verhindert sofort das sanfte Einschlafen. Die entsprechenden Ängste werden obendrein noch häufig auf dem Boden sich *selbst erfüllender Prophezeiungen* wahr. Wer lange genug Angst hat zu versagen, wenn er nicht genug Schlaf bekommt, wird damit zuerst das Einschlafen verhindern und dann auch noch häufig wirklich seine Aufgaben nicht erfüllen.

Einschlafschwierigkeiten lassen sich auch verhaltenstherapeutisch mit dem Konzept des *Lernens durch Belohnung* erklären. Wenn man jedes Nicht-einschlafen-Können mit einem guten Schlaftrunk, einem entspannenden Videofilm oder dergleichen belohnt, kann man das Problem natürlich verstärken.

## Rhythmusverlust

Neben der Überforderung in unserem modernen Leben trägt der Verlust eines harmonischen Lebensrhythmus wesentlich zum vermehrten Auftreten von Schlafstörungen bei. Der Verlust von Lebensrhythmen hat eine lange Vorgeschichte, die bis in die Frühzeit der Menschheit zurückreicht.

Irgendwann hat der erste Mensch das erste Feuer mit in die Höhle gebracht und seine Horde gewann damit ein Stück Unabhängigkeit vom Tageslicht. Die Folgen waren gewaltig und sollten sich in den kommenden Jahrtausenden immer mehr potenzieren, bis schließlich Thomas Alva Edison Ende des 19. Jahrhunderts die Glühbirne erfand. Die Menschen begannen daraufhin in nie da gewesenem Ausmaß, die Nacht zum Tag zu machen, und fielen nun aus fast allen bisher üblichen Rhythmen. Nachtarbeit war nun in großem Maßstab möglich. Nachtschichten wurden eingerichtet. Das Nachtleben entwickelte sich zur Massenunterhaltung.

Das künstliche Licht trat einen einzigartigen Siegeszug an. Kaum jemand hatte dabei die negativen Folgen bedacht, die sich zum Beispiel als Depressionen und Schlafstörungen bald lawinenartig ausbreiteten. Fast alle so genannten Geisteskrankheiten haben auch mit Rhythmusproblemen zu tun und sind, wie schon erwähnt, fast immer von Schlafstörungen begleitet.

## Unerfülltes, Unerledigtes

Freud, der Vater der Traumdeutung, ging davon aus, dass der Organismus zur völligen Spannungslosigkeit strebt, so wie das Universum nach Ansicht von Naturwissenschaftlern dem Wärmetod zusteuert, dem Zur-Ruhe-Kommen sämtlicher energetischer Prozesse. Nach Freuds Vorstellungen sind es unsere verschiedenen Triebe, die immer wieder Spannung ins Leben bringen und diesem endgültigen Ruhezustand entgegenarbeiten. Schlaf und damit Ruhe können nach Freud also am ehesten eintreten, wenn die Triebbedürfnisse befriedigt sind. Unerfüllte Triebe treiben jedoch und vertreiben die zum Schlafen notwendige innere Ruhe. Folglich wäre Triebbefriedigung die beste Voraussetzung für guten Schlaf.

## Nicht loslassen können

In eine ähnliche Richtung argumentierte Elisabeth Kübler-Ross, die sich als Sterbeforscherin mit dem großen Bruder des Schlafes, dem Tod, beschäftigte. Ihrer Erfahrung nach sind es vor allem die unerledigten Geschäfte, die manche der Sterbenden am letzten großen Loslassen hindern. So wie die großen Defizite das große Loslassen, den Tod, behindern, tun es die kleinen im Hinblick auf den Schlaf.

Um natürlich und entspannt von einer Ebene zur anderen wechseln zu können – vom Wachen zum Schlafen beziehungsweise vom Leben zum Tod – müssen wir, einfach gesagt, die Aufgaben derjenigen Ebene, die wir verlassen wollen, erfüllt haben. Erst wenn wir mit diesen »Hausaufgaben« fertig sind, kann der Wechsel gut gelingen. Oder mythologisch ausgedrückt: Um in Hypnos' und Thanatos' Reich willkommen geheißen zu werden, müssen wir zuerst dem Tag und dem Leben gerecht geworden sein und gegebenenfalls den beiden Gottheiten all das opfern, was nicht zur angestrebten neuen Ebene passt.

Aus tiefenpsychologischer Sicht steckt hinter Schlafstörungen oft die Angst, das eigene kleine Ich loszulassen. Es ist die gleiche Angst, mit der sich viele Menschen den Orgasmus vereiteln, der ebenfalls das Los- und Fallenlassen erfordert. Dahinter steckt wiederum die Angst, sich selbst, sein kleines Ich zu verlieren. Sich in den Schlaf fallen zu lassen, um selig zu (ent-)schlafen, ist diesen Menschen nicht möglich, weil sie den Ich- und Kontrollverlust negativ erleben. Das Zurückkehren – und Schlafen ist immer eine Regression – in das Ununterschiedene, den dunklen Mutterschoß, wird als Auflösung des Ich mit Schrecken verbunden. Wahrscheinlich spüren hier viele Menschen instinktiv die Nähe zum Tod. Anderen ist diese Ich-Auflösung dagegen höchstes Ziel, wie etwa den spirituell Suchenden fast aller Richtungen und Traditionen.

Vieles spricht allerdings dafür, dass man zuerst über ein einigermaßen gefestigtes Ich verfügen muss, um die notwendige Sicherheit zu gewinnen, es für etwas viel Größeres, ja Unbegrenztes opfern zu können. Die Psychoanalytikerin Joyce McDougall sagt diesbezüglich: »Die Bereitschaft, unser Ich aufzugeben, erlaubt uns, sowohl in den Schlaf zu sinken wie auch die orgiastische Vereinigung zu erleben, und kann uns ebenso die Furcht vor dem Sterben nehmen. Wir könnten sagen, dass Schlaf und Orgasmus sublimierte Formen des Sterbens sind.«[21]

Dies mag auch ein Grund sein, warum Menschen, die darauf abzielen, ihr kleines Ich loszulassen, um sich mit dem großen Selbst, mit Atman oder dem All zu vereinen, so gut einschlafen.

## Körperliche Störungen

Eine noch nicht ausreichend erforschte Ursache von Schlafproblemen könnte im *chronisch niedrigen Blutdruck* liegen. Es fällt auf, dass überdurchschnittlich viele Schlafpatienten aus dieser Gruppe stammen. Niederdruckpatientinnen, denn um Frauen handelt es sich in aller Regel, weisen ihre ganz eigenen Problemmuster auf. Sie haben damit zu tun, dass die Patientinnen ihren Platz im Leben noch nicht gefunden haben, dass sie Kontaktprobleme in ihren kalten Händen und Ängste in entsprechend kalten Füßen darstellen und oft dazu neigen, das Leben nicht in den Griff zu bekommen. Ausführlicher sind diese Muster in dem Buch *Herz(ens)-Probleme* nachzulesen. Darüber hinaus könnte der niedrige Blutdruck auch selbst das Problem sein.

Außerdem gibt es eine Reihe eindeutig körperlicher Schlafhindernisse – angefangen bei *Schmerzen* bis hin zu *Rückenproblemen* –, die in der Regel erkannt und auf ihrer Ebene behandelt werden müssen. Zu denken wäre auch hier jeweils an die seelische Bedeutung im Sinne von *Krankheit als Symbol.*

*Schnarchen* wurde früher als eine harmlose Störung angesehen, die vor allem die »Beischläfer« zu betreffen schien. Heute weiß man um die Gefahren für den Schnarchenden. Rein statistisch betrachtet verkürzt Schnarchen die Lebenszeit, allerdings konnten die Wissenschaftler noch nicht ermitteln, warum dies so ist. Immerhin schnarchen 60 Prozent der über vierzigjährigen Männer. Nach anderen Aussagen schnarcht die Hälfte der Deutschen, wobei davon nur 10 Prozent wirklich gefährdet sind. Das wären im Prinzip jene 5 Prozent der Gesamtbevölkerung, die an Schlafapnoe leiden sollen.

Schnarchen betrifft vor allem Männer mittleren bis fortgeschrittenen Alters. Erst im hohen Alter werden sich die Geschlechter schnarchend wieder ähnlicher. Übergewicht und Alkoholgenuss begünstigen eindeutig das Schnarchen – wohl weil Übergewicht die Rückenposition erzwingt und weil Alkohol unter anderem die Entspannung bis in Richtung Narkose vertieft.

Weitere innere und äußere Störfaktoren werden beim Thema Schlafzimmer ab Seite 213 zur Sprache kommen.

## Die Be-Deutung von Schlafstörungen

Der Organismus nimmt sich immer den Schlaf, den er braucht. Nur sehr Wichtiges vermag etwas so Essenzielles wie Schlaf zu verhindern. Es kann also sein, dass die Seele so große Sorgen hat, dass diese vorrangig behandelt werden müssen. Folglich verdrängen sie den Schlaf. Danach wird sich der Körper wieder den *not*wendigen Schlaf holen. Wir müssen nur lernen, ihn nicht daran zu hindern.

Durch dieses Verständnis wird jedes Schlafproblem zu einer Art Chance. Man sollte es als hilfreichen Hinweis auf wichtigere, tiefer liegende Probleme, die es zu lösen gilt, sehen. Die Schlafstörung selbst verliert dadurch von ihrem Problemcharakter und wird zum Verbündeten im Sinne von *Krankheit als Symbol*. Diese Umwandlung hat viele Vorteile; man kann nun etwas bisher negativ Geladenes als positive Möglichkeit erkennen. Mit positiven Chancen beschäftigt man sich einfach lieber.

Der US-Schriftsteller Fred Lebowitz sagte zum Beispiel: »Leben ist, was passiert, wenn man nicht einschlafen kann.« Wir verdanken unzählige Kunstwerke dem Ausbleiben des Schlafes. Künstler sind überhaupt eine Gruppe, die die Nacht sehr häufig zu allem Möglichen, nur nicht zum Schlafen nutzt. Die schlaflose Gesellschaft hat wiederum die ihr entsprechenden Künstler hervorgebracht, die der Nacht ihr Geheimnis ablauschen und es in Kunstwerken ausdrücken. Es wäre interessant zu erforschen, wie viele der zeitlosen Kunstwerke in den hellen Tagesstunden, die wir normalerweise für Arbeit reservieren, entstanden sind. Ich vermute recht wenige und wir wären diesbezüglich ungleich ärmer, wenn nicht immer wieder die Nacht als Ausweichmöglichkeit hergehalten hätte. Künstler wählten schon immer gleitende Arbeitszeiten und meist glitten sie in die faszinierende archetypisch weibliche Nacht hinein.

Was sagt uns Normalsterblichen das Ausbleiben des Schlafes? Dass wir uns auch noch mit anderen Themen zu beschäftigen haben. Wer die schlaflosen Phasen der Nacht nutzt, um sich über sich selbst und sein Leben klarer zu werden, wird die Nacht bald als Chance erkennen und ihre dunklen und manchmal mystischen Themen schätzen lernen.

Der Jungianer James Hillmann weist zudem darauf hin, dass alles, was wir von der Tageswelt wissen, nur Halbwissen ist. Wenn wir also das ganze Wissen anstreben und Selbstverwirklichung unser Lebensziel ist, müssen wir uns auch mit der Nacht und ihrem Schattenreich auseinander setzen. Wir sollten die Möglichkeit, über die Welt der Gegensätze hinauszuwachsen, in Betracht ziehen. Statt widerwillig auf Grund von Blasendruck, erschöpftem Herz und so genannten Durchschlafstörungen ganze Nächte zu durchwachen, wäre es besser, sich rechtzeitig und freiwillig der Nacht und ihren reichen Schätzen zu öffnen.

## Nicht einschlafen können

Die seelische Deutung von Einschlafstörungen läuft immer auf mangelndes Loslassen hinaus. Am Loslassen hindern können viele Themen und Probleme wie unbewältigte Ängste, Sorgen und tiefer Kummer. Die Lösung liegt darin, auf diese Themen einzugehen. Sobald sie bewältigt sind, kann das Loslassen wieder gelingen und der Schlaf zurückkommen.

Ein anderes Hindernis kann die unbewusste Angst vor dem eigenen Schatten und der seelischen Unterwelt im Allgemeinen darstellen. Alle in dem Kapitel über die Mythen der Nacht und die mythischen Wesenheiten beschriebenen Gefahren lauern natürlich, wenn der Einschlafende die Kontrolle aufgeben und sich den Armen von Morpheus, dem Sohn und Diener von Hypnos, anvertrauen muss. Unbewusstes – aus dem Alltag Weggeschobenes und Verdrängtes – kann oft nur in der Nacht hervordrängen und löst dann entsprechende Ängste aus. Wer nun den dunklen Wesenszügen und Themen, die auf der dunklen Seite der Wirklichkeit die Seelenbilderwelten bevölkern, mittels chemischer Schlafmittel auch noch diese Ausdrucksmöglichkeit entzieht, muss damit rechnen, dass sich diese Energien in Krankheitsbildern verkörpern.

Einschlafstörungen sind generell mit Vorsicht zu betrachten. Sie können zwar nur von einem überdrehten Tagesablauf herrühren, aber ebenso die Not einer am eigenen Schatten verzweifelnden Seele ausdrücken. In diesem Fall ist eine tiefgehende Aussöhnung mit dem Schatten vonnöten, etwa im Sinne der zwei- bis vierwöchigen Krankheitsbilder-Therapie.[22] Mit *Die Leichtigkeit des Schwebens* steht auch ein Buch voller entspannender wie spannender Loslassübungen zu Verfügung. Doch davor sollte immer die wirkliche Lösung, nämlich die Lösung des zugrunde liegenden Problems, geschehen.

## Nicht durchschlafen können

Bei Durchschlafstörungen handelt es sich zum einen um organisch bedingte Probleme etwa in Gestalt von *Herzschwäche*. In diesem Fall kommt der Organismus erst im Liegen wieder in die Lage, das Blut ausreichend umzuwälzen und so das notwendige Wasser auszuscheiden. Die daraus folgenden Toilettengänge werden zum Schlafhindernis.

Es kann auch sein, dass eine über die Jahre *anschwellende Prostata* bei älter werdenden Männern die Rolle einer Staumauer spielt und vollständige Blaseentleerungen verhindert. Die Betroffenen werden dann viel zu häufig und auch nachts auf die Toilette getrieben.

Frauen können ebenfalls nachts wegen einer *Blasenschwäche* auf Grund erschlafften Bindegewebes gezwungen sein, die Toilette aufzusuchen, und so an Durchschlafstörungen leiden.

Sind Waden- und andere Muskelkrämpfe die Störenfriede, empfiehlt es sich, einerseits den seelischen Gründen für solche Verkrampfungen und Überanstrengungen nachzugehen. Andererseits bringt bei Krämpfen schon die Einnahme von etwas Magnesium rasche Besserung auf der Körperebene.

Die Deutungen all dieser Themen von der Herzinsuffizienz über die Prostataschwellung bis zur Krampfneigung sind in meinem Buch *Krankheit als Symbol* zu finden. Sie wären auf der Ebene der entsprechenden Erkenntnisse in den Seelenbilderwelten zu bearbeiten und oft auch zu lösen.

In den Wechselzeiten des Lebens, wenn die größte Richtungsänderung im Leben(smuster) ansteht, kann sich die Stimme des Herzens dramatisch melden und den anstehenden Stirb-und-werde-Prozess kommentieren, oder es bricht *ihr* angesichts solcher Veränderungen der Schweiß aus. Dass hinter letzteren Symptomen das Herz erregende, heiße Themen stehen, versteht sich von selbst und bringt uns zu den Durchschlafschwierigkeiten aufgrund von Träumen.

## Aufrüttelnde Träume

Häufiges Erwachen in der Nacht hat meist damit zu tun, dass Träume knapp an der Bewusstseinsgrenze einsetzen und mit ihren Emotionen den Schlaf stören. Die Betroffenen haben oft den Zugang zu ihren inneren Bilderwelten so weit verloren, dass Träume ohne ihre bewusste Teilnahme ablaufen. Die zugehörigen Emotionen katapultieren sie jedoch aus dem Schlaf. Wenn etwa die Bilder der Angst nicht mehr fassbar sind, bleibt es der entsprechende Schweiß oder das zugehörige Herzklopfen nur zu gut. Da die Bilder, auch wenn sie bewusst nicht wahrgenommen werden, dennoch mit aller Konsequenz vorhanden sind, wird das nicht erkannte und vor sich hin schwelende Thema jene Ruhe verhindern, die zum neuerlichen Einschlafen erforderlich wäre.

Durchschlafstörungen sind ja immer auch solche des Einschlafens – nur eben mitten in der Nacht. Das Aufwachen allein wäre nicht das Problem, wenn der Schlaf anschließend gleich zurückkäme. Wo es zu Durchschlafstörungen kommt, sind die Themen so gravierend, dass sie den Schlaf zuerst unterbrechen und dann seine Wiederkehr verhindern.

In solchen Situationen läge es nahe, die Bilderebenen über den Weg der geführten Meditationen zu nutzen, um so an die Themen selbst wieder heranzukommen. Auf diese Weise gelingt es viel rascher, mit der Problematik fertig zu werden, vorausgesetzt man hat den Willen, sich ihr zu stellen.

Wenn man im Sinne von *Krankheit als Symbol* darauf achtet, was die Durchschlafstörung von einem will, wird die Aufgabe sehr deutlich. Erstens wird man gehindert, zu schlafen und neuerlich in die Bewusstlosigkeit abzutauchen. Zweitens ist man genötigt, im Bett zu liegen und zu suchen, nämlich nach Schlaf, der nicht kommen will. In dieser Zeit böte es sich an, allen Widerstand aufzugeben, ruhig liegen zu bleiben und den andrängenden Gedanken freiwillig nachzuhängen. Meist fällt es nicht schwer, den Zugang zu jenen Problemen zu finden, die eben noch in Träumen bearbeitet wurden. Sie haben ihren Sinn und mit der Zeit wird man auch immer leichter die Botschaft verstehen. Nicht selten ergibt sich aus dieser »Störung« ein neuer Bezug zur Nacht und ihren Träumen.

Es läge nahe, sich eine sanfte Meditationsmusik aufzulegen oder eine zum Schlafthema passende CD und in der beginnenden Trance nach den Themen zu fahnden, die kurz zuvor so bestimmend waren.

## Müde aufwachen

Das Gefühl mangelnder Erfrischung am Morgen wird damit zusammenhängen, dass man in der Nacht entweder zu wenig Regeneration bekommt – zum Beispiel nach der Einnahme von Schlafmitteln – oder zu viel verarbeiten muss. Schwere Tage voller drückender, kaum lösbarer Probleme oder frustrierender Erfahrungen werden die folgende Nacht belasten, besonders wenn diese nicht durch ein Einschlafritual eingeleitet war.

Hier bietet sich einerseits an, Strategien zu entwickeln, um mit den Problemen – auch solchen, die sich über lange Zeit angestaut haben – schon tagsüber besser fertig zu werden. Psychotherapien in Trance wie die Krankheitsbilder-Therapie arbeiten bewusst auf denselben Ebenen wie die Träume und können so die Nächte (und die Tage) entlasten. Andererseits wäre es naheliegend, die Chancen der Regeneration im Schlaf auszuschöpfen und die Nacht, die sich auf negative Weise in den Mittelpunkt geschoben hat, freiwillig und mit positiver Einstellung ein gutes Stück weiter in die Mitte des Lebensinteresses zu rücken.

Wer mit einem so genannten *Brummschädel* erwacht, könnte dahinter – falls übermäßiger Alkoholkonsum oder Exzesse mit anderen Drogen ausgeschlossen sind – ein möglicherweise sogar bereits lange zurückliegendes Schlafdefizit vermuten. Entsprechende Hinweise finden sich auf Seite 59 ff.

## Schnarchen

Medizinisch wird vor allem die Uvula für das Schnarchen verantwortlich gemacht, das Zäpfchen oder Gaumensegel, das hinten im Gaumen wie ein Pendel herunterhängt. Es gerät besonders häufig bei übergewichtigen Rückenschläfern, die sich die Unsitte der Mundatmung erlauben, ins Vibrieren, Schwingen, Rattern oder sogar Sägen. Immerhin weiß man heute, dass der Hauptgrund im Erschlaffen der Muskeln im Rachenraum zu suchen ist. Zunge und Unterkiefer scheinen dadurch nach hinten zu sinken und die Nasenatmung zu behindern.

Im Sinne der Krankheitsbilder-Deutung muss zwischen rhythmischem und arhythmischem Schnarchen unterschieden werden. Letzteres ist auch die medizinisch ungleich gefährlichere Variante. Es symbolisiert ein Aus-dem-Rhythmus-gefallen-Sein und stellt damit sicher eine schlechte Prognose für das weitere Leben dar. Wie bei der Schlafapnoe wäre es naheliegend, sich um den eigenen Lebensrhythmus zu kümmern, wozu viele Übungen wie der verbundene Atem und vor allem ein Einordnen im Mandala des Lebensweges hilfreich wären.

Aus der Sicht vieler (vor allem männlicher) Schnarcher betrifft das Problem aber eigentlich doch mehr die Partnerinnen, die unter Schlafstörungen durch Lärmbelästigung leiden. Bei ihnen setzen auch die effektivsten Therapien an, die von Ohrstöpseln bis zum Auszug aus dem gemeinsamen Schlafzimmer reichen.

Oft steckt seelisch – im Sinne von *Krankheit als Symbol* – hinter verstärktem Schnarchen tatsächlich ein unbewusst ausgedrückter Wunsch nach einem eigenen Schlafgemach. Man kann dies mehr oder weniger entrüstet dementieren, zum Schluss gibt es doch meist keinen anderen Ausweg, und man bekommt, was man unbewusst die ganze Zeit über wollte.

Natürlich kann durch eine Operationen das Zäpfchen erfolgreich massakriert werden, doch das unterschwellige Problem wird dadurch nie wirklich gelöst. Wer schnarcht, grenzt sich mit lautem Geräusch deutlich ab und seinen Partner aus. Der Schnarchende verweigert die nächtliche Resonanz mit dem »Beischläfer«, indem er einen gemeinsamen Atemrhythmus unmöglich macht. Dies führt wiederum meist zur generellen Abgrenzung und über Zwischenstadien wie Ohrstöpsel schließlich zu getrennten Schlafzimmern.

Der Fall, dass ein Ehemann nach erfolgreicher Operation unausstehlich zu seiner Frau wurde, mag dies erhellen. Nun konnte er (mangels Zäpfchens) nicht mehr schnarchen und musste sich etwas anderes suchen, um sein eigentliches Anliegen durchzuboxen beziehungsweise durchzusägen. Als er in der Krankheitsbilder-Therapie selbst auf die Gründe für sein rüdes Verhalten kam, war er peinlich berührt und entschuldigte sich bei seiner Frau. Dafür musste er allerdings zu seinem Wunsch nach Alleinsein stehen. Das Problem löste sich in Wohlgefallen auf, da auch der Ehefrau ein eigenes Schlafzimmer längst lieber war. Aus gespielter Solidarität mit ihrem Schnarcher hatte sie nur nicht gewagt, laut darüber nachzudenken. Leider zeigt sich die »Krankheit« nicht immer so überdeutlich als *Sprache der Seele*.

## Schlafapnoe

Die Be-Deutung der langen Atempausen ist mehr als offensichtlich. Die Betroffenen drohen unbewusst, aber für jedermann unüberhörbar, mit ihrem Ableben. Wenn die Atmung aufhört, endet das irdische Leben und die Reise ins Jenseits beginnt. Die Betroffenen sind in der Regel zu unbewusst, um diese Vorstufen des Sterbens zu erkennen. Bei den »Beischläfern« wecken sie aber eindeutig die entsprechenden Ängste.

Die Betroffenen nehmen weniger am Austausch mit der Welt teil, als ihnen gut tut, und das gilt ganz besonders für die nächtliche Welt. Ihr gegenüber verschließen sie sich gefährlich lange, um dann wieder zu einem besonders tiefen Atemzug gezwungen zu werden. Im letzten Moment retten sie sich nach Luft schnappend vor dem Ersticken und springen dem Tod noch einmal von der Schippe. Statt sich der Nacht und ihren Wesen zu öffnen, spielen sie lieber ständig mit ihrem Leben und bewegen sich dabei auf einem schmalen Grat. Gingen sie ein bisschen weiter, würden sie ersticken und erst recht jener archetypisch weiblichen Welt anheimfallen, die sie unbewusst so fürchten.

Außerdem sind sie in krasser Weise aus ihrem Rhythmus gefallen – wie übrigens alle unregelmäßigen Schnarcher und Atmer. Das dabei entstehende Sauerstoffdefizit macht die Sache jedoch gefährlich. Hier droht wiederum der andere Bruder des Schlafes, Thanatos, der Gott des Todes.

Bei der Schlafapnoe läge die Aufgabe darin, sich mit dem Sterben bewusst auszusöhnen, statt ständig unbewusste Vorübungen zu vollführen. Wie alle anderen muss auch dieses in den Körper gesunkene Thema im Sinne von *Krankheit als Symbol* auf die Bewusstseinsebene zurückverlegt werden, um eine adäquate Lösung zu erfahren.

## Im Schlaf sprechen

Wenn im Schlaf gesprochen wird, kann man davon ausgehen, dass es sich dabei um Inhalte handelt, die die Seele unter Druck setzen. Tagsüber durften sie aus irgendeinem Grund nicht laut ausgesprochen werden. Die große Sorge der mit diesem Symptom Geschlagenen ist natürlich, im Schlaf von Verhältnissen oder Dingen zu erzählen, die nicht ins Ehebett passen. Insofern ist die Deutung sehr einfach: Ein Teil der Persönlichkeit trägt die Heimlichkeiten nicht mit und verschafft sich über diesen Weg Gehör. So bringt der Schlaf und möglicherweise der Traum, der laut wird, eine Ehrlichkeit ins Spiel des Lebens, zu der den Träumern selbst der Mut fehlt.

Die einfachste Therapie besteht demnach in mehr freiwilliger Ehrlichkeit während des Tages, damit die Seele von solchen Geheimnissen entlastet ist und sich nachts mit wichtigeren Themen beschäftigen kann. Der Versuch, aus Angst die Bewusstheit und Kontrolle während des Schlafes aufrecht zu halten, führt nur zu einer Zerrüttung der Nerven und der Nachtruhe und damit langfristig zu Schlafstörungen.

## Mit einem Schrei erwachen

Diese Störung ist für die Schläfer selbst und natürlich für deren Bettgenossen erschreckend. Die Deutung ist einfach, denn der Schrei steht für Angst oder gar Entsetzen. Offenbar erleben die Betroffenen auf ihrer unbewussten Seelenreise schreckliche Dinge, die sie in drastischer Art aufschrecken lassen. Die Aufforderung, hinter das schreckliche Geheimnis zu schauen, ist in diesem Fall unüberhörbar und über bewusstes (Tag-)Träumen im Sinne von *Reisen nach Innen* zu bewerkstelligen.

## Mit den Zähnen knirschen

Das Zähneknirschen ist eine ebenso leicht deutbare Schlafstörung, denn der aggressive Anteil ist unüberhörbar. Die Waffen der oberen Etage kämpfen nachts mit denen der unteren und beschädigen sich dabei gegenseitig. Die Soforttherapie der Zahnärzte besteht in einer Beißschiene, die die Kontrahenten durch Einbringung dieser Plastikbarriere wirksam voneinander trennt. Aber so wenig wie entmilitarisierte Zonen zwischen kämpfenden Truppen auf Dauer eine Lösung sind, so wenig kann diese Maßnahme das Problem lösen.

Offensichtlich wäre es besser, die Zähne im übertragenen Sinn einzusetzen und sich tagsüber entsprechend durchzubeißen und dafür der nächtlichen Verbissenheit zu entsagen.

## Die Zähne zusammenbeißen

Ganz ähnlich wird auch beim so genannten Malmen und Pressen ein Aggressionsproblem deutlich, wobei hier das Zähnezusammenbeißen symbolisch sehr deutlich eine Aggressionshemmung ausdrückt. Man traut sich offensichtlich gar nicht, zuzubeißen, sondern verbeißt und verkneift sich alles Mögliche unter großem Kraftaufwand. Wer die ganze Nacht die Zähne zusammenbeißt, muss sich ungeheuer stark zusammenreißen. Das aber hat in diesem

Zusammenhang sicher mit all den dunklen Themen und Gestalten der Nacht zu tun. Kein Wunder, dass die Betroffenen am Ende solch einer durchkämpften Nacht nicht erfrischt und erleichtert, sondern *zerknirscht* und erschöpft erwachen.

Wie viel sinnvoller wäre es, all diese im Mund so sinnlos verschwendeten Energien für konstruktive Projekte einzusetzen, die im eigenen Lebenszusammenhang Sinn machen. Aufklärung über verdrängte Aggressionen und Anleitungen zum Umgang mit ihnen finden sich in dem Buch *Aggression als Chance*. Wer anfängt, diese aggressiven Energien mutig zu integrieren und die heißen Eisen, die er krampfhaft von sich weisen will, anzugehen und den entsprechenden Themen in seinem Leben einen Platz zu geben, kann in absehbarer Zeit seinen Zähnen wieder die verdiente Nachtruhe gönnen. Stattdessen wird er tagsüber mehr *Biss* entwickeln, *sich besser durchbeißen* und, wo es notwendig ist, auch *die Zähne zeigen*.

## Schmerzhafte Erektionen

In eine ähnliche Richtung weist die Deutung eines so auffälligen Symptoms wie der schmerzhaften nächtlichen Erektionen. In milder Form kennen die meisten Männer dieses Phänomen in den frühen Morgenstunden. Offenbar meldet hier der »kleine Mann« seine tagsüber nicht ausreichend befriedigten Bedürfnisse an. Wenn es stimmt, dass ein durchschnittlicher Mann etwa zweihundertmal am Tag an Sex denkt, kann man sich vorstellen, was hier notgedrungen unerfüllt bleibt.

Schmerzhafte Erektionen zeigen den enormen Druck hinter dem Thema und das heiße, ja brennende Bedürfnis nach Erlösung der elementaren Spannung an. Dass diese besser im sozialen Kontext bewältigt wird als allein mit sich in den frühen Morgenstunden, versteht sich von selbst.

## Muskelzuckungen

Zuckungen beim Einschlafen und mitten im Schlaf sprechen von muskulären Entladungen, die ebenfalls auf ungelebte und unausgedrückte Impulse des Tages zurückgehen. In der Entspannung der Nacht können sich diese Anspannungen lösen. Das Ruckartige des Vorgangs lässt vermuten, dass es sich dabei um spontane und abrupt abgeblockte Impulse handelt.

## Rhythmische Bewegungen

Im Schlaf ausgeführte rhythmische Bewegungen dürften dagegen einen Versuch darstellen, zum eigenen Rhythmus zurückzufinden. Verwahrloste, hospitalisierte Kinder verraten mit entsprechend rhythmischen Bewegungen ihre inneren Nöte und den drohenden Verlust ihres Lebensrhythmus. Sie geben sich in schrecklichen Zeiten von Verlassenheit selbst einen Rhythmus, und sei es, dass sie den Kopf an die Wand schlagen.

Vergleichbare Symptome im Schlaf können als Aufforderung verstanden werden, sich mehr um den eigenen Rhythmus zu kümmern, ihn überhaupt ins Auge zu fassen und nötigenfalls zu suchen und zu leben. Wiegen, schaukeln und tanzen sind naheliegende Alternativen, auch Kundalini-Wiegen beziehungsweise Chi-Maschinen bieten gute Auswege aus dem Rhythmus-Defizit.[23] Was den Schlaf angeht, wäre die beste Lösung sicher das im eigenen Rhythmus des Schläfers schwingende Bett, das ab Seite 292 vorgestellt wird.

## Schlafwandeln

Das Schlafwandeln, fachsprachlich Somnambulismus genannt, ist kein seltenes Phänomen. Nach Schätzungen der Deutschen Gesellschaft für Schlafforschung und Schlafmedizin gehen bis zu 6 Prozent der Erwachsenen und 15 Prozent der Kinder auf nächtliche Wanderschaft. Andere Forscher meinen, dass jeder zehnte Mensch gelegentlich solche Spaziergänge im Schlaf unternimmt, vor allem in der Kindheit. Die Ursachen sind medizinisch ungeklärt, außer bei älteren Menschen, wo das Phänomen seltener ist und häufig mit der Einnahme von Schlafmitteln zusammenhängt. Die Zwillingsforschung lässt vermuten, dass Somnambulismus auch vererbt wird.

Das Schlafwandeln geschieht ausschließlich in den Non-REM-Phasen des Schlafes. Es handelt sich also nicht um ein Ausagieren von Trauminhalten. Eher stecken Angstzustände dahinter.

Symbolisch gesehen machen sich die Betroffenen in der Dunkelheit der Nacht davon. Sie merken nichts davon und auch sonst soll ihre Flucht wohl niemand mitbekommen. In der Regel scheinen sie sich nach einiger Zeit in ihrem Unbewussten zu besinnen und in das eigene Nest zurückzukehren. Dabei existiert keinerlei bewusste Wahrnehmung und die »Wanderer zwischen den Welten« erinnern sich am nächsten Morgen an nichts. Sie aufzuwecken ist schwer und auch unnötig, besser ist, sie sanft zurück ins Bett zu begleiten.

Die Gefahren, die beim Schlafwandeln drohen, werden in der Regel erheblich überschätzt. Es ist aber auch nicht richtig, wie von manchen angenommen, dass Schlafwandler irrational beschützt wären. Es hat zwar selten, aber eben doch schon Abstürze und Unfälle gegeben.

Die Aufgabe besteht darin, sich der eigenen Wanderlust zwischen den Welten bewusst zu werden und ihr auf Bewusstseinsebene mehr zu entsprechen.

## Zu früh aufwachen

Ein zu frühes Erwachen kann schlicht und ergreifend damit zu tun haben, dass man ausgeschlafen ist und keine weitere Regeneration braucht. Dann steht man am besten mit den Lerchen auf und akzeptiert und genießt es, ein Morgenmensch zu sein. Es gibt eben »Eulen« und »Lerchen«; beides hat Licht- und Schattenseiten.

Frühes Erwachen ist die gute Chance, sich auf ein Leben als »Lerche« einzustellen. Dies dürfte umso leichter fallen, als vieles dafür spricht, dass die menschlichen »Lerchen« mehr vom Leben haben, zumindest den gesünderen Teil davon.

Wenn das frühe Erwachen eindeutig nicht mit Frische einhergeht, sondern mit bleibender, möglicherweise sogar bleierner Müdigkeit, kann der *deutliche* Auftrag darin bestehen, sich mit der Morgendämmerung, der Zeit des Aufbruchs und des Neuanfangs, zu beschäftigen. Wer in dieser Phase des Tages, in der – nach östlicher Auffassung – die Lebenskraft Prana am stärksten fließt, wach gehalten wird, hat hier offensichtlich etwas verloren. Dieses Etwas gilt es zu finden. Auch dazu empfiehlt es sich, einfach ruhig und körperlich so entspannt wie möglich im Bett zu bleiben und nach innen zu horchen. Gegebenenfalls kann man eine CD wie *Schlafprobleme* nutzen, um leichter an die verborgene Aufgabe heranzukommen. In der Regel wartet hinter jedem Symptom solch ein unschätzbares Geheimnis, ein Schatz, den es aus dem Unbewussten zu heben gilt.

## Senile Bettflucht

Zu bedenken wäre auch, dass sich mit zunehmendem Alter meist das Schlafmuster ändert. Die Schlafdauer kann von sieben bis acht auf sechs und schließlich fünf Stunden sinken. Dafür dösen dann viele alte Menschen tagsüber. Sie machen ihr Nickerchen zu weniger passenden Zeiten und Gelegenheiten, während sie nachts schlaflos liegen und an die Decke starren. Mediziner sprechen in diesem Zusammenhang von »seniler Bettflucht«.

Ausgehend von dem Buch *Krankheit als Symbol*, das dazu anregt, den Sinn in allen Symptomen zu suchen, weist das verminderte nächtliche Schlafbedürfnis alte Menschen darauf hin, sich mehr um die Nacht und weniger um den Tag zu kümmern. Entsprechend ist ja auch die zweite Lebenshälfte zu ihrer Aufgabe geworden. Die veränderte biologische Uhr hat also durchaus ihren Sinn und will mit ihrer Umstellung etwas bewirken.

Während es uns auf dem Hinweg zur Lebensmitte erlaubt zu sein scheint, uns mehr mit den lichten Seiten des Lebens einzulassen, werden wir auf dem Rückweg, ab der Lebensmitte, dazu angehalten, uns mit den dunklen Aspekten auseinander zu setzen. Offengebliebenes verlangt, bearbeitet zu werden, und wir müssen – ob wir wollen oder nicht – von den Geschöpfen der Nacht lernen. Andernfalls lassen sie uns einfach nicht mehr ruhen. Offenbar sollen wir uns im Alter im positiven Sinn mehr um die Kinder der Nacht kümmern. Diese drängen sich sonst unaufgefordert und in nötigender Absicht in unsere Betten, in denen wir als Alte mit großem Symptomaufwand am Schlaf gehindert werden. Das Alter ist und war in allen alten Traditionen die klassische Zeit des spirituellen Erwachens.

## *Praktische Hilfen bei Schlafstörungen*

Schlafstörungen sind lästig. Nicht nur aus diesem Grund sollte man unbedingt etwas gegen sie unternehmen. Schlafstörungen verkürzen die Lebenszeit in drastischer Weise. Sie erhöhen das Risiko für Schlaganfall, Infarkt und Krebs. Sie machen anfälliger für Infektionen aller Art, weil sie die Abwehrkraft schwächen. Darüber hinaus steigern sie das Unfallrisiko – nicht nur am Steuer. Wer schlecht schläft, stirbt also nicht nur eher, sondern lebt auch bedeutend schlechter.

### Nur müde ins Bett gehen

Müdigkeit gehört zum Leben und Schlafen ist das Natürlichste von der Welt. Eigentlich brauchen wir also nur zu warten, bis wir müde werden, und können dann ins Bett gehen und geschehen lassen, was von selbst kommen will. Das Ergebnis wird irgendwann Schlaf sein.

Körperliche und geistige Müdigkeit sind ähnlich wichtig für das Einschlafen. Ob wir die körperliche Müdigkeit durch körperliche Arbeit oder durch sanfte Bewegung wie Spaziergänge oder Sport erreichen, bleibt sich gleich. Hilfreich ist, wenn die Tätigkeit subjektiv als sinnvoll erachtet wird. Ähnliches gilt für geistige Müdigkeit. Auch hier ist es naheliegend, sich in konstruktiver Weise geistig zu fordern, um sich und das Einschlafen zu fördern.

Grundsätzlich ist es ratsam, sich wirklich nur dann ins Bett zu legen, wenn man sich *todmüde* fühlt. Wenn die beiden Brüder Hypnos und Thanatos zusammenkommen – wie in dem Ausdruck *todmüde* anklingt –, steigen die Chancen beträchtlich, auch wirklich hinüber in ihr jenseitiges Reich zu gelangen.

Falls man nach einer Viertelstunde noch wach liegt, wäre es sinnvoll, das Bett wieder zu verlassen. Man sollte dann so lange auf den Beinen bleiben, bis das todmüde Gefühl neuerlich auftritt und das Bett sehnsüchtig statt mürrisch aufgesucht wird.

## Für guten Schlaf kämpfen

Müdigkeitsanfälle während des Tages als Folge der bereits beschriebenen Schlafprobleme sind ihrer Natur gemäß geeignet, den gesamten Schlaf-Wach-Rhythmus durcheinander zu bringen. Ein Mittagsschlaf, dessen Notwendigkeit dem nächtlichen Schlafdefizit entspringt, kann somit kontraproduktiv werden und nicht selten vom Regen in die Traufe führen.

Zu unterscheiden ist vorab zwischen Müdigkeit und Schläfrigkeit. Bei Müdigkeit kann es trotzdem schwer sein einzuschlafen; Schläfrigkeit dagegen führt rasch zum Nickerchen, besonders in monoton rhythmischen Situationen wie Eisenbahn-, aber leider auch Autofahrten.

Auf dieser Basis kann ein regelrechter Machtkampf um den Schlaf entbrennen. Wenn das bereits der Fall ist, gibt es nur eine Lösung: Man muss diesen Kampf gewinnen. Der Weg dorthin ist hart, aber gangbar. Statt sich mit Diagnosen wie Hypersomnie oder Tagesschläfrigkeit krank machen oder krankschreiben zu lassen, wäre es viel zielführender, mit offenem Visier in den Kampf um die Schlafzeit einzutreten.

Wer nachts nicht schlafen kann, dafür aber ständig am Tag einnickt, hat offensichtliche Probleme, sich der dunklen Zeit mit all den dort drohenden Schattengestalten, den schon beschriebenen Töchtern und Söhnen der Nacht, anzuvertrauen. So versucht das eigene Unbewusste, den Schlaf in harmlosere Zeiten zu verlegen. Dort ist aber der Schlaf zum einen nicht so wirksam. Zum anderen werden neben dem Tagesprogramm auch alle möglichen Sozialkontakte zerrüttet. Zudem macht es viel mehr Sinn, sich in der dunklen Zeit auch den dunklen Themen zu stellen.

In solch einer Situation wäre es zuerst einmal nahliegend, die unbewusste Angst vor dem Dunkel und seinen Schattenwesen anzugehen. Hierzu gibt es eine Reihe von Hilfen, wie die Selbsthilfeprogramme *Angstfrei leben* und *Schattenarbeit* (siehe Anhang). Wenn das nicht ausreicht, wäre an Psychotherapie im Sinne einer Schattentherapie zu denken.

Der Kampf muss jedoch noch auf einer zweiten Ebene angegangen werden. Wer nämlich der Müdigkeit tagsüber nicht nachgibt, wird irgendwann wieder nachts schlafen. Die Frage, die es hier auszufechten gilt, lautet: Gewinnt das Unbewusste, oder behält das Bewusstsein die Oberhand? Der Kampf gegen die tägliche Schläfrigkeit kann zermürbend werden, aber zur Not kann man ja aufstehen, falls man im Sitzen dem Schlaf nicht entkommt. Wer sich fest entschließt, zwischen 9 Uhr morgens und 9 Uhr abends keine Minute zu schlafen, und dies auch durchhält, wird rasch Erfolg haben.

Der Nachtschlaf tritt um so sicherer ein, wenn das Unbewusste die Botschaft bekommt, dass es keine Chance hat. Auf die Intelligenz des Körpers können wir uns jederzeit verlassen. Beim Fasten funktioniert es in vergleichbarer Weise: Sobald der Entschluss zu fasten innerlich feststeht, gibt der Körper seinen Widerstand auf und setzt gar nicht erst auf Hungergefühle.

Ein ähnliches Verhaltensmuster bewährt sich auch beim *Jetlag*, den Schlafproblemen, die oft nach dem Überfliegen von Zeitzonen auftreten. Bei den durch Jetlag verursachten Schlafstörungen ist die innere Uhr nicht in Übereinstimmung mit der äußeren. Wer sich am Zielort aber sogleich der neuen Zeit unterwirft und gegebenenfalls auch einmal sehr viel länger aufbleibt, wird relativ rasch in den neuen Rhythmus finden. Dabei hilft, dass er sich dann im neuen Rhythmus zu Bett legt.

## Loslassübungen

Der Schlüssel für ein schnelles und sanftes Einschlafen liegt in dem schon häufig erwähnten Begriff des Loslassens.

Wer Schlaf vergeblich sucht, hat mit Sicherheit irgendetwas in seiner Vergangenheit nicht abgeschlossen, das ihn bewusst oder auch unbewusst drängt und vor sich her treibt. In solchen Fällen wären Loslassübungen zu empfehlen. In dem Buch *Die Leichtigkeit des Schwebens* habe ich Erfahrungen und bewährte Übungen zusammengetragen, die helfen, in leichte, schwebende Seinszustände einzutauchen. Immer ist Loslassen dafür die Voraussetzung. Hier wäre es naheliegend, sich ganz individuell diejenigen herauszusuchen, die zu einem passen und geeignet erscheinen, den Weg in den Schlaf zu bahnen.

Auch befriedigender Sex mit einem fulminanten Orgasmus als Abschluss fördert das anschließende Einschlafen. Der Orgasmus als kleiner Tod bahnt dem Schlaf als Bruder des Todes den Weg.

## Sein Tagesmaß finden

Loslassen kann ich nur, womit ich fertig geworden bin. Nun sind die Aufgaben heute von so komplizierter Struktur und großem Umfang, dass ihre Erledigung sich über mehrere Tage, Wochen oder gar Monate hinzieht und sie gar nicht am selben Tag abgeschlossen werden können.

Wer selbstkritisch erkennt, was er gut schaffen kann, und wer sich dieses realisierbare Ziel vorgibt, könnte den bereits erwähnten Begriff des Tagewerks für sich privat wieder einführen. Das Entscheidende ist, dass wir selbst es schaffen können – und nicht davon geschafft werden! Wer ein *realistisches Tagewerk* am Ende des Arbeitstages geschafft hat, könnte sich zufrieden davon zurückziehen und Ruhe finden – jene Ruhe, die Einschlafen wieder zu einem selbstverständlichen und natürlichen Geschenk macht. Und wir wären zurückgekehrt in eine Situation, wie sie über Jahrtausende hinweg der Normalzustand war.

Auf diese Weise ließen sich alle Aufgaben in sinnvolle Abschnitte unterteilen, die im Rahmen eines Tagewerkes zu bewältigen sind. Je einfacher strukturiert die Aufgabe ist, desto leichter wird dies fallen. Beim Aufräumen oder Bügeln, bei der Gartenarbeit oder beim Bergwandern gelingt es in der Regel noch leicht und deshalb kann man sich bei solchen Tätigkeiten auch gut erholen und danach erquickenden Schlaf finden. Aber natürlich ließe sich auch bei ehrgeizigen modernen Projekten ein realistisches persönliches Tagesmaß festlegen und verwirklichen.

## Im Rhythmus leben

Schlafen ist ein Instinkt jedes Menschen. Von Natur aus sind uns bestimmte Rhythmen vorgegeben: der Rhythmus der Jahreszeiten, der Tag-Nacht-Rhythmus und daraus folgend der Wach-Schlaf-Rhythmus. Diese Rhythmen sind ein elementarer Aspekt unseres Lebens. Sie haben spürbar Macht und sind nicht leicht außer Kraft zu setzen. Je weniger wir uns in sie einmischen, desto besser. Wenn wir uns von Schlafstörungen wieder befreien wollen, müssen wir zurück zu den Wurzeln gehen und uns mit dem Rhythmusproblem beschäftigen.

Der Tagesrhythmus ist zudem ein Abbild des größeren Lebensrhythmus. So spricht man auch vom *Zenit des Lebens*, an dem die Lebenskraft beziehungsweise die Sonne ihren Höchststand hat, oder vom Alter als *Lebensabend*.

Wer in Analogien denkt, weiß um die Zusammenhänge zwischen dem Kleinen und dem Großen und wird überall in der modernen

Gesellschaft Rhythmusprobleme entdecken. Insofern verwundert es nicht, dass das später noch zu beschreibende Schwingbett, das an diesem Punkt ansetzt, so gute Ergebnisse zeitigt.

Vieles deutet darauf hin, dass Menschen, die zu einem natürlichen Lebensrhythmus zurückfinden, auch ihre Schlafstörungen verlieren.

Hierzu einige Hinweise:

- *Viel natürliches Sonnenlicht* hilft, den Schlaf-Wach-Rhythmus wiederzubeleben. Nach Forschungen des Chronobiologen Till Ronneburger aus München wird etwa zwei Stunden früher müde, wer pro Woche mehr als dreißig Stunden im Freien verbringt. Wer weniger als zehn Stunden im Freien war, ermüdet entsprechend zwei Stunden später. Viel natürliches Licht macht der inneren Uhr offenbar Beine.
- Für so gut wie alle Schlafstörungen empfiehlt sich das Einhalten eines weitgehend stabilen Schlaf-Wach-Rhythmus, der auch am Wochenende beibehalten wird. Manche Menschen fällt es tatsächlich schwer, an freien Sonn- und Feiertagen auszuschlafen und an Arbeitstagen mit Wecker deutlich früher aufzustehen. Ihnen hilft ein eher *konstanter Rhythmus von täglich gleichen Aufsteh- und Zubettgehzeiten.* Wenn dann noch die individuell sinnvollen Schlafzeiten beachtet werden, kann sich hier ein guter Ansatz ergeben. Eine Gefahr würde lediglich darin liegen, in eine gewisse Unflexibilität oder gar Starre zu geraten. Allerdings ist das Zurückfinden zu einem befriedigenden Schlafverhalten erst einmal vorrangig und ein zu starrer Takt kann dann später wieder von einem lebendigen Rhythmus abgelöst werden – lebendig in dem Sinn, dass er vom Leben und seinen individuellen Notwendigkeiten mitbestimmt wird.
- Eine ganz moderne Schlafhilfe ist die Möglichkeit, den *Herzrhythmus* per Computer aufzuzeichnen. Dies ist bisher allerdings nur in Spezialkliniken möglich. Dabei wird jeder zweite Schlag synchron mit einem sanften Gong verstärkt. Es hat

messbare positive Wirkungen für Patienten mit Einschlafstörungen, wenn auch nicht in dem Ausmaß wie ein sanftes Wiegen im eigenen Körperrhythmus (dazu mehr auf Seite 292).

## Lichttherapie

Wenn sich in den langen, dunklen Wintermonaten, in denen der Unterschied zwischen Tag und Nacht langsam in trüben Wetterverhältnissen untergeht, auch auf seelischer Ebene Trübsal einstellt, liegt dies an einem Überhandnehmen des Nachthormons Melatonin im Blut und vor allem im Gehirn sowie an einem Absinken des stimmungsaufhellenden Serotonin[24]. In dieser Situation kann eine intensive Lichttherapie mit speziellen Lampen einige Besserung bringen. Es hat sich auch gezeigt, dass allein reichlich Sonnenlicht während des Tages geeignet ist, einen durcheinander geratenen Schlaf-Wach-Rhythmus wieder zu normalisieren. Im Regelfall reicht das Aufsuchen der Sonne bis hin zu ausnahmsweise längeren Sonnenbädern. Im hohen Norden und selbst in unseren Breiten – etwa bei langen Nebelperioden – kann es diesbezüglich zu Mangelerscheinungen kommen.

## Muster durchschauen

Die einfachsten Schlafmittel liegen im Bereich einer Lebensführung, die den Schlaf nicht aktiv verhindert. Früher kannte man in der Medizin den Leitsatz *Nil nocere* (»Nicht schaden«). Jede abendliche Beschäftigung ließe sich unter dem Aspekt betrachten, ob sie den Schlaf eher fördert oder beeinträchtigt.

Falls man glaubt, nachts überhaupt nicht mehr schlafen zu können (Schlafhypochondrie), bewährt sich am besten eine Doppelstrategie. Zum einen kann bereits mehr Wissen über den Schlaf helfen (siehe dazu auch der auf Seite 102 beschriebene einfache Versuch, während der scheinbar durchwachten Nacht jede Viertelstunde mit einem Kreuzchen abzuhaken). Wer zum anderen zusätzlich das Wirken sich selbsterfüllender Prophezeiungen durchschaut, wird deutlich weniger leicht ihr Opfer.

Überhaupt ist das Durchschauen der Entwicklung seelischer Muster ein erster entscheidender Schritt zu ihrer Überwindung. Geschieht dies obendrein in Trance, also durch Betonung der archetypisch weiblichen rechten Gehirnhälfte etwa im Rahmen von Entspannungsprogrammen wie *Schlafprobleme* oder *Angstfrei leben*, kann sich auf derselben Ebene zudem die Lösung ergeben. In tiefer Entspannung wären auch die Ursachen von Sorgen und Ängsten am besten anzuschauen und zu durchschauen.

## Gedankenspiele, Meditationen, Gutenachtgeschichten

Da es meist der Intellekt ist, der gedankenwälzend den Schlaf verhindert, sollte man ihn anders beschäftigen. Die Ablenkung funktioniert, da er nicht mehrere Themen gleichzeitig bearbeiten kann. Zum Beispiel lassen sich sogar sehr erregte Patienten in tiefe Trance und damit Ruhe führen, wenn es nur gelingt, ihre Aufmerksamkeit ab- und umzulenken. Besonders geeignet sind für dieses Vorgehen einfache Gedankenspiele wie etwa *Meditationen über wichtige Themen*, mit denen sich zu beschäftigen wirklich lohnt.

Weniger sinnvoll, aber manchmal auch wirksam ist, den Intellekt so sehr zu langweilen, dass er gleichsam aussteigt und abschaltet. Die zum Einschlafen förderliche Monotonie kann hingegen mit Gewinn in entsprechende Rituale einfließen, die den Tag gut beenden und dem Schlaf Tür und Tor öffnen. In diesem Sinn mag alles, was in eine ruhige Gemütslage führt, was den Geist befriedet und zur Ruhe kommen lässt, ein wirksames Einschlafmittel sein, als da wären gute Bücher, die jene Geschichten enthalten, die früher die Alten erzählt haben. In diesem Zusammenhang wäre auch an gute Filme zu denken. Schädlich ist nur das »Sichzumüllen« mit normalen Fernsehprogrammen. Wer bedenkt, dass er die Themen, mit denen er sich vor dem Einschlafen beschäftigt, mit in den Schlaf nimmt, fände sowieso kaum ein Fernsehprogramm, bei dem er riskieren dürfte, in Trance zu fallen.

Zu den beruhigenden Methoden gehört das berühmte *Schäfchenzählen.* Oder man zählt die Sterne an einem imaginierten Nachthimmel. Man kann auch einfach bis hundert und dann wieder zurückzählen – am besten noch in einer Sprache, die einem nicht völlig geläufig ist, sodass man leichter bei der Sache bleibt, bis der Schlaf einen einholt. Hauptsache, der Intellekt beginnt nicht wieder sein altes Lieblingsspiel und produziert neuerlich Gedankenschleifen. Sobald er dabei ertappt wird, gilt es sogleich zu der für ihn sinnlosen Zählübung zurückzukehren. Er wird allerdings nur widerwillig gehorchen, da er alles Sinnlose hasst – ohne leider die Sinnlosigkeit seines eigenen Gedankenwälzens zu durchschauen.

Der anspruchvollste Weg, den Intellekt zu ermatten, besteht in seiner Überforderung mit Hilfe von einem *Koan* aus der Tradition des Zen-Buddhismus. Darunter versteht man eine Formulierung, ein Zitat oder eine Episode aus dem Leben eines Meisters, deren Kennzeichen das Paradoxe ist, die also nur jenseits (*para*) des Denkens (*dokein*) erfasst werden kann. Ein berühmtes Koan verlangt beispielsweise, das Klatschen einer Hand zu hören. Ein anderes bekanntes Koan fordert die Befreiung einer Taube, die mit dem Kopf aus einer wertvollen Ming-Vase herausschaut, ohne dass dabei die Vase zerstört werden darf. Hier kann der Intellekt nun seinem Lieblingsspiel nachgehen und das Problem in alle Richtungen drehen. Durch den eingebauten rituellen Aspekt steigt allerdings die Chance beträchtlich, dass es ihm langweilig wird, er abschaltet und der ohnehin übermüdete Organismus seine (Schlaf-)Chance wahrnimmt.

Ganz ähnlich lassen sich *geführte Meditationen* einsetzen. Wer sich mit sanften und die innere Ruhe fördernden Seelenbildern beschäftigt, kann nicht gleichzeitig sorgenvolle Gedanken wälzen. Insofern sind solche Meditationen einer der einfachsten Wege in die jenseitige Welt. Vor allem haben sie den großen Vorteil, schon vorab in Entspannung und Trance zu führen. So wird der erste Schritt zum Hinübergleiten gleich zu Beginn erfolgreich absolviert und die Entspannung kann sich rasch weiter vertiefen.

Auf dem Gegenpol finden sich spannende *Gutenachtgeschichten* und Märchen für Kinder, die offenbar ebenfalls gut auf die dunkle Welt der Nacht vorbereiten. Wie wichtig Gutenachtgeschichten zur Begleitung der Kleinsten ins Traumreich sind, wissen die meisten Eltern aus Erfahrung.

Später im Leben werden die spannenden Geschichten und Märchen zunehmend durch Krimis und Abenteuerromane ersetzt, sie dürften das Terrain aber ähnlich bereiten. Hier wird die Antwort auf die Frage liegen: »Warum geht die Mimi ohne Krimi nie ins Bett?« Solche Gewohnheiten bekommen rasch Ritualcharakter.

Die Gutenachtgeschichte für Erwachsene mag auch einem Nachtgebet ähnlich werden oder in die Nähe einer geführten Meditation rücken. Die eigenen individuellen Bilder haben oft eine stärkere Wirkung als die vorgegebenen. Wer sich auf geführte Meditationen stützen will, hat eine reiche Auswahl passender CDs (siehe Anhang).

Auch *Schlaflieder* erfreuen sich in allen Kulturen großer Beliebtheit und gehören fest zum Erfahrungsschatz der Menschen. Seit neuestem ist ihre Wirkung durch den israelische Forscher Shmuel Arnon auch wissenschaftlich belegt, und zwar bei den Allerkleinsten, den Frühchen. Wenn man ihnen Schlaflieder vorsingt, schlafen sie ruhiger und fester und haben eine langsamere Pulsfrequenz.

## Einschlafrituale schaffen

Kleine persönliche Schlafrituale – von der Gutenachtgeschichte der Kindheit über den Gutenachtkuss bis hin zum Schlummertrunk – können, wenn sie mit Energie und Bedeutung geladen werden, das genaue Gegenteil der negativen Konditionierung auf Schlaflosigkeit bewirken. Leider verlieren wir immer mehr den Zugang zu Ritualen und trauen ihnen deshalb auch immer weniger zu. Zum Einschlafen sind sie aber sehr bewährt, wie wir es bei Kindern noch erkennen können. Ihre oft unverzichtbaren Ritualgegenstände wie flauschige Schlaftiere, Schnüffeltücher oder Kleidungsstücke der Mutter sind unersetzlich und ein in der Waschmaschine duftmäßig »geschädigtes« Schnüffeltuch kann die Nachtruhe empfindlich stören. Dem Kind geht es im Gegensatz zu seiner Mutter noch nicht um Hygiene im oberflächlichen Sinn. Es ist noch mehr mit der alten Göttin Hygieia im Bunde, die in früherer Zeit für die Gesundheit und Lebenshilfe zuständig war und in diesem besonderen Fall für die Einschlafhilfe. Dass die moderne Schulmedizin sie heute auf die Bakterien- und Virenhatz reduzieren will, ist eine bedauerliche Verarmung.

Der auf Kinder spezialisierte Psychoanalytiker Donald W. Winnicott spricht bei den Einschlafhilfen von »Übergangsobjekten«. Kinder brauchen sie – vor allem in der Zeit, bevor sie sich verbal gut ausdrücken können –, um den Übergang in das Schlaf- und Traumreich zu bewältigen.

Im Reich der Rituale, zu dem Kinder meist noch spontanen Zugang haben, könnten all die Gottheiten, Archetypen, Muster und Symbole ihre alte Wirksamkeit entwickeln. Der Leibarzt des Dalai Lama weist auch in der heutigen Zeit ganz unbefangen darauf hin, dass manche seiner Verordnungen erst wirken würden, wenn die notwendigen Rituale hinzukämen.

Ohne sich dessen bewusst zu werden, basteln sich viele Erwachsene ihr eigenes *Schlafritual* zusammen. Es beginnt oft mit dem Gang in das Badezimmer. Sich den Tag *abzuschminken*, während man sich mit Reinigungslotion die Make-up-Reste entfernt, wäre gar keine so schlechte Idee. Der Tag ließe sich auch unter der Dusche konkret und symbolisch abwaschen. Man könnte sogar die abendliche Zahnpflege als eine Art Waffenpflege erkennen und zu einem bewussten Abschied von den Aggression(swerkzeug)en des Tages gestalten.

Natürlich erfüllen auch *Abend- und Gutenachtgebete* die Rolle von Ritualen. Wer sich am Ende des Tages mit seinem Herrgott oder der großen Mutter (Maria) verständigen kann, ist natürlich ebenfalls gut beraten, was die Sorgen als Hauptstörenfriede der Nacht angeht. *Meditationen* können eine ähnliche Funktion bekommen. In dem Maße, wie sich ein stabiles Bewusstseinsfeld für diese rituellen Momente entwickelt, gewinnen sie an Kraft und setzen sich so mit der Zeit immer leichter und schließlich wie von selbst durch. Irgendwann wird es dann sogar schwierig, sie zu durchbrechen und außer Kraft zu setzen. Raucher kennen das von ihrem Zigarettenritual, genauso Sportler, wenn sie am Ende ihrer Karriere den alten harten Trainingsalltag den neuen Erfordernissen anpassen wollen.

Jeder Handgriff vermag so am Abend zum Schlafritual zu werden, vor allem wenn man bedenkt, dass es auf dem Entwicklungsweg letztlich darum geht, den ganzen Tag zu einem bewussten Ritual zu machen. Je bewusster das Ritual zusammengestellt und gelebt wird, desto wirksamer kann es naturgemäß helfen, die Schwelle zur jenseitigen Welt der Nacht zu überschreiten.

All die *Schwellenrituale* unserer Vorfahren haben hier ihre Wurzeln. Ihre Ausläufer erstrecken sich bis in unsere Zeit, etwa wenn Katholiken sich mit Weihwasser bekreuzigen, bevor sie den geweihten Raum der Kirche betreten, oder wenn sie am Dreikönigstag alle Schwellen des Hauses markieren und damit sichern lassen. Zen-Schüler verbeugen sich nicht selten vor jeder Schwelle. Auf alle Fälle tun sie es vor der ihres Übungsraumes, in dem sie hoffen, die Schwelle vom Normalbewusstsein zum erleuchteten Bewusstsein zu überschreiten.

Während des Jahres beachten Menschen, die noch mit den Bräuchen der Vorfahren verbunden sind, bestimmte Feste und Zeitqualitäten. Ein Beispiel sind die Raunächte, die Tage zwischen der längsten Nacht und dem Wiederaufstieg des Lichtes, in der Dämonen wie die Perchten drohen oder nach anderer Überlieferung das wilde Odinsheer durch die Lüfte jagt. Alle Übergangszeiten bekamen früher den ihnen gebührenden Respekt. Auch wenn uns vieles davon fremd geworden ist, lohnt es sich doch, hier wieder wacher zu werden, und sei es nur, um besser einzuschlafen. Ein tägliches

Abschieds- und Schwellenritual ist auch der Sonnenuntergang, der noch immer viel Beachtung genießt.

Wer sich im Alltag beim Überschreiten einer noch so profanen Schwelle bewusst ist, dass er ständig diesen einen entscheidenden Übergang zwischen den Welten übt, wird sich mit allen Übertritten leichter tun. Er wird nicht nur schneller einschlafen, sondern auch in der Erotik genussvoller loslassen und natürlich auch bewusster und leichter sterben können.

## Zwei Gutenachtrituale

*• Danken*

*Von dem Benediktiner David Steindl-Rast habe ich ein wundervolles Ritual gelernt. Er empfahl mir, jeden Abend meinen Dank an die Schöpfung auszudrücken. Ob in Form eines Nachtgebetes oder einer geführten Meditation – dieses Dankritual wird immer Beruhigung mit sich bringen und zum Beispiel den Atem verlangsamen und vertiefen.*

*Auf die Frage, was zu tun sei, wenn einmal gar kein Grund zum Danken bestehe, antwortete David lächelnd, es gebe immer genug Gründe zu danken, meist sogar mehr, als zu klagen. Solange es noch genug Luft zum Atmen gibt, genug Wasser zum Trinken und die Kraft zu lächeln, hat er jedenfalls Recht.*

*Eine gute und zudem die Gesundheit fördernde Idee wäre, dem Körper für all seine Dienste während des Tages zu danken und sich vielleicht auch für alles zu entschuldigen, was man ihm während des Tages zugemutet hat.*

*Dankbarkeit zu zeigen ist übrigens nicht nur ein sehr gutes Einschlafritual, sondern auch eine überaus gute Vorübung für das große Schlussritual am Ende des Lebens. Wer rechtzeitig gelernt hat, auf jeden Tag dankbar zurückzublicken, wird mit dieser Haltung auch viel leichter auf das jeweils vergangene Jahr und irgendwann dann auch auf das wirklich letzte Jahr und das ganze Leben zurückschauen können.*

• *Den Tag Revue passieren lassen*

*Ein weiteres sehr wirksames Einschlafritual besteht darin, den Tag noch einmal Revue passieren zu lassen. Bilanz zu ziehen ist nicht nur in wirtschaftlicher Hinsicht geboten, sondern auch seelisch wichtig. Wer den Tag mit einem Rückblick abschließt, wird viel besser mit ihm fertig.*

*Sobald man entspannt im Bett ruht, geht man beginnend mit dem Abend Schritt für Schritt zurück und verweilt jeweils einen Augenblick bei den wichtigeren Ereignissen, um schließlich am Morgen des gerade verstreichenden Tages anzukommen. Im Idealfall endet der Rückblick bei den Träumen der letzten Nacht. Dabei werden die Themen aus Tagesdistanz betrachtet. Das Erlebte wird Punkt für Punkt abgehakt und der Vergangenheit übergeben, während man selbst weitergehen und träumen kann. Ein besserer Übergang in die Welt der Träume, die auf einen warten, lässt sich kaum wünschen.*

*Erfahrungsgemäß lässt sich das Dankritual sehr gut mit dem Ritual des Rückblicks verbinden und zu einem einzigen starken Einschlafritual verschmelzen.*

*Darüber hinaus kann man beide Tagesabschlussrituale mit konkreten Einschlafhilfen verbinden, zum Beispiel mit einem warmen Bad. Noch aktivere Komponenten beider Einschlafrituale können Spaziergänge sein oder alle Formen so genannter aktiver Entspannung wie der Muskelentspannung nach Jacobson (siehe Seite 149).*

## Die Schlafzeit objektiv messen

Falls Schlaflosigkeit und Unausgeschlafensein im Sinne der Lebensflucht als universale Erklärung für alle Missstände herhalten müssen, hilft vor allem die Erkenntnis, dass die Leistungsfähigkeit nicht nur von der Zahl der geschlafenen Stunden abhängig ist. In solchen Situationen kann auch die bereits erwähnte Objektivierung der Schlafzeit weiterhelfen (siehe Seite 102). Auf diese Weise werden meist mehr geschlafene Stunden gezählt, als die Schlafgestörten selbst glauben. Die Aussage »*Ich* drücke die ganze Nacht kein Auge zu« stimmt dann insofern, als die Augen – öfter als zugegeben – immer wieder *von selbst* zufallen.

## Einschlafprobleme nicht belohnen

Bei durch Belohnung »erlernten« oder verstärkten Schlafproblemen ergeben sich einige einfache Maßnahmen als Auswege. Sie sind mehr als eine erste Hilfe zu betrachten und vor allem zur Unterstützung tiefer gehender Therapieansätze geeignet, denn es sei nochmals betont, dass Erlernen ein Erklärungsmodell ist, das die Tiefe der Problematik nicht erschöpfend erfasst.

Im Fall des durch Belohnung verstärkten Schlafproblems läge es nahe, auf das Nicht-einschlafen-Können in Zukunft negativ zu antworten, also in der schlaflosen Zeit lieber unliebsame Arbeiten zu verrichten. Dahinter steht der Gedanke: »Wenn ich schon nicht schlafen kann und mich deshalb schlecht fühle, ist es sowieso egal. Dann stehe ich eben auf und mache Ordnung oder arbeite Liegengebliebenes durch.« Auf diese Weise wird die alte Konditionierung aufgelöst und das Nicht-schlafen-Können nicht länger als angenehmes Ausweichmanöver verstanden.

## Das Feld des Schlafens verändern

Bei der Verknüpfung des Schlafplatzes mit Schlafproblemen läge es nahe, das Bett und möglicherweise das ganze Schlafzimmer so weit zu verändern, dass sich ein anderes Feld aufbaut.

Wer zum Beispiel weiß, dass die Umgestaltung seines Schlafzimmers nach den Kriterien des Feng Shui ideal für ihn ist und zu schönen, klaren Träumen führen muss, ist gut beraten, sich um die praktische Umsetzung zu kümmern. Ob die Lehre des Feng Shui nun objektiv stimmt oder nicht, spielt dabei kaum eine Rolle, zumal es in solchen Bereichen keine echte Objektivität gibt. Wer jeden Abend daran denkt, wie viel Energie und Achtsamkeit er auf sein ganz besonderes Bett samt allen Accessoires verwendet hat, ist ebenfalls in einer guten Position. (Weitere Anregungen und Gedanken zur guten Ausstattung des Schlafzimmers sind ab Seite 213 zu finden.)

Eine ganz sichere Methode, die zudem nichts kostet, sondern obendrein enorm Zeit spart und eine äußerst wirksame Paartherapie mit einschließt, wäre der Hinauswurf des Fernsehapparates aus dem Schlafzimmer. Allerdings hat diese Maßnahme tief greifende Nebenwirkungen, denn was soll man jetzt abends im Bett machen, was mit dem Partner reden? Wer auf diese Fragen Antworten findet, hätte im Hinblick auf Einschlafen und auf Neubeginn der Partnerschaft schon viel erreicht.

## Für Ruhe und Dunkelheit sorgen

Zum Schlafen brauchen wir Ruhe und Dunkelheit. Zur Not kann man Ersteres durch *Ohrstöpsel* und Letzteres durch *Schlafbrillen* erreichen. Bei den Ohrstöpseln gibt es inzwischen Modelle, die eine gute Lärmdämmung bieten, ohne das Gefühl des Ab- und Ausgeschlossenseins zu vermitteln. Man würde sogar noch einen Wecker hören, hat aber vor dem lärmenden Rauschen etwa des Verkehrs oder dem Schnarchen des Partners seine Ruhe. Entsprechende Brillen können sowohl beim Schlafen als auch beim Meditieren helfen, rascher von der Außenwelt abzuschalten.

## Schlafkleidung gut auswählen

Statt für die passende, gesunde Schlafkleidung zu sorgen, neigen viele dazu, ihr Schlafzimmer stark zu überheizen, um nicht zu frieren. Dabei wäre es besser, in der frischen Luft eines kühlen Zimmers zu schlafen und für warme Füße zu sorgen. Der Weg über scheinbar altbackene Utensilien wie *Bettschuhe*, in Wahrheit eher warme Strümpfe, wäre dabei immer noch sinnvoller, als eine Heizdecke in Betrieb zu nehmen, da diese unweigerlich zur Schwächung des Immunsystems führt. Der Körper verlernt durch die Heizdecke, selbst für genug Wärme zu sorgen. Die Bettschuhe helfen ihm dagegen lediglich, seine eigene Wärme zu bewahren.

Ähnlich wie den völlig aus der Mode gekommenen Bettschuhen ergeht es inzwischen sogar *Schlafanzug* und *Nachthemd*. Beide sind jedoch viel gesünder, als ein ungemütlicher Nacktzustand. Angenehm weite, hautfreundliche Schlafbekleidung aus Naturmaterialien wärmt nicht nur, sondern saugt auch Schweiß auf. Es ist normal, bis zu einem Liter Flüssigkeit pro Nacht über die Haut zu verlieren. Einen halben Liter wird jeder auf diesem Weg abgeben. Gute Schlafbekleidung kann einen großen Teil davon aufnehmen. Bei Nacktschläfern wird der Schweiß direkt ins Bett abgegeben und belastet es auf Dauer.

Man braucht nur an Hotelbetten zu denken, die zwar stets neu bezogen, aber natürlich rasch zu einem Hort der Ausdünstung verschiedenster Menschen werden. Im Laufe der Zeit kommen hier erstaunliche Mischungen zusammen, besonders in modernen Bettenburgen, in denen wegen der Klimaanlagen die Fenster nicht mehr zu öffnen und die Räume nicht mehr auf natürliche Weise zu lüften sind. Sich auf ein solches Lager nackt zu betten ist Geschmackssache.

Spätestens seit Marilyn Monroe auf die Frage eines Reporters, was sie nachts trage, geantwortet hatte: »Einen Hauch Chanel N° 5«, gilt nackt schlafen jedoch als überaus erotisch. Für einige ist Nacktheit daher geradezu alternativlos, während viele aus Gründen der Schlafgemütlichkeit zwar weiter Nachthemd oder Pyjama überstreifen, aber dies mit einem unguten Gefühl tun. Gegenüber der Nacktheit hat die herkömmliche Nachtbekleidung nur auf den ersten Blick wenig reizvolles für den Partner. Der Kompromiss aus Nichts und Nachthemd könnte im Negligé liegen, das noch mehr und vielleicht erst richtig zu reizen vermag und dabei wenigstens einen Rest von Schlafgemütlichkeit bewahrt. Im Übrigen ist ja auch zu anderen Zeiten und Anlässen völlige Nacktheit in der Regel weniger reizvoll als ein im richtigen Moment rutschender Träger, der noch gar nichts zeigt, aber schon vieles verspricht. Das Beste wäre, für eine bequeme Schlafkleidung zu sorgen, die wärmt und hautfreundlich ist, und bei entsprechenden Gelegenheiten ganz andere Schwerpunkte ins Spiel der Nacht zu bringen. Dann sind wenigstens auch sofort Stimmung und Absicht klar und man erspart sich Missverständnisse. Denn wer sexy aussieht, muss bekanntlich deswegen noch nicht so gestimmt sein. Immerhin kann man auch seiner Nachtbekleidung die eigene Note verleihen – von witzig bis elegant, von seriös bis originell und natürlich rein praktisch.

Einfach die Unterwäsche anzulassen, statt sich für die Nacht zu kleiden, ist keine Lösung, obwohl wahrscheinlich eine verbreitete Gewohnheit. In Wahrheit handelt es sich um eine Unsitte. Zum einen bedeckt die Unterwäsche den Körper zu wenig; sie kann also nur einen Teil des Schweißes aufsaugen. Zum anderen ist es hygienisch bedenklich, zu lange im selben Milieu zu verbringen.

## Im Vollbad entspannen

Der Tag lässt sich entspannt in einem warmen Bad (nicht über 37 Grad) abschließen. Wenn man noch etwas Melissen- oder Lavendelöl hinzufügt, kann es zusätzlich wohl tun. Auch ein Entsäuerungsbad wie das von der Firma Orgon vermag wertvolle Dienste als Einschlafhilfe zu leisten.

Im warmen Wasser können die Muskeln gut entspannen. Je nach Größe der Badewanne kann sich ein Dehnungsritual anschließen, das dazu dient, die Tagesanspannung in den wichtigsten Muskeln bewusst zu lösen.

## Kneipp-Übungen

Warme Füße sind eine elementare Voraussetzung für guten Schlaf. So kommen auch all die Kneippschen Wasseranwendungen – von kalten Arm- und Wadenwickeln über Wasser-, Tau- oder Schneetreten bis zu Wechselduschen – in Frage. Sie helfen, das Blut in die Haut, unser größtes Organ, zu verlagern, und entlasten damit den überladenen Kopf.

Eine Verbindung zum warmen Bad wäre die Kneipp-Übung, dass man nass, also ohne sich abzutrocknen, ins Bett geht und sich dort während des Einschlafens trocknen lässt. Im Sommer ist dies vor allem nach kaltem Duschen angenehm.

## Ansteigende Fußbäder

Eine einfache und naturheilkundlich gesunde Maßnahme ist das ansteigende Fußbad. Obendrein führt es zu sehr warmen Füßen, was allen, die im Leben mit einem niedrigen Blutdruck unterwegs sind, angenehm sein wird. Bei Einschlafproblemen sind ansteigende Fußbäder, die das Blut aus dem Großhirn in die Füße hinunterziehen, eines der wirksamsten Mittel. Es wird der gegenteilige Effekt wie bei den »Bluttransfusionen« durch Hochlagerung der Füße erreicht.

Wer für das ansteigende Fußbad das Schiele-Kreislaufgerät[25] nutzt, kommt in den Genuss von zusätzlichen positiven Effekten. Für viele ist diese einfache fünfzehnminütige Übung zum Tagesschlussritual geworden, das den Schlaf auf gesunde Weise anbahnt. Man stellt dabei die Füße auf einen Holzrost in 35 Grad warmes Wasser, das sich allmählich (die Geschwindigkeit wird durch die gewählte Wasserhöhe bestimmt) bis auf 45 Grad aufheizt. Dabei werden die Gefäße trainiert und die Fußreflexzonen aktiviert. Das Blut wird in die Reflexzonen gezogen. Auf diese Weise wird der Kopf, besonders das Gehirn, entlastet. Mit duftenden Ölen und anderen Zusätzen lässt sich der entspannende Effekt noch erhöhen.

Das Fußbad kann jedoch auch dazu führen, dass man hellwach wird. Es wäre individuell auszuprobieren, wie der eigene Organismus reagiert.

Das Kreislauf-Gerät ist für dieses Zubettgehritual kaum ersetzbar, denn in der normalen Badewanne reicht zum Schluss die Wassermenge nicht mehr aus, um die Temperatur noch entsprechend zu erhöhen. In Eimern oder Wannen bleibt zumindest der Entspannungseffekt aus, weil man ständig mit dem Wasser beschäftigt ist.

Man kann das Fußbaderitual auch zu zweit durchführen, wenn man sich gegenübersitzt und gemeinsam seine Füße ins Wasser steckt. Es kommt auf diese Weise noch der Aspekt eines Partnerrituals hinzu. Für die Schlafanbahnung gewinnbringend ist es aber natürlich nur, wenn man miteinander in Frieden ist.

## Den niedrigen Blutdruck erhöhen

Bei einigen Menschen mit *niedrigem Blutdruck* führt der Genuss von Kaffee, der andernfalls ein sicherer Schlafverhinderer und als solcher sehr geschätzt ist, zum so genannten paradoxen Einschlafen. Ein schonenderer Einschlafversuch könnte darin bestehen, einfach die Beine hoch zu lagern und so eine Art nächtliche »Bluttransfusion« aus unteren Partien nach oben zu gewährleisten.

Sowohl der Kaffeegenuss als auch die Transfusion wirken in diesem Fall schlafanbahnend, weil sie den nächtlich noch weiter absinkenden Blutdruck zumindest leicht erhöhen. Auch warme Wollsocken können manchmal Wunder wirken.

## Leberwickel

Für einige besonders überdrehte Menschentypen, die zu *Bluthochdruck* neigen, kann es sich bewähren, mit einem Leberwickel ins Bett zu gehen. Dabei sinkt nicht selten spürbar der Blutdruck. Vielleicht ist dies sogar der Grund für die schlaffördernde Wirkung, die viele Fastende vom Leberwickel kennen.[26]

Für Menschen mit niedrigem Blutdruck ergibt sich meist keine weitere Blutdrucksenkung, was jedoch individuell zu prüfen ist.

## Körperliche Bewegung

Auch einfache Abendspaziergänge bewirken eine *bessere Durchblutung*, besonders wenn man etwas zügiger ausschreitet, sodass viel Blut in die Muskeln abgezogen wird. Ein wenig sanfter Abendsport im so genannten Sauerstoffgleichgewicht[27] könnte denselben Zweck noch gesünder erfüllen, wobei auch an sanfte Übungen aus dem Tai Chi, Qi Gong und Yoga zu denken wäre.

## Muskelentspannung

Den Weg über die bewusste Anspannung zur Entspannung nimmt die *Progressive Muskelrelaxation* nach Jacobson. Der Name hört sich komplizierter an, als es ist.

Man spannt – am besten schon gemütlich im Bett liegend – die Muskeln der verschiedenen Körperregionen der Reihe nach von den Beinen bis hinauf zum Gesicht an und hält diese Spannung, bis sie schier unerträglich wird, und lässt dann jeweils sehr bewusst und mit einem Mal los. Wohlige Wärme wird sich ausbreiten, wenn die Energien wieder ins Fließen kommen, und nicht selten fließt man gleich mit hinüber in Morpheus' Arme.

## Für einen sanften Atem sorgen

Alle möglichen Hausmittel von Nasenpflastern, die die Nase weiter öffnen sollen, bis zu Nasenklemmen, die sie ganz verschließen, bieten keine rechte Abhilfe bei *Schnarchen*. Inzwischen gibt es von Schulmedizinern entwickelte aufwändige Trainingsprogramme, um die Atmung zu verbessern, darunter sogar solche, die mittels zeitweiliger Prothesen in die Mundanatomie eingreifen. Bis heute konnte sich keine dieser ausnahmslos gut gemeinten Maßnahmen durchsetzen. Auch von der Industrie entwickelte Atem-Schlaf-Masken, bei denen komprimierte Luft in die Nase des Patienten gepresst wird, sind keine Lösung – wenn auch besser als Operationen am Gaumenzäpfchen. Langfristig dürften sie eher eine echte

Belästigung darstellen. Wer es als Problem sieht – weil zu wenig sexy –, sich nachts mit Schlafanzug oder Nachthemd zu bekleiden, wird über Atemmasken alles andere als begeistert sein.

Die schnellste und sinnvollste Selbsthilfe-Maßnahme käme vom Bettpartner. Falls er oder sie den Schnarcher wütend aufweckt, ist das Übel zwar kurzfristig beseitigt, aber es ist nur eine Zeitfrage, bis wieder dieselbe Schlaftiefe erreicht und weiter gesägt wird. Es wäre viel klüger für beide Seiten, der Partner würde sanft dafür sorgen, etwa durch Streicheln und kleine Lageveränderungen des Kopfes, dass der Störenfried in tiefere Schlafebenen eintaucht und die Rückenlage vermeidet. Dann kehrt für längere Zeit wieder Ruhe ein. Generell gilt: In der Löffelchenstellung wird viel weniger geschnarcht.

Natürlich könnte man das Problem Schnarchen und Schlafapnoe auch direkter angehen und gleich nach den seelischen Ursachen forschen oder doch wenigstens die Zwischenebenen angehen wie Gewichtsabnahme, Steigerung der körperlichen Fitness oder Korrektur der Schlafposition. Die tiefer gehende Therapie müsste darin bestehen, sich gezielt mit jenem gemiedenen weiblichen Bereich der Nacht und all seinen Gefahren, aber auch Schätzen einzulassen. Neben geführten Meditationen, die diese Seelenbilderwelten erschließen, kämen gezielte Atemtherapien und hier vor allem der verbundene Atem in Frage, die nicht nur das Atemmuster verbessern, sondern auch einen gesünderen Zugang zum Rhythmus vermitteln. Schließlich wäre auch an eine rechtzeitige Krankheitsbilder-Therapie zur Aussöhnung mit der eigenen weiblichen Seite zu denken.

## Naturmedizinische Schlafmittel

Durch Selbstbeobachtung haben Menschen schon früh herausgefunden, welche Nahrung, welches Kraut und welches Verhalten ihren Schlaf fördert oder aber stört. Natürliche Schlafmittel sind deshalb zu allen Zeiten bekannt gewesen.

- Bier kann durch den enthaltenen *Hopfen* einschläfernd wirken. Humulus, der Hopfen, ist natürlich auch in anderer Darreichungsform zur Schlafanbahnung geeignet. Ähnliches gilt für Melisse, Lavendel, Passionsblume oder Baldrian. Solche Mittel haben eine milde, überschaubare Wirkung und sind – falls nicht in allzu großen Mengen verwendet – am ehesten zu empfehlen.
- Wenn man die *Melisse* nicht ausgerechnet in Form jenes Getränkes zu sich nimmt, das sich hinter der Harmlosigkeit vortäuschenden Kutte der Klosterfrauen verschanzt und in Wirklichkeit ein hochprozentiger Schnaps ist, kann man beruhigt darüber einschlafen. In einer Studie stellte sich heraus, dass nach vier Wochen Einnahme von Melisse zwei Drittel der Schlafpatienten besser in den Schlaf fanden.
- *Lavendel* wird in Form von Tees, aber auch als Badezusatz und sogar als Aromaöl in Duftlampen mit Erfolg angewandt.
- Bei der Anwendung von *Baldrian* ist etwas Geduld notwendig, aber er hat den Vorteil, sogar gestörte Schlafrhythmen positiv zu beeinflussen. Placebokontrollierte Doppelblindstudien, gegen die auch schulmedizinisch nichts einzuwenden sein dürfte, belegen, dass Baldrian das Einschlafen fördert und dabei die REM-Phasen nicht verändert. Allerdings muss man konsequent einige Wochen lang Baldrian einnehmen. Die Untersuchungen zeigen, dass die Einschlafwirkung durch die Kombination mit Hopfen und Melisse noch gesteigert wird.
- Eine bei uns noch eher als Geheimtipp gehandelte Pflanze ist der *Kalifornische Goldmohn*, der ebenfalls auf natürlichem Weg für die notwendige Bettschwere sorgen kann.
- Ein Glas *warme Milch mit Honig* ist ebenfalls ein bewährtes Schlafmittel aus der Volksmedizin. Hier tritt die beruhigende Wirkung wohl vor allem durch eine Regression in kindliche Zeiten ein, als die Welt noch in Ordnung war und süße Milch einem reichlich zufloss. Wer aus verständlichen Gründen als Erwachsener keine Milch mehr gewöhnt ist und sie deshalb auch schlecht verträgt, könnte es mit Sojamilch versuchen. Selbst

wenn hier die Schulmedizin wohl eher von einer Placebowirkung ausgehen würde, sollten wir doch nicht vergessen, dass moderne Forschungen belegen, wie eindrucksvoll gerade diese (inhaltsfreien Schein-) Medikamente wirken. Im Kindesalter helfen die Schlaftiere und Schnüffeltücher ebenfalls auf dieser Ebene. Unser Glaube, unsere Einstellung und unsere innere Überzeugung bringen die größte Heilkraft, über die wir verfügen, ins Spiel des Lebens. Während der Milch-Schlummertrunk zu empfehlen ist, wäre es jedoch nicht ratsam, kurz vor dem Schlafengehen ausgiebig zu essen. Für den Verdauungsprozess wird zwar das Blut in den Verdauungstrakt geschickt und der Kopf findet Entlastung, was zum Einschlafen führt. Aber die Schlafqualität ist wegen des überlasteten Verdauungstraktes spürbar herabgesetzt. Außerdem behindert spätes Essen die Ausschüttung ausreichender Mengen an Wachstumshormon.

- Eine besonders angenehme Form der Schlafförderung aus Gottes Apotheke ist das gute alte *Kräuterkissen*. Hier kommen die bereits erwähnten Heilpflanzen als Füllung in Frage, besonders Hopfen und Lavendel. Wenn man von beiden Kräutern je 200 Gramm zu gleichen Teilen mischt, erhält man eine recht intensiv duftende Einschlafhilfe. Auch das reine *Hopfenkissen* hat sich bewährt. Neuerdings wird auch von wissenschaftlicher Seite anerkannt, dass es sich dabei durchaus um pharmakologisch relevante Wirkungen handelt. Solche kleinen Einschlafhilfen sind inzwischen wieder in vielen Geschäften erhältlich.
- Ein gutes Stück weiter geht die von dem österreichischen Gesundheitsexperten Hademar Bankhofer empfohlene *Alpenkräuter-Regenerationseinlage* der Firma Wenatex. Hierbei sind beruhigende und entspannungsfördernde Kräuter wie Hopfen, Lavendel, Holunder, Hirtentäschel, Schafgarbe, Arnika, Brennnessel, Kamille aber auch Rose, Quendel, Ackerschachtelhalm, Wurmfarn, Eukalyptus, Heublume, Ysop und Weidenrinde in ein Wollvlies integriert. Die Wirkung ist deutlich spürbar angenehm und soll mindestens fünf Jahre anhalten.

- Letztlich ist auch ein Glas Wasser mit einigen Tropfen *Rescue Remedy* aus dem Schatz der Bachblüten eine oft hilfreiche Maßnahme der Naturmedizin. Das feinstoffliche Mittel wirkt harmonisierend auf die Seele und besänftigt Ängste und innere Unruhe.
- Manchen kann die maßvolle Einahme von *Magnesium*, dem »Salz der inneren Ruhe« helfen.
- Schließlich wäre auch der *Vitamin-B-Komplex* letztlich noch zu den Mitteln der Naturheilkunde zu rechnen. Seine maßvolle Einnahme wird manchen Schläfern helfen, ihre Nerven zu beruhigen und zu mehr und intensiveren Träumen zu gelangen.

## Hände weg von chemischen Schlafmitteln

Chemische Mittel sind ihrer Unnatur entsprechend weit weniger als die Schlafmittel aus der Naturmedizin zu empfehlen, denn ihre Nebenwirkungen betreffen nicht nur den Schlaf. Das grässlichste Beispiel ist Contergan, das eines der »erfolgreichsten« Schlafmittel war: Es hat den schrecklichsten Schatten aller tief in die Körpergleichgewichte eingreifenden Pharmaka heraufbeschworen. Während der Schwangerschaft verordnet, führte es bei vielen Kindern zu den bekannten Missbildungen.

Über 800 000 Deutsche nehmen regelmäßig und damit oft unmäßig Schlafmittel ein. Weltweit werden Unsummen für Schlafmittel ausgegeben – Geld, das für so vieles sinnvoller einzusetzen wäre. Am häufigsten kommen die allgemein entspannenden Mittel aus der Klasse der *Benzodiazepine* zum Einsatz. Sie wirken schlafanbahnend durch ihre krampflösende, die Muskeln entspannende Wirkung und durch die angstlösende Komponente. Auch wenn es hier inzwischen Präparate gibt, die rascher abgebaut werden und nicht noch den nächsten Morgen mit Dumpfheit belasten, bleiben sie doch problematisch, weil sie schon in kurzer Zeit abhängig machen und wie viele chemische Mittel die Leber, in der sie abgebaut werden müssen, belasten.

Von Mitteln wie *Chloralhydrat*, dessen mögliche Nebenwirkungen bis zu Persönlichkeitsveränderungen reichen können, *Antihistaminika* und erst recht *Neuroleptika* ist noch deutlicher abzuraten.

Meist beziehen sich die Nebenwirkungen chemischer Mittel vorrangig auf die Störung genau jenes Schlafes, den sie herbeizwingen sollen. Viele Schlafmittel behindern die REM-Phasen, die Phasen mit der höchsten Traumaktivität, indem sie die Träume unterdrücken. Damit verhindern sie sozusagen aus sich selbst heraus ihr Absetzen. Denn dieses ist dann oft mit einem schlagartigen Nachholen der wichtigsten angestauten Trauminhalte verbunden. Da wir davon ausgehen müssen, dass Albträume eine Art nächtlicher Schattentherapie darstellen, gehören sie zu den wichtigsten Träumen. Wenn sich aber Albträume nach dem Absetzen solch eines Mittels gehäuft einstellen, werden viele Schlafgestörte es voller Schreck gleich wieder einnehmen. Sie glauben, dass es die beängstigenden Träume verhindert, während es sie in Wahrheit nur aufstaut.

Natürlich ist dergleichen nie wissenschaftlich untersucht worden, denn wer – außer den Patienten – hätte etwas davon? Die Pharmaindustrie wird sich hüten, auf dieser Ebene zu forschen, denn die Ergebnisse würden ihr eine wichtige Einnahmequelle rauben. Notwendig wäre es trotzdem, denn es spricht einiges dafür, dass die Einnahme von Schlafmitteln langfristig sogar Psychosen heraufbeschwören kann. Diese sind nichts anderes als (zu) lange gestaute Schatteninhalte, die dann die Macht über das ganze System Mensch übernehmen. Bedenkt man, wie verbreitet sowohl Schlafmittelmissbrauch als auch Psychosen sind – immerhin ist fast ein Drittel der Menschen einmal im Leben davon betroffen –, ergibt sich hier dringender Handlungsbedarf. Die Verantwortung für solche Untersuchungen läge bei den Universitäten, die allein jene Bereiche erforschen könnten, an denen die Industrie verständlicherweise uninteressiert ist. Dies würde jedoch Konkurrenz zwischen den Universitäten und der Wirtschaft erfordern, wo heute nach US-Vorbild jedoch eher Interessenübereinstimmung herrscht.

Die Ehrlichkeit der industriellen Forschungsergebnisse wird im Hinblick auf Schlafmittel wohl ähnlich schwach bleiben wie in Bezug auf Abführmittel. Den Schulmedizinern ist dabei durchaus bewusst, dass beide Mittelarten mehr schaden als nutzen. Warum sie trotzdem in einem solch erschreckenden Ausmaß produziert und verschrieben werden, kann als eines der vielen Rätsel der Schulmedizin gelten. Wenn man nämlich das tatsächliche Schlafverhalten neben dem subjektiv empfundenen einbezieht, zeigt sich, dass Schlafmittel lediglich subjektiv als Hilfe empfunden werden, in Wahrheit aber die objektiven Kriterien verschlechtern. Die schulmedizinischen Empfehlungen reichen in dieser Not von »nur kurzfristig« über »nicht länger als drei bis vier Wochen«. Der Schlafspezialist Christoph Wölk von der Universität Osnabrück fasst das Elend lapidar zusammen: »Die Verordnung von Schlafmitteln über wenige Wochen hinaus ist nicht nur therapeutisch unwirksam, sondern wird inzwischen als ärztlicher ›Kunstfehler‹ angesehen.« Wölk geht davon aus, dass die meisten Schlafmittel abhängig machen. Es stellt sich sofort die Frage, was die wenigen Wochen der Einnahme außer Abhängigkeit und schädlichen Nebenwirkungen, darunter die objektive Verschlechterung des Schlafes, bringen sollen.

## Fasten

Eine Methode wie das Fasten, das der Seele häufig Flügel verleiht, weil es sie ein wenig vom Körper löst, kann den Schlaf fördern – und auch das Verhältnis zum Tod bessern. Der Volksmund weiß, wie sehr Essen und Trinken, also die materielle Versorgung des Leibes, diesen an die Seele bindet. Wenn Essen und Trinken Leib und Seele zusammenhalten, kann Fasten natürlich deren Lösung voneinander fördern. Insofern ist es nicht verwunderlich, wenn wir fastend erleben, dass sich der Schlaf verändert und über einige Zwischenstadien zu einem natürlichen Rhythmus zurückfindet.

In Fastenseminaren, die ich seit einem Vierteljahrhundert leite, zeigt sich immer wieder dasselbe Phänomen: Menschen, die sich zu

Hause in schwierigen Wohnsituationen daran gewöhnt haben, in einen wie auch immer gearteten Schlaf zu finden, klagen plötzlich in den schönsten und ruhigsten Fastenhotels über »Schlafstörungen«. Sie wachen schweißnass oder mit Herzklopfen auf, wenn bestimmte Emotionen, die ihnen noch immer nicht fassbar sind, näher an die Bewusstseinsoberfläche rücken. Im weiteren Verlauf des Fastens – in dem Maß, wie die Fastenden gesunden und die Nacht wieder heil wird – tauchen dann häufig auch die zugehörigen Traumbilder wieder auf.

## Wellentherapie

Auf der Basis neuer wissenschaftlicher Erkenntnisse haben kanadische Wissenschaftler eine Infraschallwellen-Therapie entwickelt und in Form einer CD auf den Markt gebracht. Diese Methode vermag nicht nur vielen Schlafgestörten zu helfen, sondern von ihr profitieren auch die guten Schläfer, weil sie nebenbei ein großes Potenzial an Regenerationskraft erschließen kann. Letzteres ist allerdings im Gegensatz zum schlafördernden Effekt noch gar nicht ausreichend erforscht, wobei es sich logisch aufdrängt.

Gesunder, natürlicher Schlaf ohne Medikamente von einer erschwinglichen CD, das klingt wie ein Traum. Was steckt dahinter?

Abhängig vom jeweiligen Gemütszustand erzeugt das menschliche Gehirn Wellen, die mittels EEG messbar sind und sich über ihre unterschiedlichen Frequenzen verschiedenen Entspannungszuständen zuordnen lassen. Als sehr wahrscheinlich wichtigste Phase erweist sich dabei die des Tiefschlafs mit Frequenzen im Bereich von 1 bis 3 Hertz. Die CD *Somnia 1* der Firma Infrasonics ist in der Lage, durch ein neuartiges digitales Verfahren mittels eines beliebigen handelsüblichen CD-Players entsprechende Frequenzen, die im Audiobereich Infraschall genannt werden, zu erzeugen. Wenn unser Gehirn diese Frequenzen nun während des Schlafes wahrnimmt, wird sich Resonanz einstellen. Ähnlich wie eine Stimmgabel von allein anfängt mitzuschwingen, wenn man ihren Ton anschlägt, neigen alle lebendigen Strukturen, also auch unser Gehirn, dazu, in Resonanz zu gehen. Dies scheint eine wesentliche Grundtendenz in der Schöpfung zu sein, mittels derer wir sogar Phänomene wie das Sichverlieben verstehen können.

Die Delta-Wellen werden weniger über das Ohr und mehr über die Hirnschale und die nachgeordneten Mastoidzellen aufgenommen und führen zu einem »Schlaftraining« ohne Nebenwirkungen und Abhängigkeiten. Die Methode ist sogar bei Gehörlosen wirksam, da Infraschall nicht über das Ohr, sondern nur über die Knochen »gehört« wird.

Infraschall mit Frequenzen zwischen 0 bis 20 Hertz gilt in der Regel als Störquelle und wird auch tieffrequenter Schall genannt. Das Wort Schall täuscht jedoch, denn das menschliche Ohr kann so tiefe Frequenzen nicht hören. Infraschall lässt sich als Vibration nur indirekt spüren. Solche Schallwellen können beispielsweise durch vorbeifliegende Hubschrauber, laufende Klimaanlagen oder Pumpen entstehen. Dann gilt Infraschall als Lärmbelästigung, obwohl er nicht hörbar ist. Interessanterweise kennzeichnen diese sonst nur als Störenfriede bekannten Frequenzen von Seiten des Gehirns zugleich jenen Zustand der Tiefschlafphase, in dem wir der Erleuchtung am nächsten sind. Diese Schwingungen nun für Schlaf- und Heilzwecke zu domestizieren ist ein brillantes Verfahren, das nach einigen Nächten positive Wirkung entfalten kann.

Durch die mit Hilfe der CD erzeugte Resonanz wird das Gehirn rascher in den Tiefschlaf- oder Delta-Bereich gelangen und länger darin verweilen. Somit trainiert die CD das Gehirn, längere und intensivere Regenerationsphasen zu durchlaufen. Nebenbei werden noch das Immunsystem und die Bereitschaft zu innerem Wachstum gestärkt, einfach weil dies sowieso in jeder Tiefschlafphase geschieht.

Die Wirkungsweise des Verfahrens wird seit neuestem auch durch eine wissenschaftliche Studie der Universität Köln belegt. Dabei wurde bei einem sechswöchigen Versuch durchschnittlich eine Verlängerung der Schlafdauer um 26 Minuten erreicht. Gleichzeitig wurde die Einschlafzeit verkürzt und die Problematik des häufigen Aufwachens signifikant reduziert. Langzeitversuche haben ergeben, dass bei fortgesetztem Gebrauch der CD noch bessere Ergebnisse erreicht werden und sie auch nach Abbruch der Audiotherapie in den meisten Fällen von Dauer waren.

Bei so viel Licht gibt es natürlich auch etwas Schatten. Das menschliche Gehirn ist nämlich in der Lage, eine ständig wiederkehrende Geräuschkulisse zu filtern und nach einiger Zeit zu ignorieren. Erfahrungsgemäß ist der Effekt des Delta-Trainings per CD nach einem Vierteljahr erschöpft. Daher ist zu empfehlen, nach etwa drei Monaten eine CD mit einem anderen Wellenmuster zu benutzen. Langzeitversuche ergaben, dass die besten Erfolge erreicht werden, wenn man dem Gehirn alle drei Monate ein neues Wellenmuster anbietet und bekannte Muster erst nach zwölf Monaten wiederholt. Längerfristig braucht man vier CDs, wobei man sinnvollerweise mit einer beginnt und falls sie sich bewährt hat, frühestens nach einem Vierteljahr weitere kauft.

## Gut aufwachen

Genauso natürlich und selbstverständlich wie das Schlafen ist das Aufwachen. Nach dem Erwachen steht man am besten gleich auf und wird aktiv, statt sich noch lange in den Kissen herumzudrücken. Wie der Start, so das Rennen – wie wir den Tag beginnen, so wird er enden.

Wir könnten uns beim Aufwachen wie eine Katze in den Tag hineinstrecken und räkeln, könnten ausgiebig und genüsslich gähnen. Wir könnten isometrische Übungen im Bett machen oder ein morgendliches Gymnastikprogramm einführen.[28] Ein guter Beginn bedeutet immer auch einen soliden Vorsprung oder wie die spirituellen Philosophie sagt: »Im Anfang liegt alles.«

# Die Psychologie des Schlafens

## *Schlafstil gleich Lebensstil?*

Die Deutung der Schlafsituation bietet sich als ein Weg an, etwas über sich selbst herauszufinden. Von dieser einfach zu erstellenden Eigendiagnose wäre es nicht weit zur Therapie. Sie würde sogar im Schlaf ablaufen können. Denn wer erkennt, dass er eigentlich lieber jemand anderes wäre, könnte diesem Ziel über einfühlsame Veränderungen der Schlafposition näher kommen. Wenn der Satz »Sage mir, wie du schläfst, und ich sage dir, wer du bist« stimmt, muss es diese Möglichkeit der Einflussnahme geben. Wenn uns schon Landschaften, Berufe, Jobs und Beziehungen, ja sogar Haustiere mitprägen, wird das bei der Schlafsituation, in die wir uns immerhin ein Drittel unserer Lebenszeit begeben, noch viel deutlicher geschehen.

Man sollte dabei behutsam vorgehen. Es macht keinen Sinn, von einem Tag auf den anderen mit Gewohnheiten zu brechen und dann nicht mehr gut zu schlafen. Es hat seinen Grund, dass man gerade dieses Bett gewählt und in solch ein Zimmer gestellt hat. Äußerliche Veränderungen lassen sich in diesem Fall schneller und leichter bewerkstelligen als innerliche. Wenn man aber seiner Innenwelt Zeit gibt, den außen vorgenommenen Veränderungen nachzukommen und in neue Situationen hineinzureifen, liegt hier ein verblüffend leicht zu erschließendes Veränderungspotenzial.

Wenn man sich einer neuen extremen Situation nur einige Zeit lang auch innerlich ausliefert, wird man sich verändern. Am drastischsten hat dies ein US-amerikanisches Experiment gezeigt: Dazu hatte man von durch Zufall ausgewählten Versuchspersonen eine Hälfte zu Gefängniswärtern und die andere zu Häftlingen gemacht. Es war verblüffend zu sehen, wie beide in kürzester Zeit extrem tief in die jeweiligen Muster ihrer Gruppe hineinrutschten. Selbst Pazifisten wurden auf Seiten der Wärter zu Sadisten und selbstbewusste Menschen verloren als Gefangene rasch an Selbstbewusstsein und Selbstachtung. *Das Experiment*, unter diesem Titel auch als Film zu sehen, musste nach kurzer Zeit abgebrochen werden, weil es in Gewalt zu eskalieren drohte. Wenn es uns gelingt, diese Kräfte, die von Feldern und Ritualen ausgehen, konstruktiv zu nutzen, gewinnen wir großen positiven Einfluss auf unser Leben.

## Die beiden Schlaftypen

Neben den äußeren Einflüssen der verschiedenen Felder hat das ins Leben mitgebrachte eigene innere Feld deutlichen Einfluss auf die Schlafsituation. So lassen sich zwei gegensätzliche Typen ausmachen, wobei die Mehrheit der Menschen irgendwo zwischen den beiden Extremen einzuordnen ist.

Die beiden Muster lassen sich anhand der jeweils dominierenden Innervationslage, das heißt der Reizübertragung durch die Nerven, unterscheiden.

Zum einen gibt es den *Vagotoniker*, bei dem der Einfluss des archetypisch weiblichen Vagus oder Parasympathikus überwiegt. Die meisten Schlafpatienten zählen dazu. Oft mit einem niedrigen Blutdruck geschlagen, neigt der Vagotoniker zu anfälligem und schwachem Bindegewebe sowie zu Passivität. Er wirkt introvertiert. Auf Grund von häufig empfundener Erschöpfung und Müdigkeit tendiert er zu Schonverhalten und eher frühem Zubettgehen.

Dieser Mensch neigt bei Stress und auch Angst zu einer verstärkt vagotonen Nervenreaktion: Herz-Kreislauf-System, Atmung und Muskelspannung werden reduziert, dafür stellen sich Harn- und Stuhldrang ein. Bei akuter Gefahr erlebt sich der Betroffene wie gelähmt und reagiert mit einer Art Totstellreflex, wie man entsprechendes Verhalten bei Tieren nennen würde.

Häufig leidet er an Einschlafstörungen, da er generell Probleme mit dem Loslassen hat. Seine Tendenz, aus seinem Herzen eine

Mördergrube zu machen und alles in sich hineinzufressen, führt zu Grübelei, was es ihm schwer macht, in den Schlaf zu finden.

Generell wäre ihm zu empfehlen, sich mit seiner Konstitution auszusöhnen und die in der eigenen Art angelegten Aufgaben wie Hingabe und alle Themen des weiblichen Pols zu lernen. Einerseits kann das über Verständnis[29] geschehen, andererseits zum Beispiel auch mittels einer Konstitutionsbehandlung im Rahmen der klassischen Homöopathie.

Beim *Sympathikotoniker* liegen die Dinge gerade umgekehrt. Er ist aktiv bis überaktiv, neigt zu Bluthochdruck und Extrovertiertheit. Da er oft psychisch überspannt ist, tendieren auch seine Muskeln zu erhöhter Spannung. Er nimmt sich wichtig und hat kaum Zeit für all die Aufgaben und Dinge, die seiner harren. Das typische Bild ist der überdrehte moderne Manager, der auf die Frage seines Chauffeurs, wo es hingehen solle, antwortet: »Ist egal, ich werde überall gebraucht.«

Während der Blutdruck beim Vagotoniker fällt, steigt er beim Sympathikotoniker noch weiter an, unter Umständen bis in gefährliche Bereiche. Bei Stress und Angst neigt dieser Mensch zur Überreaktion in vielerlei Hinsicht. Auf Grund seiner ständigen Tendenz zur Selbstüberforderung kommt er oft zu spät und nicht selten viel zu spät ins Bett. Dort angekommen machen sich die Folgen der permanenten Reizüberflutung bemerkbar, und auch bei ihm kreisen die Gedanken, zwar nicht grüblerisch, aber dafür im Hinblick auf all die noch nachwirkenden und kommenden Projekte und Herausforderungen. So kann auch er an Einschlafstörungen leiden.

Vor allem wird der Sympathikotoniker mit Durchschlafstörungen kämpfen und nicht selten mit Albträumen, da er nicht dazu neigt, sich seiner dunklen Themen in Gestalt seines Schattens anzunehmen.

Während der Vagotoniker ständig mit sich selbst beschäftigt ist und die äußere Welt mit ihren Bedürfnissen kaum konfrontiert, konfrontiert der Sympathikotoniker Gott und die Welt, nur nicht sich selbst. Im Schlaf kommen ihm dann diesbezüglich die eigenen Schatten zu Bewusstsein.

Auch hier läge die Lösung nicht einfach im Gegenpol, sondern in der Aussöhnung mit der eigenen Art. Es ginge darum, die Kämpfe zu kämpfen, die für die eigene Entwicklung anstehen.[30]

## *Die Be-Deutung der Schlafpositionen*

Wie wichtig und von Einfluss auf die Stimmung die äußerlich eingenommene Haltung ist, zeigt sich in der Praxis sehr rasch. Man braucht nur eine bestimmte Körperhaltung, die ein altes Muster darstellt, auszuwählen und eine Weile darin zu verharren. Schon nach kurzer Zeit wird man erleben, wie sich dabei die Lebensstimmung verändert. Wer sich beispielsweise in eine kniende Haltung begibt und lange darin verharrt, wird sich ganz anders fühlen, als wenn er hoch erhobenes Hauptes steht. Eine gebückte Haltung hat wieder andere Auswirkungen als eine kauernde, als eine liegende und so weiter. Selbst wer nur die Arme vor der Brust verschränkt und lange und bewusst in diese verschlossene Haltung hineinspürt, wird die entsprechende Verschlossenheit in sich erleben. Dies ist wohl auch einer der Gründe, warum Soldaten beim Drill in bestimmte, Ordnung suggerierende Haltungen gezwungen werden. Hierbei fallen die Ergebnisse noch nicht so deutlich aus, da in der Regel die entsprechende innere Einstellung fehlt. Aber selbst wer nur im Zug sitzt und aus dem Fenster schaut, wird bei einiger Bewusstheit feststellen, dass es am Ende einer langen Reise einen deutlichen Unterschied macht, auf welcher Seite er saß und ob er den Kopf nach links zur archetypisch weiblichen oder nach rechts zur archetypisch männlichen Seite geneigt hielt.

## Die Embryo-Haltung

Etwas über 40 Prozent der Menschen liegen schlafend in zusammengekauerter Haltung. Sie kuscheln mit sich selbst. Bei Frauen tritt diese Schlafposition deutlich häufiger als bei Männern auf. In eingerollter Haltung liegt der Fötus die längste Zeit im Mutterleib. Wenn wir später in jeder Nacht bevorzugt zu dieser Position zurückkehren, zeigt das einerseits einen gewissen Nachholbedarf an Geborgenheit, andererseits auch eine deutliche Selbstbezogenheit. Eine Deutung könnte lauten: Aus Mangel an Geborgenheit von außen beschäftigt man sich mit sich selbst.

Diese Haltung verrät Schläfer, die dazu neigen, sich während des Tages äußerlich selbstständiger und härter zu geben, als sie innerlich sind. Dazu passt die Einschätzung von Chris Idzikowski, einem Londoner Schlafexperten, der davon ausgeht, dass die Embryo-Schläfer auf den ersten Blick scheue Wesen sind, die aber rasch auftauen. Sobald sie merken, dass sie willkommen sind, fangen sie an, sich zu entspannen und wohl zu fühlen.

## Die Balken-Haltung

Die zweithäufigste Haltung, zu der 15 Prozent der Schläfer neigen, ist die eines Balkens. Sie liegen ganz gerade auf einer Seite und lassen die Arme dabei an der Seite – wenn auch nicht so streng an der »Hosennaht« wie bei Schläfern in der soldatischen Haltung. Sie nehmen eine Position ein, die zumindest zu einer Seite Offenheit signalisiert. Es wäre die Seite des Partners oder auch der Mitmenschen. Nach Idzikowski handelt es sich bei ihnen denn auch um lockere, gesellige Menschen, die es lieben, zu den jeweiligen In-Gruppen zu gehören. Sie fassen schnell Zutrauen zu Fremden und schließen deshalb rasch neue Bekanntschaften. Allerdings können sie dabei auch sehr leichtgläubig sein.

## Die sehnsuchtsvolle Haltung

Schläfer dieses Typs liegen ebenfalls auf der Seite, allerdings nicht so steif und gerade wie die »Balken«. Ihre Arme sind gleichsam sehnsüchtig nach vorn ausgestreckt. Diesem Muster folgen 13 Prozent der Schläfer. Sie schlafen in der Regel immer nur auf dieser einen Seite, woraus eine gewisse Unflexibilität abzuleiten wäre. Wenn sie mit einem Partner das Bett teilen, ist die Seitenfrage für diesen eine bedeutsame Entscheidung über das gemeinsame Leben. Denn im einen Fall wird der »sehnsüchtige« Schläfer völlig zugewandt, im anderen völlig abgewandt schlafen. Er selbst hat hierbei auf Grund seines Schlafmusters kaum noch eine Wahl.

Menschen, die diese Haltung bevorzugen, sind von ihrer Natur her offen und sehnsüchtig. Allerdings zeigen sie sich nicht mehr anpassungsbereit, sobald sie sich einem Ziel zugewandt oder ihre Meinung gefasst haben. Nach Idzikowski neigen sie zu Misstrauen und Argwohn und schöpfen rasch Verdacht. Sie brauchen lange, um Entscheidungen zu treffen.

## Die soldatische Haltung

Ein »Soldat« liegt mit Haltung im Bett, die Hände an der »Hosennaht«. 8 Prozent der Bevölkerung favorisieren diese Schlafposition und liegen flach auf dem Rücken. Es handelt sich um reservierte, zurückgenommene Typen mit hohen Ansprüchen an sich selbst und an ihre Umgebung. Selbst im Schlaf neigen sie nicht dazu, von all ihren Ansprüchen loszulassen. Ungezwungene Lockerheit oder gar eine gewisse Verlotterung ist ihnen in allen Lebenslagen fremd. Sie wenden sich ständig nach oben und sind demnach in der Hierarchie zur Spitze orientiert, wie es sich für gute Befehlsempfänger oder eben Soldaten gehört.

Grundsätzlich kann man mit dieser Haltung natürlich vor jedem kleinen Chef *strammliegen*, aber auch vor dem großen Chef, was dann doch noch einen erheblichen Unterschied machen würde.

## Die Gefallenen-Haltung

Bei diesem Muster liegen die Schläfer mit zur Seite gedrehtem Kopf flach auf dem Bauch und umarmen ihr Kissen. Allen anderen, die nicht zu den 7 Prozent Anhängern dieses Musters zählen, fällt eine solche Haltung bereits während einer halben Stunde auf der Massageliege recht schwer. Es zeigt einmal mehr, wie individuell unsere Schlafmuster sind.

Der Name kommt von dem schrecklichen Bild, das jemand bietet, der abgestürzt und nach freiem Fall aufgeschlagen ist. Einerseits ist er auf den Boden ausgerichtet, doch wendet er sich scheinbar im letzten Moment doch noch dem Nächsten an seiner Seite zu.

Oberflächlich betrachtet handelt es sich dabei nach Idzikowski um kontaktfreudige Menschen, die sich allerdings leicht etwas ruppig geben und eine raue Schale zeigen. Innen drinnen sieht es oft ganz anders aus. Hier zeigt sich, dass die raue Schale einen nervösen, dünnhäutigen und eher unsicheren Menschen verbirgt. Die an sich von allem abgewandte, in sich selbst verkrochene Haltung spricht von der Unsicherheit des Schläfers, der in Gestalt des umklammerten Kopfkissens Halt sucht. Idzikowski betont, dass dieser Typ äußerst schlecht mit Kritik umgehen kann, was bei mangelnder Selbstsicherheit nahe liegend ist.

## Die ergebene Haltung

Nur 5 Prozent der Schläfer zählen zu den »ergebenen« Schläfern. Sie liegen auf dem Rücken und mit hoch erhobenen Händen umarmen sie ihr Kopfkissen von hinten. Die Botschaft dieser Haltung lautet: »Ich ergebe mich.« Wer selbst noch nachts so viel Ergebenheit ausdrückt, kann gut von sich selbst Abstand nehmen und sich auf andere einstellen und auf sie zugehen. Solche Schläfer wirken offen und Gott ergeben. Sie liegen entspannt und dem Himmel zugewandt. Statt eine stramme Haltung anzunehmen wie die »Soldaten«, sind sie gelassen und gelöst.

In dieser typischen Haltung schlafen nach Idzikowski zum Beispiel gute Zuhörer und hilfsbereite Menschen, die leicht Anschluss finden und gut Freundschaft schließen können. Während des Tages vermeiden sie, wo immer es geht, im Mittelpunkt zu stehen oder Aufmerksamkeit zu erregen.

## Die bewegte Haltung

Schläfer dieses Typs sind Tag und Nacht ständig in Bewegung. Sie wechseln von einer Position in die andere. Es handelt sich dabei vorwiegend um unsichere und vor allem selbstunsichere Menschen, die ständig bestrebt sind, die ideale Position (im Leben) zu finden. Ihnen fehlt die Muße, sich Ruhe zu gönnen. Dafür sind sie sehr flexibel, anpassungsbereit und können andere Menschen gut verstehen und sich in sie einfühlen. Sie sind auch sehr bemüht und lassen wenig unversucht, ihre Stellung im Leben zu finden.

Der verschlafene Rest von gut 10 Prozent, der keiner der oben beschriebenen typischen Haltungen anhängt, wechselt ständig oder besitzt ein sehr individuelles Schlafmuster, was natürlich erst recht be*deut*sam ist. Manche Menschen sind, ohne es zu wissen, so sensibel, dass sie beziehungsweise ihr Organismus im Schlaf versucht, Wasseradern auszuweichen. Bei großen Betten kann es hier zu regelmäßigen Wanderungen kommen, die aus der Gefahrenzone hinausführen. Besonders Kinder vollführen in ihrem Bettchen die eigenartigsten Verkrümmungen, um solchen Feldern auszuweichen.[31]

Schließlich wären noch die ruhigen Schläfer zu erwähnen, die in der Position aufwachen, in der sie eingeschlafen sind. Demgegenüber gibt es auch Schläfer, die nachts scheinbar weiterarbeiten und in der Horizontalen große Wanderungen und Erkundungsreisen vollbringen. Hinter Letzterem könnte die Sehnsucht und Suche nach Zuwendung stecken. Unsere Tochter robbt zum Beispiel so lange im Bett herum, bis sie auf einen lebendigen Körper stößt, an den sie sich ankuscheln kann. Wer dagegen ganz ruhig schläft, genügt sich offenbar selbst.

### Die Art, sich zuzudecken

Die meisten Menschen schlafen zugedeckt, wobei aber eine große Mehrheit einen Fuß oder eine Hand herausragen lässt. In diesem Fall ist man sozusagen nicht ganz abgetaucht, sondern besitzt noch eine Antenne nach außen.

Am zweithäufigsten ist die Variante, bei der der Schläfer beide Füße herausstreckt. Hier könnte es sich um den unbewussten Versuch handeln, die eigenen Wurzeln zu kühlen und zu lüften.

Nur 10 Prozent der Schläfer bevorzugen es, völlig zugedeckt zu schlafen und nichts von sich sehen zu lassen. Einige wenige ziehen sogar noch den Kopf ein und verstecken sich komplett unter der Zudecke. Hierin drückt sich sicher der Wunsch nach Geborgenheit aus, aber auch die Tendenz, sich zu verbergen. Dies ist naturgemäß bei den Schläfern in Embryo-Haltung und den Bauchschläfern häufiger der Fall als bei den »Ergebenen« oder »Soldaten«.

Wer die Zudecke unter den Achseln enden lässt, traut sich schon mehr Offenheit zu. Menschen, die halb abgedeckt schlafen, zeigen damit eine gewisse Sicherheit sowie Unabhängigkeit und die Bereitschaft zur Öffnung.

# Die Welt der Träume

## *Schlaf und Traumzeit*

Selbst die moderne Forschung, die gelernt hat, wie wichtig die Tiefschlafphasen für den Körper und die Traumphasen für unsere geistige Entwicklung sind, hat nach wie vor Schwierigkeiten, die Welt der Träume wissenschaftlich in den Griff zu bekommen. Heute steht lediglich eindeutig fest, welche Art von Gehirnwellen den nächtlichen Träumen zuzuordnen sind. Allerdings unterscheiden sich die Beta-Wellen der Traumphasen kaum von denen des Wachzustandes. Gleichzeitig glaubt jeder aus Erfahrung zu wissen, was Träume sind. Aber es gibt neben den Träumen der Nacht auch Tagträume und gelenkte Traumreisen. Starke Wünsche nennen wir ebenfalls oft Träume.

### Die andere Wirklichkeit der Seele

Wie wenig logisch Träume sind, fällt rasch auf. Die gewohnten Gesetze der Logik sind in ihnen weitgehend relativiert und phasenweise völlig außer Kraft gesetzt. Auch zeitliche Abläufe sind in Träumen oft bedeutungslos. Man kann im Traum durchaus im 19. Jahrhundert in die Kirche gehen, darin im 18. Jahrhundert heiraten und im 20. Jahrhundert wieder herauskommen. Die Zeit in Gestalt von Chronos/Saturn verliert in der Traumwelt ihre Macht über uns und wir regredieren sozusagen in jene paradiesischen Sphären, die lange zurückliegen, in Bereiche, wo die Welt noch heil und ganz war.

Träume orientieren sich an der Seelenwirklichkeit, die unabhängig von Raum und Zeit herrscht. Aus spiritueller Sicht wird sogleich deutlich, dass Träume damit von den beiden großen Täuschern frei sind. Nach dem östlichen Weltverständnis sind es nämlich Raum und Zeit, die täuschend den Schleier der Maya über die Welt legen. Die alten Ägypter nannten dieses Phänomen den Schleier der Isis.

Der Kabbalist Friedrich Weinreb sagt über die Traum- und Schlafwelt: »Wir sehen an diesem Wort [schlafen], dass die Schlafwelt eine ganz wichtige Welt ist, vielleicht sogar wichtiger als die Welt des Wachens. In der Schlafwelt geschieht es, dass zwei Dinge irgendwie zusammen sind.«[32] Er bezieht es darauf, dass das Wort *Schlaf* im Hebräischen *das Doppelte* bedeutet, während das Wort *Wachsein* von *Haut* kommt, die das Begrenzende, Einengende symbolisiert. Wenn der Mensch träumt, ist er demnach in der doppelten Welt, in der er beide Wirklichkeiten erleben kann: die diesseitige und die jenseitige. Das Normale sei das nicht, aber das Wirklichere. Interessanterweise hat im Althebräischen das Wort *normal* die gleiche Wurzel wie *krank*, während das Wort *Gesundheit* eine Wurzel mit dem Wort für *Schöpfung* teilt.

Die Ureinwohner Australiens, die Aborigines, kennen neben den alltäglichen Träumen, die ihnen weniger wert sind, die Traumzeit, die ihr Leben bestimmt und nach der sie es auszurichten suchen. In ihren Vorstellungen ist der Traum das Reich zeitloser und damit ewiger Schöpfungsvorgänge, die unversiegbare Quelle allen schöpferischen Potenzials. Als eigentliche Traumzeit gilt ihnen jene frühe Epoche der Weltgeschichte, als besonders kreative Träumer mit ihren Liedern alle Erscheinungsformen der Erde ins Leben sangen. Dies war möglich gewesen, weil im Weltenraum alle Geschichten und Lieder ständig als pulsierendes hoch energetisches Material verdichtet sind. Die Träume sind für sie der Weg, diese ursprüngliche und wichtigere Ebene zu erreichen. Traumreisen führen nach ihren Vorstellungen in die Traumzeit und damit in die Anderwelt, zu der nur noch die Seele, nicht aber mehr der Körper Zugang hat.

Somit ist jeder Ausflug in die Traumwelt eine ideale Vorbereitung auf die Zukunft, denn der Körper hat im Vergleich zur Seele kaum Zukunft. In den Träumen werden wir allnächtlich auf die künftige Herrschaft der Seele vorbereitet, insofern ist es nicht verwunderlich, dass wir in ihnen die Gesetze des Seelenreiches kennen lernen.

## Wege der Selbst- und Welterkenntnis

Für die meisten sind Träume die vertraulichste und intimste Art, mit sich selbst in Beziehung zu treten. Über unsere Träume sind wir ständig in Kontakt mit unseren geheimsten und wichtigsten Wünschen sowie mit unseren frühen Erfahrungen, die bei genauerer Betrachtung bis zum Beginn der Schwangerschaft zurückreichen, ja die uns mit dem Urwissen der Völker und wahrscheinlich der Menschheit verbinden. Aber Träume sind auch ein Schlüssel zu unseren tiefsten und verborgensten Konflikten.

Francisco Varela, der chilenische Biologieprofessor und Vordenker moderner Bewusstseinsforschung, definiert sie folgendermaßen: »Wenn wir [...] spontane geistige und visuelle Bilder Träume nennen, dann tritt Träumen in allen drei Zuständen auf: im Wachen, REM und Non-REM. Man kann wach sein und Halluzinationen haben; man kann beim Einschlafen hypnagoge Bilder haben; man kann Träume und mentale Ereignisse im Non-REM-Schlaf haben; und man kann klassische Träume im REM-Schlaf haben. Wenn man aber Träume als lebhafte Geschichten mit einer zusammenhängenden Handlung definiert, dann ist es mehr ein REM-Phänomen.«[33]

Bis zu den Arbeiten von Sigmund Freud führten Träume in der wissenschaftlichen Medizin ein völliges Schattendasein, wobei sie offensichtlich gut ins Schattenreich passen. Freud war klar, was wissenschaftlich erst fünfzig Jahre später entdeckt wurde: Traum und normaler Schlafzustand sind zweierlei und im Traum herrschen statt den Gesetzen von Raum und Zeit die des Unbewussten, das Freud bereits als zeitlos definierte. Obwohl er die Träume als »Königsweg zum Unbewussten« bezeichnete, erkannte er ihnen jedoch nur eine sehr beschränkte Rolle zu. Für ihn waren sie die »Hüter der Schlafes«. Er ging davon aus, dass es die hauptsächliche Funktion der Träume sei, das Aufwachen zu verhindern. Wenn aus dem Vor- oder Unbewussten Botschaften aufstiegen, die wegen ihrer Brisanz geeignet wären, den Schlaf zu stören, so seine Vorstellung, würden die Träume einsetzen, um die Botschaften entsprechend zu überarbeiten und zu verfremden, damit der Schlaf nicht durch sie bedroht würde. Natürlich war Freud an seine Zeit gebunden und sah die heile konservative bürgerliche Welt äußerst bedroht von den frechen Botschaften aus der zeitlosen Region eines Unbewussten, dem er gerade auf die Spur kam. Insofern muss ihm der Traumzensor sehr gelegen gekommen sein.

Träume sind jedoch mehr als das. Sie können uns aus der Welt der Gegensätze in die Nähe der Einheit führen, wie es die luziden, die lichten Traumreisen am deutlichsten machen. Hierin dürfte auch der Grund liegen, warum archaische Völker sie so sehr schätzen und immer wieder suchen. Auch die Menschen der Antike trauten den Träumen deutlich mehr zu als Freud, wenn wir nur an den Heilschlaf in den Tempeln des Asklepios denken.

Natürlich galt auch in den modernen Zeiten der Missachtung von Träumen – einige Vertreter der behaviouristischen Theorie gingen in ihrer Fehleinschätzung der Träume sogar so weit, sie als Fehlzündungen von Neuronen (Nervenzellen) einzustufen –, dass sie für die geistige Gesundheit lebensnotwendig sind. Ohne Träume hat das Unbewusste keine Ventile mehr, um seinen Überdruck abzubauen und drängende Themen zu bearbeiten. Als Hüter des Schlafes sind die Träume der paradoxen Schlaf- oder REM-Phase für die seelische Gesundheit so wichtig wie der Tiefschlaf für den Körper. Auch ihre Inhalte sind nicht selten paradox, was die Schulwissenschaftler noch weiter abschreckt, denn in Träumen und ihren Deutungen spielt die Polarität eine erhebliche Rolle. Bei einem Symbol kann das Gegenteil immer genauso wahr sein – eine Vorstellung, die für die herkömmliche Naturwissenschaft inakzeptabel ist.

Aus einer spirituellen Perspektive könnten wir Träume daher geradezu auch als Lehrer der paradoxen Wirklichkeit begreifen.

Immerhin lehrt uns die moderne Physik, dass alles zwei Seiten hat und jedes Teilchen seinen Gegenpol besitzt. Der Nobelpreisträger Niels Bohr wählte sich aus diesem Grund sogar das Tai-Chi-Symbol als persönliches Wappen.

## Nächtliche Psychotherapie

Weckt man zufällig ausgewählte Versuchspersonen jeweils zu Beginn ihrer REM-Phasen, also sobald sich erhöhte Traumaktivität abzeichnet, und lässt sie anschließend gleich weiterschlafen bis zur nächsten REM-Phase, wachen sie nach einer Nacht mit zeitlich gesehen ausreichendem Schlaf dennoch missgestimmt und zerschlagen auf. Wiederholt man dieses Vorgehen in weiteren Nächten, was technisch recht einfach ist, da man lediglich Elektroden in beide Augenwinkel kleben muss, die die verstärkte Traumaktivität registrieren und sofort einen Weckreiz auslösen, ergeben sich schon nach drei Tagen massive Probleme. Die am REM-Schlaf Gehinderten werden zunehmend reizbar und die ersten fangen an, während der Wachzeit mit offenen Augen Traumbilder und -stimmen wahrzunehmen. Dergleichen würde man in der Psychiatrie bereits als Halluzinationen auffassen. Nach sechs Tagen beginnen alle Versuchspersonen zu halluzinieren und – nach psychiatrischen Kriterien – Zeichen von Geisteskrankheit aufzuweisen.

Dies alles spricht dafür, dass wir jede Nacht in den Träumen ein gutes Stück Psychotherapie durchleben, und zwar eine Psychotherapie, die für unsere geistige Gesundheit unersetzbar ist. So sind *Albträume* eine Verarbeitung von bedrängenden Konflikten, was manche Menschen die Nacht mit ihren Träumen geradezu fürchten lässt. So wie viele vor einer Psychotherapie Angst haben, flüchten sie lieber in die Schlaflosigkeit, als sich den anstehenden Problemen zu stellen.

*Angenehme Träume* erleben wir dagegen eher in Phasen der Erschöpfung. Dann können wir offenbar ganz ergeben loslassen und uns den Träumen hingeben. Hier mag auch ein Grund für den positiven Effekt liegen, den maßvolle sportliche Anstrengungen einerseits auf die Qualität des Schlafes und andererseits auf die Geschwindigkeit, mit der er sich einstellt, haben.

Der Psychotherapeut oder besser noch die Psychotherapeutin der Nacht dürfte mit jener von Paracelsus als *innerer Arzt* oder *Archeus* bezeichneten Instanz identisch sein. Dieser überaus wichtigen inneren Seelenfigur begegnen wir am ehesten beim Fasten, wo sie rasch wichtiger wird als jeder äußere Arzt. Ihre Vorgehenslogik ist tatsächlich beim Fasten und Schlafen sehr ähnlich, was nicht weiter verwundert, da beide Situationen aus archetypischer Sicht dem weiblichen Pol der Wirklichkeit zuzuordnen sind.

Beim Fasten werden genau die Probleme angegangen, die am drängendsten sind und die die Betroffenen gerade noch in der Lage sind zu lösen. Bei der nächtlichen Psychotherapie scheint es ähnlich zu sein, und es dürfte immer das gerade anstehende Thema an die Reihe kommen. Dabei ergibt sich in den Traumphasen eine Mischung aus Alltäglichem, das gleich bearbeitet wird, um erst gar keine neuen Probleme daraus entstehen zu lassen, und alten Themen, die über einen längeren Zeitraum hinweg aufgearbeitet werden müssen. In der so genannten Geisterstunde nach Mitternacht werden die tiefsten Problemebenen angesprochen und treten die Geister aus der Vergangenheit hervor. In den Morgenstunden kurz vor dem Erwachen, wenn der Schlaf nicht mehr tief genug ist, kommen eher oberflächlichere Themen und Wunscherfüllungen zum Zuge. Was man sich tagsüber trotz verspürter Lust nicht gegönnt hat, kann hier seine Bearbeitung finden.

Es ergibt sich eine interessante Parallele vom Traumschlaf zu jenem anderen großen Schlaf, dem Tod. Wenn er eintritt, muss – zumindest nach Auffassung der Tibeter und Gläubigen des Vajrayana-Buddhismus – der Mensch viele Stationen im Kreise seiner inneren Bilder durchwandern. Auch hier gibt es oberflächlichere Aufgaben, wo es um die Erfüllung jener Wünsche geht, die im Leben offen geblieben sind, und tiefer reichende Herausforderungen, die sich mit so genannten karmischen Themen beschäftigen, die den Einzelnen möglicherweise bereits über lange Zeiträume und viele Lebenszyklen begleiten. Der Buddhismus lehrt, dass sich die Sammlung aller Lebensaufgaben über viele Inkarnationen im so genannten Karma spiegelt.

Da auch andere Kulturen wie etwa die der alten Ägypter oder der Maya von diesen Zusammenhängen wussten und sie in ihren jeweiligen Totenbüchern niederlegten, können wir getrost darauf vertrauen, dass es sich um archetypisches Wissen handelt. Letztlich finden wir diese Vorstellungen bis in unsere Religion und Zeit etwa in Bildern des Fegefeuers, das nach christlicher Überzeugung die Seelen läutert und alles Überflüssige verbrennt. Bildliche Darstellungen von Hieronymus Bosch erinnern an Motive aus dem Tibetischen Totenbuch. Sie fanden sich ähnlich auch in der mittelalterlichen christlichen Ars moriendi, der Kunst des Sterbens. Selbst wenn wir in unserer Kultur heute offiziell nichts mehr von den Wanderungen im Kreis der eigenen Bilderwelten wissen, ahnen wir doch noch, dass die Wunscherfüllungsebene unserem »Himmel« entspricht und die der dunklen Themen der »Hölle«.

Die Tatsache unserer modernen Verdrängung des Todes wirft auch seine Schatten auf die Nacht und ihren Schlaf, die wir durchaus als tägliches Übungsfeld für den Tod und seinen tiefen Schlaf verstehen dürfen. So ließen sich die Träume als tägliche kleine Psychotherapie und Vorwegnahme der großen Psychotherapie nach dem Lebensende verstehen und mit der entsprechenden Wichtigkeit einordnen. Schon von diesem Aspekt her wäre es über alle Maßen wichtig, der Nacht wieder jenen Stellenwert einzuräumen, der diesem zentralen Anliegen gerecht wird, und ihr ein Feld zu bereiten, das eine gute Psychotherapie ermöglicht. Dies könnte so weit gehen, dass man das Schlafzimmer als Ort der Psychotherapie anerkennt und dafür sorgt, dass es diesem Anspruch gerecht wird.

Über die Art dieser Psychotherapie brauchen wir uns wenig zu sorgen, wobei wir natürlich wissen, dass sie sich der inneren Bilder bedient, wie dies auch die anderen Psychotherapien tun, die diesen Namen verdienen. Zwischen Traumbildern und inneren Bildern besteht gar kein prinzipieller Unterschied. Allerdings lässt sich an diesem Punkt verstehen, wie individuell verschieden die Zugänge zu diesen Ebenen sind. Manche Menschen gelangen durch eine milde Tranceinduktion aus dem Tagesbewusstsein relativ rasch in Traumbilderbereiche, andere brauchen intensive Bemühungen, um überhaupt einen Gedanken zu fassen, der sich mit schwachen Bildvorstellungen verbindet. Ähnlich verschieden ist natürlich auch der Zugang zum Traumreich.

Hier gilt der alte Grundsatz, dass Übung den Meister macht. Allerdings ist auch entscheidend für die Leichtigkeit des Zugangs zu den Seelenbilderwelten, wie man in seinem täglichen Leben zu ihnen steht. Wer ständig in bilderfreien Digitalwelten lebt und seinen staubtrockenen archetypisch männlichen Verstand kultiviert, wird sich hier vergleichsweise schwerer tun als jemand, der Bildung als inneren Bilderreichtum schätzt und versteht, der sich Zugänge in die Seelenbilderwelt bewusst erhält und sie über seine Liebe zu Gedichten und Märchen, Mythen und Sagen, Legenden und Geschichten pflegt.

## Traumbegleiter und schamanische Traumarbeit

In den jenseitigen Seelenbildersphären suchen sich die Aborigines – und ebenso fast alle archaischen, das heißt ursprünglichen Völker – ihre Traumbegleiter und *Totemtiere* für die Lebensreise. Gewiss fänden auch wir mehr Sicherheit im Leben, wenn wir mehr Kontakt zu solchen inneren Helfern aufbauen würden. Es würde uns beruhigen, wenn wir nicht so allein unterwegs wären.

Wie nahe uns die Begleiter aus anderen Sphären ursprünglich einmal waren, lässt sich an den Wappen adeliger Familien erkennen, die nicht selten starke Totemtiere wie Löwe, Bär, Vollblutpferd und Adler und so edle Pflanzenpersönlichkeiten wie Lilie und Rose enthalten. Wenn heute westliche Menschen versuchen, an der Hand von Schamanen wieder Zugang zu diesen Hilfen zu finden, weist es auf ein nie erloschenes Bedürfnis hin.

Auch die *Schutzengel* könnte man in diesen Sphären vermuten. Wer Menschen beobachtet, die sich von dieser Ebene Schutz und oft auch Führung holen, spürt nicht selten deren besondere Kraft und die Wirksamkeit ihrer geflügelten und zugleich beflügelnden Begleiter.

Die in diesen Sphären liegenden Möglichkeiten sind viel größer und weiter, als sich die meisten wohl vorstellen können. Auf der CD *Traumreisen* habe ich einen Teil dieser Chancen in Sprachbildern einzufangen und auszugestalten versucht. Ohne die Begrenzungen und Einschränkungen der Welt der Gegensätze sind unserer Fantasie keinerlei Ketten mehr angelegt, und sie kann frei schweifen, spielend lernen und ihre Kreativität ausleben. Die Nacht mit ihrem Traumreich könnte uns so zum Experimentierfeld für ein ganz anderes, freieres Seelenleben werden. Wir müssten diese Chance nur nutzen, was ungleich leichter ist als viele Dinge, mit denen wir uns sonst »pflichtschuldig« herumschlagen. Pflicht und Schuld, die so oft das Leben in der Macherwelt beherrschen, haben im Reich der Träume und Schäume wenig Raum. Andererseits ergeben sich in den Seelenbilderwelten oftmals Lösungen für Schuldfragen und dergleichen.

Schamanen nutzen die Träume sehr direkt, um das Leben zu lenken und Lösungen für Probleme zu finden. Dazu müssen und können sie ihre Träume beeinflussen. Serge Kahili King, ein hawaiianischer Kahuna-Schamane, der zusätzlich in Psychologie promoviert hat, vermittelt in seinen Seminaren die Nähe zwischen geführten Meditationen, hypnoiden, das heißt schlafähnlichen Zuständen und schamanischen Seelenreisen. Er geht davon aus, dass das reale Leben mit Fantasie jederzeit verändert werden kann. Die von ihm gelehrten Reisen entsprechen im Wesentlichen dem, was auch wir als Fantasie- oder Traumreisen kennen. Allerdings wird ihnen in den schamanischen Traditionen mehr Gewicht zugemessen und damit gewinnen sie auch mehr Einfluss. Interessanterweise gehen die Kahuna-Magier davon aus, dass durch während des Tages praktizierte geführte Meditationen das Traum- und damit auch

Schlafverhalten beeinflusst werden kann. Sie empfehlen, unfertige Träume als Fantasiereise weiterzuführen, Albträume als Begegnung mit eigener fehlgeleiteter Kraft zu betrachten und sich Lösungen für symbolisches Geschehen in den Träumen selbst zu suchen.

Wer könnte uns daran hindern, im alltäglichen Leben ebenfalls auf Traumreise zu gehen und nach Lösungen zu fragen – zum Beispiel unsere(n) Traumbegleiter(in)? Vor jedem Schlafengehen könnten auch wir um gute Traumbegleitung bitten. Bei weiten Reisen in der äußeren Welt würden wir uns ja ebenso einer guten, verlässlichen Führung versichern. In unserer Kultur mag dann ein Schutzengel näher liegen als ein Totemtier und er erfüllt natürlich den gleichen Sinn in christlichem Gewand oder in islamischer Einkleidung, denn auch Sufis vertrauen den Träumen und nutzen sie. So könnten Träume zu einem wesentlichen Instrument innerer Führung werden.

Von den Schamanen können wir auch noch einen einfachen, aber sehr wirksamen Trick übernehmen. Wenn uns ein bedrohliches Traumwesen in den inneren Welten begegnet, bewährt es sich, ihm lächelnd oder sogar lachend zu begegnen. Es nimmt ihm in der Regel einen Teil seiner Kraft und damit auch seiner Bedrohlichkeit. Eine andere Möglichkeit ist, es offen anzusprechen und nach seinem Anliegen oder nach seiner Bedeutung zu fragen, denn wir übernehmen dabei die Kraft, die vorher das bedrohliche Wesen hatte. Selbst die dunklen Traumgestalten sind – auch nach Aussage erfahrener Schamanen – sehr hilfsbereit, wenn man auf sie zugeht. Es handelt sich also darum, die hellen wie die dunklen Gestalten, die wir in Träumen, Märchen und Mythen finden, letztlich wieder zu uns hereinzuholen, um in letzter Konsequenz mit allem eins und einig zu werden. Dass Schutzengel hilfreiche Wesen sind, ist jedem klar. Aber auch die anderen, mehr erschreckenden Gestalten verleihen Kraft.

Indianer spielen »schreckliche Träume« manchmal nach, um ihnen so ihre eigene Realität zu geben und ihre Notwendigkeit im normalen Leben überflüssig zu machen. Zuweilen werden dabei kleine Details und damit die ganze Konstellation des Traumes verändert.

Als Wanderer zwischen den Welten – gleichgültig, ob wir das vor schamanischem oder christlichem Hintergrund sehen – sind wir vor die Aufgabe gestellt, die Brücke zwischen den Welten so lange zu nutzen, bis wir erkennen, dass diese Welt und die Anderwelt einander entsprechen. Wir sollen sehen, dass beide Ebenen sich spiegeln und uns lehren können, mit uns und allen Welten eins zu werden. Das Ausmaß der Zuwendung, die wir diesem Bereich schenken, hat ganz deutlich Einfluss darauf, wie leicht wir nachts in Träume und tagsüber in geführte Meditationen abtauchen können.

## *Die Be-Deutung der Träume*

Der große Vorteil der westlichen Psychoanalyse liegt nach meinen Erfahrungen darin, dass sie die Träume so wichtig nimmt und ihnen während der langen Zeit der Analyse eine bedeutende Rolle zuweist. Für mich persönlich ist allerdings diese Betonung des Traumerlebens entscheidender als all das, was von Analytikern auf Freuds Spuren mit den Traumbildern angestellt wurde.

Das Problem der Psychoanalyse im Hinblick auf die Träume liegt wohl in der Tatsache, dass sie die Lösung darin sieht, die Seelenbilder, die auf der rechten, archetypisch weiblichen Gehirnhälfte entstehen, durch ihre Analyse auf die linke, archetypisch männliche zu verlegen, um ihnen dort intellektuell auf die Schliche zu kommen. Es hat sich jedoch als ungleich sinnvoller erwiesen, lieber gleich direkt in die Seelenbilderwelten abzutauchen und in ihnen im Sinn von »Therapie in Trance« aktiv zu werden. Die intellektuelle Seite rückt dadurch in den Hintergrund. Höchstens als Zwischenstation mag sie für ausgeprägte Kopfmenschen wichtig sein, die zuerst einmal verstehen müssen, was sich abspielt, bevor sie die Motivation aufbringen, sich auf die Bilderwelten einzulassen.

Im Prinzip ist es bei den Träumen wie bei den Krankheitsbildern. Beide lassen sich ähnlich bearbeiten. In einem ersten Schritt ist es durchaus hilfreich, sich ihrer Bedeutung auch intellektuell bewusst zu werden. Dann aber ist es *not*wendig, wieder in die Seelenbilderwelten einzusteigen, um dort ihre Botschaft ungleich tiefer zu erfassen und ihr gerecht zu werden. Nur so kann es gelingen, *endgültig* mit ihnen fertig zu werden.

Dass Träume bedeutsam sind, haben die in Schlaflabors gewonnenen Forschungsergebnisse den auch wenig psychologisch denkenden Zeitgenossen deutlich gemacht. Freud ging noch davon aus, dass Träume ausschließlich aus verdrängten, unbewussten Wünschen, Begierden und jenen Regungen bestehen, zu denen wir keinerlei bewusste Zugänge haben. Freuds Kollege und Rivale C. G. Jung oder auch der Freud-Schüler Erich Fromm erweiterten diesen Ansatz so weit, dass außerdem die Erfahrungen schamanischer Traditionen, denen die Träume von größter Bedeutung sind, mit abgedeckt wurden. Demnach können Träume auch vor Gefahren warnen, Lebensaufgaben anzeigen und auf den eigenen Weg zurückführen. Wir westlichen Menschen haben es besonders Jung zu verdanken, dass die Religio – im Sinne der Rückverbindung zum Uranfang und Urgrund – bei der Beschäftigung mit den Traumwelten Raum bekam.

Ein Analytiker wie Boris Luban-Plozza wagte sich bei der Bewertung von Träumen bis auf das Terrain der hermetischen Philosophie mit seiner Aussage: »Nichts fällt zufällig ein; es gibt keinen Zufall, da alles aus einer Bedeutung heraus zufällt, auch wenn diese oft schwer zu erkennen ist.«

## Die Archetypen als Hilfe bei der Traumdeutung

So schwer, wie der Psychoanalytiker vermutet, ist es wiederum nicht, die Botschaften der Träume zu deuten – wenn man sich dabei an die Archetypen oder Urbilder der Seele hält. Wer ins Reich des Schlafes und der Träume hinübergleitet, begegnet Chronos/Saturn, dem mythologischen Hüter der Schwelle und damit bereits einem Archetypus oder Urbild. Überschritten wird die Grenze von Raum und Zeit, hinter der die Gesetze der materiellen Welt weitgehend aufgehoben und durch das Gesetz der Seelenwelt ersetzt sind. Jetzt bekommt der Einschlafende Zugang zur meta-physischen Welt, die jenseits der physischen liegt. Jede Traumerfahrung ist somit eine Bewusstseinserweiterung in eine andere tiefere Dimension der Wirklichkeit. Die Trauminhalte gestalten sich entsprechend der Lebenssituation sowie dem Entwicklungs- und Bewusstseinszustand des Träumenden.

Im Traum-Yoga der tibetischen Tradition werden vor allem zwei große Traumarten beschrieben. Zum einen Klarheitsträume, die den Träumern den Zugang zu einer Wirklichkeit jenseits der persönlichen Belange eröffnen. Die Indianer würden hier von »großen Träumen« sprechen. Sie können Einblicke in kosmische Gesetzmäßigkeiten bis hin zur letzten Wahrheit vermitteln. Zum anderen gibt es Träume, die auf Tageseindrücken beruhen. Hierher gehören all jene Trauminhalte, die mit unserer Persönlichkeitsstruktur, unserem seelischen Muster zu tun haben, in dem wir mehr oder weniger gefangen sind.

Während die »großen Träume« in der Regel gar keiner Deutung bedürfen, weil sie gleichsam wie ein göttliches Geschenk in uns wirken, können wir von den »kleinen Träumen« vieles für unser konkretes Leben lernen. Die Autoren Whitmont und Perera fassen diesen Gedanken sehr treffend zusammen: »Wie ein Röntgenbild, oder besser gesagt: wie ein von einem großen Meister ausgeführtes Portrait enthüllt der Traum eine vielschichtige Botschaft über die gegenwärtige Situation des Träumers und zeigt eine bislang unbekannte und unbewusste Perspektive.«[34]

»Kleine Träume« sind gleichsam wie in Hieroglyphen abgefasste Antworten auf die momentanen und grundsätzlichen Fragen unseres individuellen Lebens. Die Deutung wird damit nach Freud zu einer Art »Königsdisziplin« auf dem seelischen Erkenntnisweg.

Die Sprache des Traumes, die die Sprache der Seele ist, bedient sich sehr komplexer Bilder und Symbole, die Ausdruck unserer Ganzheit sind. Hierher gehören die Urmuster, die Urprinzipien in Form von archetypischen beziehungsweise mythologischen Gestalten. Die Mythen sind genau genommen das grandiose Abbildungssystem dieser anderen Wirklichkeit. Vor diesem Hintergrund lassen sich Grundstrukturen von Traumthemen zumindest ansatzweise mit Hilfe der archetypischen Urprinzipien deuten. Da die Wiege unserer abendländischen Kultur weitgehend in der griechisch-römischen Antike liegt, ist es erneut nahe liegend, hierzu auf die entsprechende Mythologie zurückzugreifen. Zehn große Götterprinzipien bevölkern den Olymp und sind Ausdruck von psychischen Urqualitäten. Mit einigen dieser Urprinzipien bleiben wir ein Leben lang verbunden, andere tauchen temporär auf. Die Art, wie und wann diese Archetypen in unseren Träumen erscheinen, fordert auf, sich auf die vielfältigste Art und Weise mit ihren Qualitäten auseinander zu setzen. Sie werden so zu Wegweisern auf unserem inneren und äußeren Entwicklungsweg und können Unbewusstes in unser Bewusstsein integrieren.

Sensible Menschen, die mit den Archetypen oder Urprinzipien vertraut sind, machen die Erfahrung, dass ihre Träume mit diesen Urthemen in Beziehung stehen und nach dem eigenen Lebensplan, wie er sich im Horoskop ausdrückt, ins Leben treten und Aufmerksamkeit suchen.

### Das Saturn-Prinzip

Wie schon erwähnt, überschreiten wir eine Schwelle, wenn wir vom Tagesbewusstsein in das Reich des Schlafes wechseln. In der griechischen Mythologie ist Chronos, römisch Saturn, der Hüter der Schwelle(n). Er ist der Grenzsetzer und er fordert höchste Achtsamkeit im Umgang mit allen Grenzen – den eigenen inneren und äußeren, aber auch fremden. Die Saturn-Energie zieht uns für alles, was wir in Zusammenhang mit ihren Themen tun, zur Verantwortung. Sie fordert Disziplin, um uns zum Meister unseres Lebens zu machen, und führt so zum Wesentlichen.

Themen, die mit der Saturn-Qualität verbunden sind, zeigen sich etwa als *Prüfungsträume* in Gestalt nicht bestandener oder ständig zu wiederholender Examen. Hierher gehören auch *Träume vom Zuspätkommen*, die darauf hindeuten, dass das Gesetz der Zeit missachtet wurde, das ebenfalls Chronos/Saturn untersteht; Ausdrücke wie Chronometer für Uhr oder Chronik und Chronologie zeugen noch heute davon.

*Todesträume* gehören ebenfalls in das Reich von Saturn. Sterbend überschreiten wir die Grenze zum Jenseits und nach dem Tod bleibt nur das Wesentliche zurück. Hier wird uns die Endlichkeit alles Irdischen vor Augen geführt. Solche Träume können auffordern, die Zeit (Chronos/Saturn) nicht in einer zweck-, sondern vielmehr sinnorientierten Weise zu nutzen.

*Träume von Begräbnissen und Hochzeiten* weisen in ähnliche Richtung. Hier geht es jeweils um das Ende eines Lebensabschnitts, was sich im Traum oft durch Sterben und den Tod ausdrückt.

Auch viele *Angstträume* tragen Saturn-Qualität, wenn sie Ausdruck der Enge und des Gefangenseins in der materiellen Welt, die übermächtig erscheint, sind. Es kann sich aber auch um den Ausdruck der Angst handeln, den Anforderungen der Lebensaufgabe nicht gerecht zu werden.

### Das Sonnenprinzip

Helios, der Sonnengott der Antike, der diesem Prinzip seine Gestalt leiht, fährt jeden Tag mit seinem goldenen Gefährt über den Himmel und bringt Licht und Wärme in die Welt. Als der allen Sichtbare zeigt er sich gern in seinem vollen sonnenhaften Glanz und repräsentiert das Zentralgestirn unseres Sonnensystems.

Träume, die uns *in vollem Glanz, im Mittelpunkt und auf der Bühne des Lebens stehend*, zeigen, haben mit diesem Urprinzip zu tun. Wenn wir uns im Traum als *Helden* empfinden, spricht das für das Wirken dieser Energie. Da das Sonnenprinzip *Fülle* symbolisiert, zeigt es auf seelischer Ebene, wie mutig und wie (selbst-)

bewusst wir (uns) sind und inwieweit wir uns in unserer Mitte befinden. Wir bekommen ein Bild davon, wie sehr wir zu unserer Eigenart, zu unserer Individualität stehen.

Träume von der persönlichen *Heldenreise* gehören ebenfalls hierher.

### Das Mondprinzip

Die Mondgöttinnen sind so vielgestaltig wie das Gesicht des Mondes. Und wie der Mond die Gezeiten des Meeres bestimmt, so repräsentieren die Mondgöttinnen die Gezeiten der seelischen Befindlichkeit. Außerdem unterstehen ihnen die Zyklen des *natürlichen* Lebens. Sie sind mit jeder Form von Fruchtbarkeit verbunden. Das Wasser, das die Erde erst fruchtbar macht, ist ihr Element.

So können *Träume von Quellen, Flüssen, Brunnen* und anderen *Gewässern* darauf hinweisen, dass wir uns mit unseren Gefühlen und Empfindungen, mit dem Leben als einem unaufhaltsamen Fluss und mit der Tiefe unserer Seele, aus der wir schöpfen, besonders auseinander setzen müssen.

Auch *Träume von der Kindheit und den Eltern* verraten Mondqualität und sind Repräsentanten des seelischen Schoßes, aus dem wir als Frucht hervorgegangen sind.

### Das Mars-Prinzip

Ares, römisch Mars, ist der Gott des Krieges und Kampfes. Heraklit bezeichnete ihn als den Vater aller Dinge. Er verbindet uns mit der (wertfreien) Energie der Aggression und des Vordringens in neue Bereiche. In der Geburt beginnt unser Leben mit einem aggressiven, schmerzhaften Akt, der aber notwendig ist, damit wir in die (neue) Welt kommen und überleben können. So machen wir schon zu Beginn die Erfahrung, dass Leben vielfach Kampf ist.

*Träume von Kampf, Krieg, Aggression und phallischer Kraft* sind Ausdruck dieser vitalen Energie, mit der wir uns auf bewusste und versöhnliche Art auseinander setzen müssen, wenn wir nicht ihr Opfer werden wollen. Auch bei allen Träumen, die sich um *Ent-*

*scheidungen* drehen, wo *Mut* gefragt ist und die Kraft der *Durchsetzung*, ist das Mars-Thema mit im Spiel.

**Das Venus-Prinzip**

Die Göttin der Liebe, die die Griechen Aphrodite und die Römer Venus nannten, wirkt auf uns in der Begegnung eher angenehm. Doch auch sie ist eigentlich – wie alle anderen Urprinzipien – eine sehr ambivalente Gestalt auf dem Olymp. Sie bringt nicht nur Liebe beziehungsweise Liebeserfahrungen in die Welt, sondern auch Furcht und Schrecken in Gestalt ihrer Kinder Daimos und Phobos, die sie mit Ares zeugt. Eros, ihr drittes Kind mit dem Gott des Kampfes, schießt den Pfeil der Liebe in die Herzen der Menschen, der aber nicht nur mit süßem Honig, sondern auch mit bitterer Galle bestrichen sein kann.

*Erotische Träume* mögen durchaus angenehm und erfreulich sein, sie können aber auch auf die andere Seite der Liebe verweisen. Im weitesten Sinne geht es hier um die Auseinandersetzung mit Liebesenergie oder Libido. Auch der sexuelle Akt bedarf der beiden Seiten. Die Spannung zwischen beiden Polen der Wirklichkeit (personifiziert in Mann und Frau) ist notwendig, um das Glücksgefühl im Orgasmus zu erreichen. Dementsprechend ist die Blume der Aphrodite/Venus auch die Rose, in der sich die duftende Schönheit der Blüte mit verletzenden Dornen verbindet.

Außerdem gehören *Träume von Harmonie* in das Reich der Venus, denn die Göttin Harmonia ist das vierte Kind, das die Liebesgöttin von dem Kriegsgott bekommt. Aber auch Harmonia bleibt mit der Polarität verbunden, sichtbar in ihrer Perlenkette, die aus weißen und schwarzen Perlen besteht.

**Das Merkur-Prinzip**

Der Götterbote Hermes, römisch Merkur, ist der ewige Wanderer auf allen Wegen, auf alten und neuen, geraden und krummen. Ihm ist (fast) alles möglich; er findet immer eine Lösung. Die freien, grenzenlosen Gedanken gehören in sein Reich. Auf seinen vielen

Reisen kommt er immer wieder mit Neuem in Kontakt – mit neuen Menschen, neuen Begebenheiten, neuen Ansichten der Welt und des Lebens – und lernt ständig dazu.

*Träume aus der Schule und vom Lernen* verweisen auf seine Energie und die Auseinandersetzung mit dieser Urprinzipienqualität: dem Streben, immer Neues dazuzulernen und ständig in Bewegung zu bleiben. Hierher gehören auch *Träume von Begegnungen* mit Menschen, Tieren und anderen Traumwesen. Tatsächlich ist es ja der *Kontakt* zu anderen, der uns weiter, vielseitiger, wissender und beweglicher macht. Die eigene Weite, die eigene Weltsicht wird so relativiert. Es gibt ja noch so viel anderes, und warum etwas davon versäumen?

**Das Jupiter-Prinzip**

Zeus, römisch Jupiter, der Göttervater und höchste der olympischen Götter, steht mit seinem Symbol, dem Blitz, für die Geistesblitze und das Licht der Erkenntnis. Ihm untersteht die Ein-Sicht zum Beispiel in die Sinnhaftigkeit des Lebens. Er zeigt das Leben als ein bis ins Kleinste sinnvolles Gefüge und die Welt als einen Kosmos höchster Ordnung. Sein zweites Symbol ist der Adler, der von hoch oben, auf seinem Flug über den Himmel, den Überblick hat und über den Kleinigkeiten des irdischen Lebens schwebt.

*Träume vom Fliegen*, die in diesem Sinne den Überblick ermöglichen, weisen darauf hin, dass es gilt, den Wald des Lebens nicht vor lauter Bäumen aus den Augen zu verlieren. Aber auf der anderen Seite können auch *Träume des Fallens* jovische Qualität haben, zeigen sie doch die Gefahr des Größenwahns oder zu hohe, zu hochfliegende Ansprüche an das Leben. Jupiter will als höchster der Götter seine Position respektiert sehen. Fallträume dieser Art weisen folglich auf die Gefahr der Hybris hin und des Messens mit zweierlei Maß nach dem Motto »Quod licet jovi, non licet bovi« oder »Was Jupiter geziemt, ist Rindviechern noch lange nicht erlaubt.«

## Das Uranus-Prinzip

Als Gott des Himmels steht Uranos, römisch Uranus, außerhalb von allem und sogar jenseits vom Olymp. Er war immer und vor dieser Zeit, weshalb die Gesetze von Raum und Zeit für ihn nicht gelten. Er reicht über jede Grenze hinaus. Die Regeln und Normen der materiellen Welt kümmern ihn nicht; er verabscheut sie sogar. Dies ist wohl auch ein Grund, warum er seine Kinder (seine Schöpfungen) wieder in den Leib ihrer Mutter Gaia, der Erde, zurückstoßen wollte. Alles Himmlische wird im Kontakt mit der irdischen Polarität unvollkommen.

Unter diesem Prinzip finden sich wie bei Zeus/Jupiter ebenfalls *Träume vom Fliegen*. Hierbei steht allerdings die gefühlsmäßige Erfahrung im Mittelpunkt: häufig ein berauschendes Empfinden von *Freiheit und Befreiung* (von den Gesetzen der irdischen Welt). So können auch alle plötzlichen, unerwarteten Umbrüche im Leben befreiend wirken, sind sie anfangs auch noch so schmerzhaft. Der Vogel als Lebewesen des Himmels muss die feste, sichere Struktur der Eierschale durchbrechen, um seine Flügel ausbreiten und fliegen zu können. Nur so kommt er seiner Bestimmung nach. Weigern wir uns, dem uranischen Archetypus zu folgen, wenn er in unserem Leben Raum fordert, kann die Seele ihr Bedürfnis nach Befreiung auch in *Träumen von Unfällen, Katastrophen, Explosionen* und anderen Formen *plötzlicher Entladung* zum Ausdruck bringen.

## Das Neptun-Prinzip

Auch Poseidon, römisch Neptun, der »Erdumarmer« kennt keine Grenzen. Als Gott des unendlich weiten Meeres könnte man ihn als Vertreter des kollektiven Unbewussten betrachten, in dem alles enthalten ist – ähnlich wie alle Wasser der Welt ins Meer münden. Hier wird alles aufgenommen, gelöst und möglicherweise auch erlöst.

Aber es gibt nicht nur das ruhige, aufnahmebereite Meer, es hat auch seine wilde Seite. In ihm wohnen höchst skurrile und groteske Unwesen, die noch kein Menschenauge gesehen hat. Die Tiefe des Meeres ist Furcht erregend. Dunkelheit und Druck beklemmen dort die Seele. Dass man diesem Aspekt der (eigenen, inneren) Wirklichkeit am liebsten entflieht, kann nicht verwundern. Das Neptun-Prinzip schiebt dem einen Riegel vor – auch in Gestalt von Träumen. So sind *Fluchtträume* bei diesem Archetypus angesiedelt. Meist handelt es sich um die Flucht vor der inneren Wirklichkeit der eigenen Dämonen. Fluchtträume können aber auch Ausdruck von Weltflucht und dem Wunsch sein, sich dem so schrecklich anstrengenden Leben nicht stellen zu müssen.

*Mystische Träume* sind ebenfalls bei Neptun zu Hause und können im Idealfall Ausdruck einer anstehenden lebensverändernden Einheitserfahrung sein. Andererseits drücken sie manchmal auch die Sehnsucht nach einer heilen jenseitigen Welt aus, die es in dieser Form gar nicht gibt, womit die Sehnsucht zur Falle wird. Gerade bei den mystischen Träumen ist zwischen purer Illusion und höherer Wahrheit oft schwer zu unterscheiden.

### Das Pluto-Prinzip

Hades, römisch Pluto, ist als Gott des Schattenreiches, der Toten und der Unterwelt, die zum Beispiel auch all die sprichwörtlichen *Leichen im Keller* beherbergt, nicht besonders beliebt. Dabei ist die Nacht- und Traumwelt seine ureigene Domäne.

In der griechischen Mythologie liegt sein Reich tiefer als die tiefste Tiefe des Meeres. In ihm leben nicht nur die Toten, hier begegnen wir auch den »animalischen« Urtrieben, dem Tier in uns, das wir mit viel Aufwand und Mühe gelernt haben, leidlich zu beherrschen und ansatzweise zu domestizieren. Allerdings müssen wir ständig extrem wachsam sein, damit es nicht doch in einem unbedachten Moment hervorbricht. So konfrontiert uns Hades/Pluto mit dem inneren Drachen und dem permanenten Kampf mit ihm. Dementsprechend sehen die Trauminhalte dieses Archetypus aus. Pluto schickt zum Beispiel *Träume von Toten, (un)menschlichen Grausamkeiten, Gespenstern, Dämonen, panischer Angst und lebensbedrohlichen Situationen.*

Aber so wie es zeitlose Helden gab, die – um viele Erfahrungen bereichert – unbeschadet aus dem Totenreich des Hades wieder aufstiegen, findet sich auch bei diesem Urprinzip noch eine andere Seite. Hades ist als Pluto gleichzeitig der Gott des (inneren und äußeren) Reichtums. Und so beschenkt er diejenigen, die den Mut haben, sein Reich zu durchmessen und sich ihrem eigenen Schatten zu stellen, sehr großzügig. Unsterblich sind die Erfahrungen persönlicher Entwicklung, die wir dadurch erlangen. »Hinabgestiegen in das Reich der Hölle, am dritten Tage wieder auferstanden...«, heißt es im katholischen Glaubensbekenntnis. *Träume von Hölle und Teufel* gehören somit ebenfalls zum plutonischen Prinzip.

In *Zerstückelungsträumen* finden wir wieder beide Seiten von Hades/Pluto. Einerseits müssen wir sterben; beziehungsweise in jedem Moment stirbt ein Teil von uns und zeigt damit, wie vergänglich alles ist. Andererseits finden wir etwa in den schamanischen Einweihungsträumen die Notwendigkeit der Zerstückelung der alten Existenz, um daraus wieder neu und vollkommener zusammengesetzt zu werden. *Solve et coagula* (»Löse und binde«) heißt dieses Prinzip in der Alchimie, deren Ziel die Verwandlung von Unedlem in Edles ist. Auch der Phönix, der verbrennen muss, um sich wie neugeboren aus der Asche zu erheben, ist ein Bild für diesen zeitlosen Prozess. Natürlich gehören auch *Träume von Geburten* im Sinne des Neubeginns hierher. *Sterben, um zu werden, der wir sind*, das ist das Thema dieses gewaltigen Archetypus.

## Große Menschheitsträume am Beispiel des Venus-Prinzips

Dass Träume auch über den personalen Bereich hinaus verlässlich sind, belegte Géza Roheim, ein Anthropologe und Psychoanalytiker und einer der wichtigsten und frühesten Kritiker Freuds. Er beschäftigte sich intensiv mit ursprünglichen Völkern und ihren

Träumen und entdeckte, dass in den Träumen aller von ihm untersuchten Kulturen immer die gleichen Traumbilder eine Rolle spielten. Es veranlasste ihn, von »ewigen Träumen« zu sprechen. Damit hatte er schon sehr früh einen transpersonalen Aspekt der Träume zur Diskussion gestellt, der später bei C. G. Jung noch viel wichtiger wurde.

»Träume sind Schäume«, sagt dagegen die intellektuelle Macherwelt zu einem Phänomen, das sie nicht verstehen und schon gar nicht be*herr*schen kann. Dabei ist das Bild vom Schaum nicht schlecht gewählt. Auch Schaum bekommen wir nicht in den Griff. Die Mischung aus den Elementen Luft und Wasser ist so leicht und flüchtig, dass sie uns nicht auf Dauer erhalten bleibt. Ähnlich der Liebe, mytho-logisch ebenfalls eine Schaumgeburt, sind die Träume nur schwer festzuhalten, kaum zu steuern und gar nicht zu »machen«. Durch ihre gleichartigen Eltern werden die Träume als Schäume und die Liebe als Schaumgeborene *natürlich* zu Geschwistern. Wie Tod und Orgasmus als Brüder gehört also die Liebe als Schwester der Träume mit in unser Thema.

## Träume von der himmlischen Liebe

Die Verbindung von männlichem Luftelement, dargestellt in Uranus, dem Himmelsgott, und weiblichem Wasserelement, vertreten durch das Meer, das vom herabstürzenden Gemächte des Himmelsgottes aufschäumt und befruchtet wird, ergibt jene bezaubernde Liebesgöttin Aphrodite/Venus.

Die Vorgeschichte der Geburt von Aphrodite/Venus kann die Diskrepanz zwischen der locker-beschwingten vordergründigen und der oft schweren, hintergründigen Seite der Liebe erhellen. Chronos/Saturn, der Gott der Zeit, hatte seinen Vater mit seiner Steinsichel entmannt und damit entmachtet. Im Hintergrund der Liebe steht also ein Verbrechen. Andererseits erschuf der Gott der Zeit, der die paradiesischen Zeiten des Anfangs und der Einheit beendet und den kommenden Zeiten seinen harten Stempel aufdrücken wird, etwas so Zeitloses wie die Liebe. Denn Aphrodite/Venus entstieg dem Meeresschaum, der durch den barbarischen Akt befruchtet worden war. Bis heute ist die Liebe von diesem Muster geprägt. Der Schaum symbolisiert ihre Leichtigkeit und Flüchtigkeit. Neben der Luftigkeit ihres himmlischen Vaters bringt sie gleichzeitig die Tiefe des Meeres in unser Leben.

Gar nicht so selten verbinden sich die beiden schaumgeborenen Geschwister auch zu einem großen Traum – dem der großen Liebe. Wer diesem Traum nachlebt, wird oft auch die Leichtigkeit der himmlischen Liebe zu spüren bekommen und sein Leben auf diese Weise vor Chronos retten. Denn wie die Träume relativiert auch die Liebe die Zeit und lässt uns nicht selten in den Augenblick des viel besungenen Hier und Jetzt fallen. Wer sich aber von diesem Sturz aus dem verkrampften *Wenn und Aber* in das *Hier und Jetzt* der Zeitlosigkeit erholt, wird erkennen, dass er im Paradies angekommen ist. Dort herrschen jene anderen Gesetze, die wir bereits aus der Traumwelt kennen. Es kommt zu dem begnadetem Zustand, dass die große, traumhafte Liebe einem erlaubt, Gott und die Welt, also die ganze Schöpfung, zu umarmen und von Luft und Liebe zu leben. Hier sind die Regeln von Raum und Zeit außer Kraft gesetzt und es herrscht die Qualität der Einheit.

Wie lächerlich der alltägliche Versuch ist, die Liebe mittels Regeln und Gesetzen sicherer und verfügbar zu machen, zeigt die Analogie zu den Träumen. Bei Letzteren würde niemand auf die Idee kommen, sie festzuschreiben und mit Forderungen und Verpflichtungen zu überhäufen. Wer Schaum einfangen will, kann bestenfalls zwischen den zupackenden Händen ein wenig Nässe erhaschen.

Wie die Liebe wollen die Träume einfach leben. Sie müssen also zuerst einmal geträumt werden, daraus wächst ihre Faszination und Kraft. Wenn sie auf- und festgeschrieben werden, geht dies bereits an ihrem Wesen vorbei. Ihre Deutung macht nur Sinn, wenn dadurch ihre eigentliche tiefe Botschaft ins Leben integriert wird;

sie muss gelebt werden. Dies ist naturgemäß nicht einfach, denn wie bei der Liebe ist auch der Hintergrund der Träume oft nicht problemlos. Große Träume, die ihre »Besitzer« nicht mehr loslassen, haben deren Geschicke und oft sogar die der Menschheit bestimmt. Große Träume wollen leben und drängen immer wieder an die Oberfläche des Bewusstseins.

## Der große Traum vom Frieden

Wenn wir große Träume begutachten, fällt auf, dass sie häufig aus einer Verbindung mit dem Venus-Prinzip entstehen. Aphrodite/Venus ist mythologisch und urprinzipiell auch die Göttin des Friedens. Der Traum vom Frieden aber ist vielleicht der größte aller Träume, den fast alle in der Tiefe ihres Herzens träumen. Zugleich ist es der höchstfliegende Traum, den wir träumen können, und eigentlich nur eine Erweiterung der Hoffnung, dass sich irgendwann alle Menschen lieben werden. Letztlich ist es der Traum von der Rückkehr ins Paradies, von der Rückkehr mit Frieden im Herzen zu Gott. Wer im Tiefschlaf bewusst wird, erlebt diesen Zustand tiefsten Friedens.

Selbst politische Menschen, der Liebe oft recht unverdächtig, »träumen« diesen Traum, auch wenn sie sich noch so sehr bekämpfen. Letztlich beflügelt sie der Traum, das Reich der Venus hier auf Erden zu errichten. Allerdings kommen sie nicht selten an den Punkt, erkennen zu müssen, dass die Einheit nicht von dieser Welt ist und so auch der allumfassende Friede wie die große Liebe keine Dauer hat. Beide sind nicht in den Griff zu bekommen. Wie bei der Liebe ist es schwierig, den Frieden festzuschreiben. Immer wieder ist es der Gegenpol, der in Gestalt von Kampf und Gewalt dazwischenfährt.

Hier handelt es sich aber um bewusste Träume, eigentlich um Wünsche. Dass wir Wünsche, die sehr tief reichen, auch als Träume bezeichnen, zeigt, wie sehr das Reich der Träume auch in die helle Tageshälfte hineinwirkt. Die Sprache verrät uns damit, dass wir dem Traumreich eigentlich viel mehr zutrauen als der so genannten Wirklichkeit.

## Der Traum von überwältigender Schönheit

Schließlich ist auch der Traum von überwältigender Schönheit ein großer Traum und ebenfalls mit Venus im Bunde. Es zeigt sich schon daran, dass die Schönheit ja immer nur Mittel zu dem durchsichtigen Ziel ist, geliebt zu werden. Eine überwältigend schöne Person wird allen auffallen und man wird ihr zu Füßen liegen. Das Märchen vom Schneewittchen mag dies illustrieren. In ihm siegt zum Schluss *natürlich* die wahre Schönheit, die von innen kommt – wie die wahre Liebe, die denselben Gesetzen gehorcht.

Wo Schönheit und Liebe zur Ware werden, verlieren sie hinsichtlich der Verbindung zum Himmel ihren Charme und mit der zum Meer ihre Gefühlstiefe. Dann werden sie nicht nur oberflächlich, sondern wirklich flach wie in Prostitution und Pornografie, den Albträumen der Liebe. Dann fehlen ihnen sowohl die Höhen als auch die Tiefen, die sie durch ihre mythologischen Wurzeln besitzen.

Alle großen Träume stehen in der Spannung der Polarität mit all ihren Gegensätzen. Sie haben Höhen und Tiefen. Ihre urprinzipielle Herkunft zu erkennen kann sehr helfen, sich träumend ihren Bildern und Forderungen zu stellen und ihnen nachzuleben. Ähnlich wie bezüglich des Venus-Prinzips können zu allen Urprinzipien große Träume auftauchen und gedeutet und gelebt werden.

## *Praktische Hinweise zum Umgang mit Träumen*

Statt ganze Tage zu verträumen, was viele Menschen unbewusst tun, sollten wir aktiver und bewusster in die Traumreiche der Nacht einsteigen. Lassen wir uns von dem Schatz der eigenen Seelenbilder bereichern – es ist eine, wenn auch für uns komplizierte Zivilisationsmenschen nicht immer einfache, aber sehr lohnende Methode, die obendrein zu mehr seelischer Gesundheit führt. Der erste Schritt auf dem Weg zu einem heilsamen Umgang mit den eigenen Träumen, besteht darin, ihn wirklich zu wollen. Wer beginnt, seine Träume wieder zu schätzen, wird automatisch einen besseren Zugang zu ihnen finden. Dann ergeben sich wie von selbst die nächsten Schritte:

- *Die Träume wichtig nehmen.* Wo wir unsere Aufmerksamkeit hinschicken, dorthin fließt auch unsere Energie.
- Daraus folgt als Nächstes, ein *Feld für Träume zu schaffen.* Es muss natürlich nicht dazu führen, ein äußeres, real existierendes Feld zu bauen, wie es Kevin Costner in dem sehenswerten Film *Feld der Träume* macht. Der Held des Films lernt über diesen Weg, seiner inneren Stimme, seiner Intuition, zu vertrauen und ihr ein Feld im Außen zu schaffen. Wie selbstverständlich entwickelt sich dabei auch in seinem Innern das entsprechende und entscheidende Feld, um das es eigentlich geht. Wer anfängt, sich auf die innere Stimme zu konzentrieren, und bereit ist, ihren Einflüsterungen nicht nur Gehör, sondern auch Beachtung und manchmal sogar *Nachachtung* zu verschaffen, wird sich den besten Zugang zur Welt der Träume schenken.
- Wer seiner inneren Stimme wieder Gewicht geben will, fängt am besten mit *Reisen in die Welt der Seelenbilder* an. Was tagsüber geübt wird, kann dann umso leichter auch des Nachts wie von selbst geschehen. Die Erfahrungen aus Meditationsseminaren und aus dem täglichen Umgang mit den entsprechenden

Reisen in die Seelenbilderwelten zeigen deutlich den Zusammenhang zwischen lebendigen Bildern in gelenkten Tagträumen und jenen in den ungelenkten Träumen der Nacht.[35]

- Ein ideales Umfeld für die Wiedereroberung der Traumwelten sind zum Beispiel *Wassertherapien* oder *Fastenzeiten*, durch die der archetypisch weibliche Pol angeregt wird. Speziell beim Fasten vollzieht sich ganz von selbst eine Wendung nach innen; die Außenwelt tritt etwas in den Hintergrund. Sofern die inneren Chancen, die in jedem Fasten liegen, nicht in einer Nulldiät vertan werden, kann die Anregung der Träume hier ein verblüffendes Ausmaß annehmen – bis hin zu den schon erwähnten Schlafstörungen als Zeichen der Rückkehr von Trauminhalten in das Bewusstsein.
- In diesem Zusammenhang wäre auch an die bei verschiedenen Indianervölkern üblichen *Traumfänger* zu denken, netzförmige Gebilde, die mit Federn und anderen Naturmaterialien geschmückt sind. Als symbolisch bedeutsame und emotional aufgeladene Objekte dienen sie dazu, die zarten Traumgewebe einzufangen oder doch so weit zu verlangsamen, dass sie wenigstens für einen Augenblick im Netz des Bewusstseins hängen bleiben. Natürlich wird der Erfolg ganz stark von der eigenen emotionalen Ladung solcher Gegenstände abhängen.
- Ähnliches gilt für die Methode, bestimmte *Kristalle und Edelsteine* unter das Kopfkissen zu legen, um die zugehörigen Träume hervorzulocken. Auch hier gibt es Berichte von sensiblen Menschen, die damit viel erreicht haben, während andere auf diese Weise keinen einzigen Traum »fangen«. Bevor man die Methode verwirft, sollte man sie allerdings wenigstens ein paar Mal ausprobieren.
- Überhaupt können wir im Hinblick auf Träume viel von den indianischen und anderen archaischen Völkern lernen. Sie brauchen Träume, um ihre *Visionen* zu finden, ohne die ihr Leben leer bliebe und unmöglich gelingen könnte. Auch moderne Menschen brauchen eigentlich eine Vision, um ihrem

Leben Sinn und Erfüllung zu geben. Bei bemerkenswerten Menschen findet man sie manchmal in moderne Gewänder gekleidet. Mit einer CD wie *Visionen* lässt sich die eigene innere Schau anregen. Bezeichnenderweise nutzen auch wir in geführten Meditationen dazu Erfahrungen der Seelenbilderwelten, angeregt durch Tagtraumtechniken.

– Wie sehr die Seelenbilderwelt zur Anderwelt gehört, sieht man an ihren speziellen Regeln, die sich von denen der alltäglichen Welt unterscheiden. Umgekehrt haben die Regeln des diesseitigen Alltags wenig Bestand auf der Seelenbilderebene. Selbst wenn wir sie noch so plastisch und eindrucksvoll in der Nacht durchlebt und am Morgen erzählt haben – meist haben wir unsere Träume am Mittag bereits wieder vergessen. Es ist, als hätten die Seelenbilder in der wachen Welt keinen Bestand. Um Träume im Diesseits zu verankern, ist es ratsam, sich *beim Aufwachen nicht zu bewegen und die Augen geschlossen zu lassen.* Man kann es trainieren, indem man sich schon beim Einschlafen darauf konzentriert. Wenn die Seele auf Reisen geht und sich vom Körper löst, ist oft der Wiedereintritt in den Körper das Ende der Erfahrung der Leichtigkeit des Schwebens und der Seelenfreiheit. Wer sich also beim Aufwachen ganz still verhält, kann dadurch noch die letzten Traumbilder erhaschen. Aus ihnen lässt sich dann nicht selten der ganze Traum rekonstruieren. Allerdings erfordert auch dieser Weg etwas Training. Eine andere, sogar etwas einfachere Methode wäre, falls man sich schon bewegt hat, ganz *bewusst in die Position vor dem Erwachen zurückzukehren.*

– Grundsätzlich sollten wir uns *vor dem Einschlafen fest vornehmen, uns an Träume zu erinnern* und sie gleich am Morgen *aufschreiben* oder es unmittelbar in der Nacht tun, falls wir aufwachen. Hat man die Traumerlebnisse morgens sofort *dem Partner erzählt*, kann dieser sie einem auch später wieder ins Gedächtnis rufen. Man wird sich an sie in der Regel dann wieder erinnern.

– Oft lässt sich auch über das *Erinnern der Traumstimmung* der ganze Traum zurückholen. Außerdem merken wir dadurch gleich, dass die Stimmung beim Erwachen meist die des letzten Traumes ist. So werden wir als Nebeneffekt weniger dazu neigen, solche Stimmungen nach außen zu projizieren – etwa mit dem Vorwurf: »Warum schaust du mich denn schon am Morgen so böse an?« Das erstaunte Dementi eines unschuldigen Partners beinhaltet jetzt die Chance, sich lieber an den letzten Traum zu erinnern, statt einen Streit vom Morgenhimmel zu brechen.
– Eine geradezu geniale Methode für diejenigen, die bereits mit der »Arbeit« in den Seelenbilderwelten vertraut sind, ist es, *unfertige oder durch Störungen vorzeitig beendete Träume einfach mittels aktiver Imagination weiterzuträumen*, um so an die Botschaften heranzukommen. Auf dieser Basis lassen sich auch beliebig tiefere Ebenen des Traumes betrachten, wenn die erste Ebene noch nicht genug enthüllt. Sogar die Bedeutung unklarer Symbole kann so aufgeklärt werden.
– Für das Verständnis der Seelenbilder ist es außerdem hilfreich, wie bei der Märchendeutung davon auszugehen, dass alle *Traumfiguren auch Aspekte des eigenen Wesens* sind. Weiterhin hat es sich bewährt, *jede Kleinigkeiten ernst und wichtig zu nehmen*, denn im Traum hat alles Bedeutung. Für spirituell orientierte Menschen besteht in diesem Punkt allerdings kein Unterschied zum so genannten normalen Leben.
– Eine weitere Hilfe aus dem Reich der indianischen und eigentlich aller Naturvölker ist das bei uns völlig aus der Mode gekommene Im-Freien-Schlafen. In der äußeren Natur kommen wir offenbar auch unserer inneren Natur wieder näher und damit den Träumen. Natürlich ist der Mond mit seiner archetypisch weiblichen Magie daran beteiligt. Es empfiehlt sich, *bei Vollmond unter freiem Himmel zu nächtigen*. Auch der Neumond, bei dem allerdings eine ganz andere Zeitqualität herrscht, hilft, in Seelenbilderwelten einzutauchen und auch einiges davon mit zurückzubringen. Der Mond kann jedenfalls die Träume

entscheidend mitprägen. Allerdings vermag sein Licht, und sei es noch so schwach, die Melatoninproduktion zu vermindern. Vielleicht ist dies genau der Weg seiner Einflussnahme. Leider sind derlei Zusammenhänge bislang kaum erforscht. Wer als Stadtmensch plötzlich auf dem Land die Erfahrung von Lebendigkeit in der Natur macht, wird davon auch in seinen Träumen berührt. Als Psychotherapeut habe ich hin und wieder Seminarteilnehmer – vor allem Männer, die in ihrem Leben vieles erreicht hatten und sich vor nichts fürchteten –, dazu animiert, während einiger Therapietage im Freien statt im gewohnten Hotel zu schlafen. Das Ergebnis war fast immer beeindruckend. Nicht nur lernten sie rasch, sich in der Dunkelheit der freien Natur zu fürchten, sondern sie konnten in der Regel auch weniger tief und schon gar nicht durchschlafen. Manche kamen auf diese Weise ihren Träumen wieder näher. Darüber hinaus ist der Schlaf im Freien nicht nur traumfördernd, sondern wohl auch in anderer Hinsicht gesünder. Vor vielen Jahren las ich einen Bericht, der sich aus Sicht der Biophotonenforschung mit Legehühnern beschäftigte. Man hatte festgestellt, dass die Eier von im Freien lebenden Hühnern eine messbar höhere Photonenausstrahlung hatten als die aus Legebatterien. Wenn man die Hühner aus Legebatterien wieder ins Freie entließ, dauerte es eine Woche, bis ihre Eier im wahrsten Sinne des Wortes die Ausstrahlung von Freilandeiern bekamen. Dazu fiel mir eine am eigenen Leib gemachte Erfahrung ein. Wenn ich im Frühjahr zum Schlafen auf meinen großen Balkon hinausziehe, dauert es ungefähr eine Woche, bis sich das Gefühl von prickelnder Lebendigkeit einstellt, das ich so sehr schätzen gelernt habe. Wir tun also nicht nur den Hühnern, sondern auch uns selbst etwas Gutes, wenn wir nur Eier aus Freilandhaltung zu uns nehmen. Vor allem aber schenken wir uns etwas, wenn wir uns selbst mehr im Freiland (auf-)halten – auch in der Nacht. Viele Zivilisationsmenschen leben freiwillig in der Situation von Hühnern in Legebatterien. Sommers wie winters arbeiten sie drinnen, schlimmstenfalls sogar in vollklimatisierten Räumen. Sie gehen morgens kurz aus dem Haus, um dann rasch wieder im Büro Unterschlupf zu finden. Ihren Arbeitsraum verlassen sie in der Regel erst spät am Tag, um sich dann wieder in die eigenen vier Wände zu begeben. Bezeichnend ist, dass wir die Ferientage am liebsten im Freien verbringen. Draußen zu essen gilt als besonderer Genuss. Warum also nicht auch wieder draußen schlafen? Als Kinder haben wir es ja auch genossen. Dem stehen eigentlich nur Bequemlichkeit und entsprechend angepasste Lebensverhältnisse entgegen. Seitdem ich bei jeder sich bietenden Gelegenheit draußen arbeite – selbst bei Regen ist es auf meinem Balkon oder auf der Terrasse inmitten von Pflanzen sehr gemütlich –, bilde ich mir zumindest ein, mehr Energie zu spüren und besseren Zugang zu den Träumen zu finden.

Ein Psychologiestudium ist demgegenüber kein guter Weg, um wieder an seine Träume heranzukommen. Auch Erich Fromm empfiehlt zum Verständnis von Träumen »weniger ein Studium als vielmehr Interesse, Phantasie, Geduld und die Bereitschaft zu lernen. Am besten ist es, wir steigen in die Traumsprache ein, wie wir uns als Kinder an unsere Muttersprache herangemacht haben.« Und tatsächlich ist die Traumsprache eine Art Muttersprache für uns, denn sie ist die Sprache der Seele, wie sie uns auch in Psychotherapien und geführten Meditationen begegnet. Fromm fährt fort: »Je mehr wir uns mit der Traumsprache und deren Symbolen beschäftigen, je mehr wir unsere Phantasie spielen lassen, um so rascher begreifen wir die Bedeutung unserer Träume.«

Einen Eindruck von der Kraft der Sprache der Seelenbilderwelt vermittelt das Symptom des Stotterns. Ohne Ausnahme konnte bisher jeder Stotterer in der Krankheitsbilder-Therapie, die sich ja der Ebene der Seelenbilder bedient, flüssig sprechen. Was uns anfangs wie ein Wunder erschien, erklärt sich ganz einfach. In der Psychotherapie kommen die Bilder (wie im Traum) aus einem anderen Gehirnareal und können harmonisch herausfließen. Beim intellektuellen Sprechen während des Wachbewusstseins kommen sie dagegen aus einem Bereich, wo die Barriere angesiedelt ist, die das Phänomen des Stotterns begründet. Auf der Ebene der Gehirnwellenmuster könnte man sagen, dass der Patient im Beta-Bereich blockiert und im Alpha- und Theta-Bereich im Fluss ist. An solchen Indizien zeigt sich der große Zusammenhang: Die Welt der inneren Bilder betrifft eine viel tiefere Ebene des Bewusstseins als die Sprachbilder des Alltags, die unser Wachbewusstsein bestimmen. Sowohl im Traum als auch in den Trancereisen erleben sich die Menschen in den Bilderwelten mit ganz anderen Chancen als in der Enge der wachen Alltagswelt. So kann jeder auf dieser Ebene gesund sein, gleichgültig, wie behindert er in der Wirklichkeit seines aktuellen Lebens ist. Amputierte bekommen hier ihre Arme und Beine zurück und Blinde werden wieder sehend. Dieser Anschluss an die tiefe Seelenebene ermöglicht wohl auch die verblüffenden Heilungen, die von hier aus geschehen können. Denn Bilder haben große Macht. Walt Disney sagte diesbezüglich sogar: »If you can dream it, you can do it« (»Was du träumen kannst, kannst du auch tun«).

Die Traumbilderwelt genauso wie die Seelenbilderwelt der Psychotherapie wären ideal geeignet, sich klar zu machen, dass das Leben eine Spielwiese ist, auf der es zu üben gilt. Was man im Leben gewinnt oder verliert, ist nicht unbedingt wirklich gewonnen oder verloren – schon gar nicht, wenn es sich um Materielles handelt wie den Körper oder Geld und Immobilien. Das Übungs- und Trainingsfeld für die Seele muss allerdings aktiv genutzt werden. Ein Sportplatz, der nicht bespielt wird, kann keine Fitness bringen.

## *Träume für Fortgeschrittene*

### Luzide Träume

Das luzide Träumen oder Klarträumen zeichnet sich dadurch aus, dass die Träumenden im Traum in gewisser Weise erwachen, ohne in die Alltagswelt aufzutauchen. Sie registrieren träumend, dass sie träumen, und sind im selben Moment frei von den Begrenzungen der materiellen Welt. Jetzt ist es möglich, ganz nach den Gesetzen der Seelenwelt zu leben. Materie entlarvt sich als Täuschung. Man kann durch Wände und Decken schweben. Man lässt alle Schwere des Körpers hinter sich und hat die Offenheit des unbegrenzten Seelenraumes vor sich. Vieles spricht dafür, dass man in solchen luziden Zuständen in jene Welt finden kann, die Freud als das »phylogenetische Erbe« bezeichnete und C. G. Jung als das »kollektive Unbewusste« umschrieben hat. Wahrscheinlich öffnet sich sogar jene Sphäre, die der Osten als »Akasha-Chronik« bezeichnet. Damit ist ein ungeheuer großer Bilderschatz gemeint, der alles je Gedachte und auch alles, was noch gedacht werden wird, enthält. Selbst wenn diese Möglichkeit der Einblicknahme unseren Horizont weit übersteigt, spricht vieles für ihre Existenz.

Luzide oder erleuchtete Träume sind in allen Kulturen bekannt und keinesfalls ein seltenes Phänomen. Obwohl sich durch sie große Chancen bieten, werden sie in unserer Gesellschaft wie alles dem weiblichen Pol Zugehörige weitgehend ignoriert.

58 Prozent der US-Amerikaner geben an, schon einmal luzid geträumt zu haben, 21 Prozent sogar regelmäßig einmal im Monat. Bei spirituellen Menschen, die regelmäßig meditieren, liegt die Quote noch deutlich darüber. Außerdem kommen luzide Träume bei Frauen öfter als bei Männern vor, was schlichtweg daran liegen mag, dass Frauen Träume in der Regel wichtiger nehmen und sich auch deutlich öfter an sie erinnern.

Inzwischen haben Traumforscher wie Stephen LaBerge[36] von der Stanford-Universität die Existenz luzider Träume sogar bewiesen. Er brachte Versuchspersonen, die häufig luzid träumen, dazu, ihm unter (Schlaf-)Laborbedingungen vorher verabredete Botschaften über Morsezeichen aus dem Traumreich zu senden. So war nachweisbar, dass die luziden Träumer, deren EEG Traumphasen anzeigte, bei vollem Bewusstsein waren.

Luzides Träumen ist mit technischen Hilfsmitteln zwar zu untersuchen, aber wohl kaum zu erzwingen, obwohl auch dies schon versucht wurde. Tatsächlich gab es Mitte der 1990er-Jahre aufwändige brillenartige Geräte, die der Schlafende trug. Mit ihrer Hilfe wurde die einsetzende REM-Phase angezeigt. Leuchtdioden sollten dann den Schlafenden im Traum aufwecken, ohne ihn gänzlich in das Tagesbewusstsein zu holen. In der Praxis störten sie aber eher den Schlaf, als das hohe Ziel zu erreichen.

Die Psychologin und Spezialistin für luzides Traumgeschehen Jane Gackenbach bejaht die Frage, ob es bestimmte körperliche oder seelische Voraussetzungen für luzides Träumen gibt. Vor allem fand sie heraus, dass ein gutes Raum- und Orientierungsvermögen und vor allem eine gute Körperbalance wichtig sind. Ihre Vermutung geht dahin, dass ein gut geschultes Gleichgewichtsorgan (Vestibularorgan im Innenohr) sehr wichtig ist. In diesem Zusammenhang bekommt das Schwebebett, das ab Seite 292 vorgestellt wird, eine noch größere Bedeutung, als es in meinen Augen schon hat.

Dass Gackenbach bei ihren luziden Träumern auch eine reichere Bilderwelt und mehr Tagträume feststellte, kann nicht erstaunen. Als weiterer Faktor scheint auch eine gut ausgeprägte allgemeine Intelligenz eine positive Rolle zu spielen. Schließlich sind auch Persönlichkeitsmerkmale wie Risikobereitschaft und eine – wie Gackenbach es ausdrückt – Tendenz zum androgynen Temperament unterstützend, wenn auch lange nicht in dem Ausmaß wie Balancegefühl. Androgynes Temperament ist wohl als Charakteristikum von Menschen gemeint, die bereit sind, im Feld der Polarität zu experimentieren und sich dabei auch über angestammte Geschlechtsrollenmuster hinwegzusetzen.

Wer Bedenken haben sollte, sich zu verirren und aus einem luziden Traum nicht wieder herauszufinden, kann völlig beruhigt sein. Wer luzid träumend nur irgendeinen Gegenstand kurze Zeit fixiert, erwacht sofort. Wobei die eigentliche Kunst darin besteht, möglichst lange klar zu träumen. Es ist auch einfach viel zu schön, um es rasch zu beenden.

Um im Schlaf den einmal erreichten Zustand erwachten Träumens zu erhalten, sind emotionale Ruhe und Gelassenheit hilfreich. Dieser Zustand innerer Ruhe und Gelassenheit lässt sich am besten in fast jeder Form von Meditation »trainieren«. Es gibt außerdem einige Tricks, mit deren Hilfe Klarträume wahrscheinlicher werden.

## Zeuge sein

Selbst beim luziden Träumen gibt es noch eine Oberstufe, das so genannte Zeugesein. Dabei kommt es zu einer besonderen ruhigen Bewusstheit während des Traumes. Der Träumer oder besser Traumzeuge nimmt seinen Traum wahr. Er könnte ihn sogar steuern, empfindet aber nicht den geringsten Impuls dazu. Er bleibt in seinem beeindruckend ruhigen, achtsamen Zustand und beobachtet das Traumgeschehen mit einer gewissen Distanz, aber immer aus tiefem Frieden heraus. Diesen begnadeten Zustand von Ruhe, stiller Glückseligkeit, begleitet von dem Empfinden unendlicher Weite, soll es auch im Tiefschlaf geben, und damit sind wir wieder ganz nahe bei den östlichen Erfahrungen des Traum-Yoga.

## Schritte zur Traumerleuchtung

Grundsätzlich wäre es empfehlenswert, sich mit den drei fördernden Voraussetzungen nach Jane Gackenbach zu beschäftigen:

- Erstens sollte man sein *Gleichgewichtsempfinden verbessern* durch Übungen wie Balancieren, Reiten, Surfen und so weiter.
- Zweitens wäre die Intelligenz und hier wohl vor allem die *Körperintelligenz auszubauen* mit Übungen wie Bewusstseinsgymnastik[37], Jonglieren und verwandten Spielen.
- Drittens ist es hilfreich, Persönlichkeitsmerkmale wie *Achtsamkeit und Offenheit* zu entwickeln. Erstrebenswert wäre, die Polarität zu überwinden, um in der Mitte anzukommen.

Im engeren Sinn müssten die Reisevorbereitungen schon während des Tages und am Abend vor dem Einschlafen beginnen. Je mehr Achtsamkeit und Wachheit in diese Zeit fließen, desto wahrscheinlicher wird luzides Träumen.

- Es hat sich bewährt, sich zur *Einstimmung* tagsüber immer wieder mit der Frage zu beschäftigen »*Wache ich oder träume ich?*« Auch wenn diese Frage am Tag etwas verrückt klingt, ist sie in der Nacht während des Traumes entscheidend, um vom normalen bewusstlosen zum luziden Traum zu gelangen.
- Am Tag kann man auch gut jene *Realitätsprüfung* üben, die im Traum wichtig für den Umstieg wird. Auch dies wirkt tagsüber etwas eigenartig. Die Schlüsselfrage lautet: »*Sind diese Situation und diese Umgebung real?*« Der östlichen Tradition ist sie vertrauter und kommt in der Geschichte von Wang zum Ausdruck, der sich fragte, ob er Wang ist, der geträumt hat, ein Schmetterling zu sein, oder doch eher ein Schmetterling, der gerade träumte, ein Chinese namens Wang zu sein.
- Vor dem Einschlafen bewährt sich, die *suggestive Formel zu wiederholen*: »Heute habe ich einen Klartraum.« Oder man wiederholt einfach im Geist: »Ich bin mir bewusst, dass ich träume.«
- Wer häufig das Gleiche träumt, hat dabei eine gute Chance, auf die Ebene des luziden Traums zu wechseln, wenn er sich eine *kurze Episode als Signal für das Erwachen im Traum präpariert*. Die Szene kann dann wie ein bedingter Reflex das Luzidwerden auslösen. Im Traum ist es hilfreich für das »Erwachen«, wenn sofort eine Realitätsprüfung erfolgt: Man tut etwas, das im Alltagsleben nicht möglich ist, wie frei in der Luft zu schweben oder die Sprache der Pflanzen zu sprechen. Ein Drittel aller luziden Träume entwickelt sich aus solchen Realitätsprüfungen. Oder der Träumer erkennt seltsame Unstimmigkeiten in seinen Träumen, die in der äußeren Realität unmöglich sind. Wer merkt, dass er fliegen kann oder einen völlig anderen Körper hat, mag daran erkennen, dass er träumt, und schon ist er luzid oder wach im eigenen Traum.

Die Jane Gackenbach empfiehlt, zuerst im Geist die *Absicht zu formulieren*, luzid träumen zu wollen, weiterhin *Meditation*, die ganz allgemein zu erhöhter Achtsamkeit führt. Sie weist auch auf die unbequeme Möglichkeit hin, sich um 4 Uhr früh zur Meditation aufzusetzen, um danach weiter zu schlafen. Es soll die Wahrscheinlichkeit luzider Träume ebenfalls steigern. Offenbar sind solche besonderen Zustände generell mit aufrechter Wirbelsäule leichter zu verwirklichen. Schließlich bieten auch kurze Nickerchen gute Möglichkeiten, luzid zu werden.

– Die einfachste Möglichkeit, in Wachträume einzusteigen, wäre die *geführte Meditation*[38], denn sie ist ja nichts anderes als ein gelenkter Wachtraum. Empfehlenswert ist ein konsequentes Übungsprogramm mit ständig wechselnden Themen, da dies dem Traumgeschehen am nächsten kommt. Die Erfahrung hat gezeigt, dass dadurch der Zugang zu den Seelenbilderwelten allgemein besser wird. Man erinnert sich leichter an die nächtlichen Träume und schon aus diesem Grund nimmt die Wahrscheinlichkeit für luzide Traumerlebnisse zu. Wer gelernt hat, selbst in den Bilderwelten großer Tiefe routinemäßig wach zu bleiben, wird dies auch in den Traumbilderwelten leichter schaffen. Der beste Zeitpunkt für geführte Meditationen liegt vor dem Einschlafen.
– Parallel dazu läge es nahe, auch andere *Meditationsformen* (buddhistische Meditationen, Mantra-Meditation oder Transzendentale Meditation, Zen-Meditation) zu praktizieren, da dadurch die Wahrscheinlichkeit wächst, die entsprechenden Traumgeschenke zu erhalten.
– Der Dalai Lama erwähnt eine weitere Möglichkeit aus dem *tibetischen Traum-Yoga*. Dort gibt es eine Übung, bei der die schlafende Person von einer nächtlichen Begleitperson, einer Art spirituellem Nachwächter, mit Worten wie: »Du träumst jetzt bewusst« sehr sanft angesprochen wird, sobald sie in den Traumzustand eintritt. Dies dürfte technisch nicht so schwer

durchzuführen sein, denn den Beginn der REM-Phasen erkennt auch ein medizinischer Laie leicht an den häufigen Bewegungen der Augäpfel unter den geschlossenen Augenlidern. Der Dalai Lama betont, dass selbst Menschen, die keine Erfahrungen mit dem tantrischen Buddhismus haben, solche Übungen aus dem Traum-Yoga ausführen können.

Letztlich ist alles, was dabei hilft, sich seine Träume nach dem Aufwachen bewusst zu machen, Teil der Vorbereitung. *Bewusstes Träumen* ist die Grundvoraussetzung für luzides Träumen. Erst danach macht es Sinn, sich mit den erwähnten Tricks zur Hervorrufung des luziden Traumgeschehens zu beschäftigen. Wenn man vorprescht und Stufen überspringt, können solche Übungen nämlich durchaus auch nach hinten losgehen. Ein Beispiel mag das verdeutlichen. Wenn sich jemand, der bisher gar keinen Zugang zu Träumen hat, jemanden sucht, der neben seinem Bett wacht, um ihn in den REM-Phasen auf die Ebene der luziden Träume zu lotsen, wird dies in der Regel nur dazu führen, dass beide nicht gut schlafen. Der Helfer gar nicht und der Schlafende wird stets vollständig aufwachen und dadurch seines REM-Schlafes verlustig gehen, denn er braucht ja wieder neunzig Minuten, um in ihn eintauchen zu können. Solche Experimente könnten den Betroffenen sogar in einen Zustand bringen, welcher der auf Seite 105 beschriebenen Stillpsychose nicht unähnlich ist.

Letztlich öffnet auch der Gegenpol des Luziden, der Schatten, eine Tür zur Kunst des luziden Träumens, denn ein Drittel der luziden Träume entwickelt sich aus Albträumen. Diese Tatsache ist für die mit der spirituellen Philosophie vertrauten Menschen kaum überraschend, denn es ist eine häufige Erfahrung, dass die Suche nach dem Licht Schatten hervorbringt. Viele Anhänger des positiven Denkens mittels Affirmationen haben dies schmerzhaft erleben müssen. Andererseits bringt eine Schattentherapie wie die Reinkarnationstherapie viele Lichterfahrungen hervor. Vor allem bringt sie viel Licht ins Unbewusste und ins alltägliche Leben.

## Die tibetische Lehre vom Traumkörper und Klaren Licht des Schlafes

Auf die Frage von Francisco Varela[39], ob es im tibetischen Buddhismus die Vorstellung von unterschiedlichen Bewusstseinsebenen gebe, die verschiedene Arten von Traumzuständen hervorbringen würden, antwortet der Dalai Lama: »Es wird von einem ›speziellen Traumzustand‹ gesprochen. In diesem Zustand bringt der Körper einen ›speziellen Traumkörper‹ aus Geist und Lebensenergie (Prana) hervor. Dieser spezielle Traumkörper kann sich vollständig vom groben physischen Körper lösen und woanders hingehen.«

Er führt weiter aus: »Eine Art, diesen speziellen Traumkörper zu entwickeln, besteht zunächst darin, den Traum, wenn er auftaucht, als solchen zu erkennen. Dann entdeckt man, dass der Traum formbar ist, und man bemüht sich, darüber Kontrolle zu erlangen. Wenn man allmählich geübter darin wird, nimmt die Fähigkeit zu, die Trauminhalte den eigenen Wünschen entsprechend zu beeinflussen. Schließlich wird es möglich, den Traumkörper vom grobstofflichen Körper abzulösen.«

Diese Technik wirke allein auf der Basis von Wunsch und Bestrebung. Ein zweiter Weg führe über Pranayoga (Atemübungen), aber auch dabei sei es notwendig, den Schlafzustand als solchen im Schlaf zu erkennen. Man erkennt hier die Ähnlichkeit zum Konzept des luziden Träumens.

Bezogen auf die vier Phasen des Non-REM-Schlafes erklärt der Dalai Lama die entsprechende Erfahrung des tibetischen Buddhismus: »Im tantrischen Buddhismus, dem Vajrayana, spricht man von vier Stadien im Prozess des Einschlafens, die in das so genannte Klare Licht des Schlafes einmünden. Aus diesem Klaren Licht des Schlafes taucht man in den Traumzustand des REM-Schlafes auf.«

Wer durch Übung in der Meditation sein Bewusstsein durch diese vier Phasen bis in den Traumzustand aufrechterhalten könne, sei damit auch auf die analogen Erfahrungen im Sterbeprozess gut vorbereitet. Nach tibetischer Auffassung müssen beim Sterben ganz ähnliche Stadien durchlaufen werden, bis das Klare Licht geschaut werden kann. Allerdings gibt es zwischen Einschlafen und Sterben in Bezug auf dieses Licht Unterschiede, vor allem graduelle. So wie der Schlaf nur der kleine Bruder des Todes ist, ist das hier zu schauende Klare Licht weniger intensiv. Es ist sozusagen nur ein Abglanz des überwältigenden Leuchtens, das nach dem Tod auf diejenigen wartet, die den Weg (zu ihm) kennen. Der Dalai Lama erklärt es damit, dass die Lösung von den vier Elementen im Schlaf geringer ist als im Tod. Im Tod ist die Lösung vollkommen, im Schlaf lösen sich nur die gröberen und feinen Energien, während die subtilsten erhalten blieben, was sich auch am sehr sanften Weiterfließen des Atems zeigt.

Neben Schlafen und Sterben erwähnt der Dalai Lama noch andere überraschende Möglichkeiten, Erfahrungen des inneren Lichtes zu machen. Allerdings sind diese Erfahrungen kürzer und daher schwächer. Zu ihnen gehören ohnmächtig Werden oder einen Orgasmus Erleben, aber auch so einfache Dinge wie Niesen und Gähnen. Sie alle haben immer mit Loslassen zu tun, das damit als entscheidende Hilfe auf dem Weg zum Klaren Licht gelten kann.

Eine Seele, die sich anschickt, neuerlich zu inkarnieren, hat die vier Stadien des Sterbens in der umgekehrten Reihenfolge zu durchlaufen. Für die Ebene des Schlafes wissen wir Entsprechendes aus der Schlafforschung. Die vier Stufen in den Tiefschlaf sind noch einmal rückwärts zu durchlaufen, bis der Traum- oder REM-Schlaf eintreten kann. Der Weg zum Klaren Licht und von ihm wieder zurück scheint jeweils über die gleichen Stufen zu führen.

Hinsichtlich des Schlafgeschehens betonen Buddhisten, dass es für die Seele besonders schwer sei, den traumlosen Schlaf als Schlaf zu erkennen. Es sei viel leichter, den Traum als Traum zu durchschauen. Der Dalai Lama sagt: »Wenn man den Traumzustand als

Traum erkennen kann, während man sich darin befindet, dann kann man visualisieren und das grobe Bewusstsein vorsätzlich verringern, um wieder in den Schlaf des Klaren Lichtes zurückzukehren. An diesem Punkt ist das subtilste Bewusstsein, das Klare Licht des Schlafes, leichter zu erkennen.« Und an anderer Stelle im selben Gespräch: »Ohne Verlust des Gewahrseins durch diese Übergänge zu gehen ist eine der höchsten Verwirklichungen für einen Yogi.«

Große Teile des Tibetischen Totenbuches, das Lama Sogyal Rinpoche richtiger *Das tibetisches Buch vom Leben und vom Sterben* nannte, beschäftigen sich mit diesen Zwischen- oder Bardo-Zuständen, die jede Nacht beim Übergang vom Wachen zum Schlafen genauso durchlaufen werden wie schließlich beim Übergang vom Leben zum Tod. Die Erfahrungen des tibetischen Buddhismus verweisen darauf, dass ein Mensch, der allnächtlich gelernt hat, den Weg zum Klaren Licht des Tiefschlafes zu finden und dabei bewusst zu bleiben, auch beim Sterben in der Lage sein wird, die Bewusstheit aufrechtzuerhalten und seinen Weg zum Klaren Licht problemlos zu finden. Dies ist eines der großen Ziele des tantrischen Buddhismus und letztlich aller spirituellen Lehren.

Wenn man bedenkt, dass es den Buddhisten generell darum geht, in dieser Welt, die für sie von Maya, der großen Täuscherin mit ihren Hilfsmitteln Raum und Zeit, geprägt ist, aufzuwachen, dann ist der Wunsch, im Traum aufzuwachen, für sie viel selbstverständlicher als für uns, die wir das im Rahmen des luziden Träumens für etwas ganz Besonderes halten. Buddha wird nicht umsonst der Erwachte genannt. Er ist für die Wirklichkeit erwacht, die hinter unserer von den Schleiern der Maya umhüllten Welt liegt. Wer den Traum als Traum und das Leben als nur eine andere Traumebene durchschaut, rückt der letzten Wirklichkeit näher. Offenbar kommt aus tibetisch-buddhistischer Sicht der tiefe traumlose Schlaf, die Ebene des Klaren Lichtes, der letzten Wirklichkeit am nächsten. Dem entspricht auch ihre Vorstellung von Leerheit oder Nirvana als einem Nichts, wo absolute Ruhe und tiefster Frieden herrschen. Fast alle Traditionen, die sich weit in die Welt des Bewusstseins vorgewagt haben, kennen diesen Aspekt der Leere. Im indischen Denksystem wird er mit dem Begriff *Neti Neti* (»Nicht dies, nicht das«) umschrieben. Tatsächlich spricht selbst das EEG dafür, dass der tiefste Tiefschlaf mit seinen Delta-Wellen, wo kaum noch Gehirnaktivität vorherrscht, diesem Zustand des Nichts, das alles in der Potenz enthält, am nächsten kommt.

## Indischer Yoga-Schlaf

Der indische Begriff des Yoga-Schlafes geht von ganz ähnlichen Möglichkeiten und Erfahrungen wie die tibetische Traumlehre aus. Auch hier wird danach gestrebt, das Bewusstsein während der ganzen Nacht aufrechtzuerhalten, während der Körper ruht und die Seele selbstständig und unabhängig von ihrer grobstofflichen Hülle auf Reisen geht.

Jene profaneren Träume, die sich im Körper abspielen und mit denen wir uns, ob wir wollen oder nicht, Nacht für Nacht beschäftigen, kommen nach tibetischem Verständnis zustande, wenn sich Körper verschiedener Feinheit berühren. Nach östlicher Sicht gibt es eine Reihe solcher mehr oder weniger subtilen Körper – vom grobstofflichen über den feinstofflichen bis zum sehr feinen Körper.

Im tibetischen Buddhismus geht man davon aus, dass Schlaf eine Art Nahrung für Körper und Seele ist. Die andere sehr verwandte Art der Nahrung für Geist und Seele ist Samadhi, die tiefe Meditation. Demnach gibt es drei sich zum Teil überlappende Arten von Ernährung: erstens die auch uns als solche bekannte physische Nahrung vor allem für den Körper; zweitens den Schlaf, der sowohl den Körper (vor allem in der Tiefschlafphase) als auch Seele und Geist (nach westlichem wissenschaftlichem Verständnis in der REM-Phase) nährt; drittens Samadhi, die tiefe Versenkung, die nur noch Seele und Geist nährt.

Demnach wäre der Schlaf die universellste Form der Nahrung,

die alle Bereiche unserer Existenz mit dem Notwendigen versorgt. Tatsächlich könnten wir nur mit physischer Nahrung und ohne Schlaf nicht überleben, wie die Versuche im Schlaflabor zeigen. Nur mit Schlaf könnten wir sehr wohl überleben, wenn man an die Übungen indischer Asketen oder Heiliger (Sadhus) denkt. Dass man letztlich nur von Samadhi leben kann, ist naheliegend, wenn auch schwer zu beweisen, da es so wenige Erwachte auf dieser Welt gibt. Von indischen Heiligen aber wurde auch dieses Phänomen berichtet.

## Nächtliche Astralreisen aus westlicher Sicht

Auch der westlichen Esoterik ist die nächtliche Lösung vom grobstofflichen Körper gut bekannt. Der Parapsychologe Robert Crookall[40] hat viele Berichte von solchen Astralreisen gesammelt und gewisse Übereinstimmungen gefunden.

Als Verbindung zum schlafenden physischen Körper erwähnen fast alle eine silberne Schnur oder Kette, die von der Stirn des materiellen Körpers zum Kopf des astralen Körpers reicht. Sie leuchtet und ist, solange die beiden Körper nahe beieinander verweilen, gut drei Zentimeter dick. Sie wird mit zunehmender Entfernung jedoch immer dünner, bis sie als feines Band erhalten bleibt und mehr einem Faden gleicht. Einige Astralreisende geben die Mitte der Stirn oder gleich die Zirbeldrüse (Epiphyse) als Ausgangspunkt der Silberschnur an. Diese der modernen Medizin noch immer geheimnisvolle Drüse, die uns schon als Melatoninproduzentin und Chefin anderer Hormondrüsen begegnet war, liegt in der Mitte des Kopfes, auf Höhe der Stirnmitte. Einige erlebten, wie durch diese Silberschnur Energie aus dem astralen in den physischen Körper strömte. Manche konnten sogar ihren Herzschlag in der Schnur und in beiden Körpern zugleich wahrnehmen.

Viele Astralreisende berichten, wie sie zuerst über ihrem schlafenden Körper in eine horizontale Lage gezogen wurden und dort für einige Minuten in der Luft schwebten. Anschließend fühlten sie sich in eine vertikale Position gezogen, aus der heraus dann die Reise begann.

Der astrale Raum wird von vielen zunächst als neblig, grau, eigenartig dicht und sogar als düster beschrieben. Crookall deutet es als Ergebnis der noch nicht vollständigen Lösung. Das Bewusstsein sei noch umwölkt und unfähig, die Schleier des physischen Körpers hinter sich zu lassen und sich auf die neuen Bedingungen einzustellen.

Als Nächstes folgt – zumindest bei den Personen, die zum ersten Mal Astralreisen erlebten – eine Phase der Verwirrung. Die Betroffenen versuchen, sich wie im physischen Körper zu verhalten, weil der astrale Leib ihnen vollkommen real erscheint. Erst mit der Zeit lernen sie staunend, dass sie durch geschlossene Türen gehen können und dass sogar Wände für sie kein Hindernis mehr bedeuten. Sie gewöhnen sich langsam an den Zustand außerhalb der Beschränkungen von Raum und Zeit.

Nach und nach werden sich viele auf ihrer Astralreise der Tatsache bewusst, dass sie über eine erhöhte Aufmerksamkeit verfügen und ihre geistigen Funktionen geschärft sind. Sie empfinden sich jetzt sogar nicht selten als realer und lebendiger als im physischen Körper. Anders als im normalen Leben verfügen viele über eine ungleich höhere Konzentrationsfähigkeit, die sie beliebig lange aufrechterhalten können.

Auch emotionale Konflikte ereignen sich zu Beginn einer solchen nächtlichen Reisetätigkeit häufig, weil die Verzückung über die neuen Möglichkeiten in Widerstreit mit der Angst geraten kann, den Bogen zu überspannen und das schimmernde Band zu zerreißen. Ängste bezüglich der unbekannten Gesetze auf der neuen Existenzebene treten ebenfalls nicht selten auf.

Die Regeln der Astralebene werden den Reisenden aber mit der Zeit immer klarer. Der Wille wird zur bestimmenden Kraft und kann den Reisenden in kurzer Zeit an jeden Ort der Welt führen. Allerdings berichten einige Astralreisende von ohnmachtsähnlichen Empfindungen, denn offenbar vollziehen sich solche räumlichen

Veränderungen rasend schnell. Der Wiedereintritt in die Welt des physischen Körpers wird schließlich häufig als Schock empfunden. Zumindest wird ein kräftiger innerer Ruck gespürt. Insofern ist hier bei gezielt unternommenen Reisen Vorsicht geboten.

Der US-Amerikaner Robert Monroe lehrte solche Außerkörpererfahrungen (*out of body experiences*) in den 1980ziger-Jahren. Allerdings versuchte man die Astralreisen aus einer geführten Meditation heraus zu beginnen und für die meisten blieb die Erfahrung auch auf diese Ebene beschränkt. Einige Übende konnten aber offenbar über diesen einfachen Weg lernen, sich willentlich von ihrem physischen Körper zu lösen und entsprechende Astralprojektionen vorzunehmen.

Inwieweit es sich bei Astralreisen um identische Zustände wie beim luziden Träumen handelt, muss offen bleiben. Vieles spricht zumindest für eine große Ähnlichkeit, wenn auch die luziden Träumer die Silberschnur in der Regel nicht erwähnen und einen noch gelösteren Eindruck erleben als die Astralreisenden.

# Das Feld des gesunden Schlafs

## *Das Schlafzimmer*

Statt das Wohnzimmer immer teurer und aufwändiger aufzumöbeln, läge es nahe, mehr Energie in die Gestaltung des Schlafgemachs zu investieren. Eigentlich kann der Raum der Ruhe und Stille nicht genug Aufmerksamkeit bekommen. Zum Glück ist im Schlafzimmer außer einem wirklich guten Bett wenig anderes notwendig. Weniger ist hier meistens viel mehr.

### Die Ausrichtung des Bettes

Die Frage, in welche Himmelsrichtung man sich betten sollte, geht über das Individuelle hinaus und ist oft eine Sache des Glaubens. Ein Moslem wird sich wie zum Gebet nach Mekka ausrichten. Verschiedene östliche Traditionen raten, den Kopf nach Osten zu richten, wohl im Sinne der *Orient*ierung auf das Licht. Indisch-ayurvedische Lehrer empfehlen dagegen oft den Süden. Viele indianische Völker bevorzugen den Westen, das Ziel des Lichtes, während Bauernregeln bei uns den Norden empfehlen.

Wo wir Modernen unseren Kopf platzieren, wird wohl vor allem von praktischen Gegebenheiten abhängen. Dabei könnte man auch hier an die herrschenden Felder denken und versuchen, mit ihnen in Einklang zu kommen.

Ähnlich wie die Erde ist auch der Mensch von einem elektromagnetischen Feld umgeben. Dass der Mikrokosmos dem Makrokosmos entspricht, wissen Menschen, die mit den Lehren von Paracelsus vertraut sind. Inzwischen lässt es sich auch naturwissenschaftlich belegen.

So wie die Feldlinien am Nordpol der Erde austreten, den Erdball umspannen und am Südpol wieder eintreten, ist es auch beim Menschen der Fall, wenigstens zu Beginn des Lebens. Die befruchtete menschliche Eizelle ist kreisrund wie die Erde und wird von einem elektromagnetischen Feld umgeben, dessen Feldlinien oben aus- und unten wieder eintreten. Auch später bleibt dieses Feld sehr wahrscheinlich erhalten, nur misst es niemand mehr. Allerdings werden Teile zum Beispiel im Rahmen des Elektromagnetogramms (EMG) um den Kopf herum gemessen und entsprechen genau dem Muster des Anfangs und dem der Erde. Wo immer wir einzelne Bereiche messen, finden wir solche Felder, bis hin zu kleinsten Bereichen wie etwa die Finger- und Zehenkuppen. Mit Hilfe der Kirlianfotografie lässt sich dies sichtbar machen.

Inzwischen haben Forscher vom Max-Planck-Institut für Biochemie in München einen Zusammenhang zwischen Schlafqualität und Schlafrichtung bewiesen. In der mit dem Erdmagnetfeld übereinstimmenden Nord-Süd-Richtung verlängert sich die erste Tiefschlafphase und die Menschen erwachten erholter.

Der Nobelpreisträger Werner Heisenberg sagte einmal: »Die magnetische Energie ist die elementare Energie, von der das gesamte Leben des Organismus abhängt.« Heute kann man sogar messen, dass Magnetfelder den Sauerstoffumsatz des Blutes erhöhen. Sie sorgen dafür, dass die Nährstoffe in die Zellen gelangen und die Stoffwechselschlacken wieder abtransportiert werden. Wahrscheinlich erreichen dies die Magnetfelder über die Regelung der Ionenflüsse im Organismus. Ionen sind elektrisch geladene winzige Teilchen, die zum Beispiel auch für das elektrische Potenzial der Zellen zuständig sind und aus jeder von ihnen einen kleinen Akku machen. Würde all das nicht funktionieren, würden die Zellen schnell ihr Leben verlieren und am eigenen Müll zugrunde gehen. Es ist also nicht übertrieben, die natürlichen Magnetfelder, auf die sich der Organismus über die Jahrmillionen der Evolution eingestellt hat, als die Garanten des Zelllebens zu bezeichnen.

In dem Maß, wie wir unser Leben in geschlossene Räume verlegt haben und in unserer himmelsstürmenden Bauweise überall Stahlarmierungen verwenden, schirmen wir das Erdmagnetfeld in unserem Umfeld immer mehr ab. Hinzu kommt, dass Wissenschaftler davon ausgehen, dass das Erdmagnetfeld an sich ständig schwächer wird und in den letzten fünfhundert Jahren bereits mehr als die Hälfte seiner Kraft eingebüßt hat. Insofern wäre es naheliegend, den verbliebenen Rest von natürlichem Magnetismus wenigstens beim Schlafen an uns heranzulassen.

In den USA spricht man schon von einem Magnetic Field Deficiency Syndrome (MFD – Magnetfeldmangel-Syndrom). Als seine Symptome werden an erster Stelle Schlafstörungen, chronische Erschöpfungszustände wie CFS (chronisches Müdigkeitssyndrom), Energiemangel, Kopfschmerzen, Schwindel und anderes mehr angegeben.

Besonders stark leiden naturgemäß die Besatzungen von Weltraumstationen am fehlenden Erdmagnetismus. Die verschiedenen Symptome, die von Krämpfen bis zur Knochenentkalkung reichen, werden durch den Einsatz künstlicher Magnetfelder deutlich gebessert. Allein schon diese Tatsache könnte uns zeigen, dass wir auf die Erde gehören und uns besser um sie kümmern sollten, statt den Weltraum zu erobern.

Wenn wir die freie Wahl haben, wäre es demnach erstrebenswert, uns nachts so zur Ruhe zu legen, dass unser eigenes Feld mit dem der Erde übereinstimmt. Das würde bedeuten, sich mit dem Kopf nach Norden und den Füßen nach Süden zu betten. Diese Empfehlung wird auch durch neuere Untersuchungen gestützt. Sie zeigen, dass sich die Nord-Süd-Ausrichtung positiv auf die Fließeigenschaften der intrazellulären Flüssigkeit auswirkt. Forschungen des Max-Planck-Instituts haben ergeben, dass wir in Nord-Süd-Richtung liegend rascher einschlafen und längere Traumphasen haben.

Sensible Menschen werden leicht feststellen, dass ihnen die Nord-Süd-Position am besten bekommt; manche erspüren sie sogar im Sinne eines inneren Kompasses. Dass dieser Gedanke gar nicht so abwegig ist, zeigt folgender einfacher Versuch: Man versammelt Menschen in einem völlig verdunkelten Raum und lässt sie sich so lange rechts und links herum im Kreis drehen, bis sie mit Sicherheit keine Orientierung mehr im Raum haben. Dann bekommen sie die Anweisung, sich mit ausgebreiteten Armen in Nord-Süd-Richtung zu stellen, also selbst als Kompass zu fungieren. Kaum einer glaubt von sich, dass er dazu in der Lage wäre. Aber zu ihrer eigenen Überraschung stehen zum Schluss über 80 Prozent richtig ausgerichtet. Dieses Experiment kann uns einerseits zeigen, dass wir bezüglich unseres Seins im Raum noch viel größere Fähigkeiten besitzen, als wir intellektuell wissen. Andererseits wird deutlich, wie fein unsere Wahrnehmung solcher Felder noch immer ist.

Da wir Eisen im Blut haben, ist der Gedanke gar nicht so abwegig, dass wir durch veränderte Magnetfelder stör- und magnetisierbar sind. Wenn die Millionen Eisenmoleküle im Körper sich wie winzige Kompassnadeln magnetfeldabhängig ausrichten, kann dies weitreichende Auswirkungen haben. So verwundert es nicht, dass 1980 in den USA und 1981 in Kanada ein Zusammenhang zwischen ortsabhängigen Anomalien des Erdmagnetfeldes und vermehrten Krebserkrankungen sowie Missbildungen bei Neugeborenen gefunden wurde. An der Universität von Edinburgh entdeckten Forscher schon 1966 einen Zusammenhang zwischen Erdmagnetfeldveränderungen und Herzanfällen. Dass starke statische Magnetfelder auf Enzyme wirken wie sonst nur Gammastrahlung, wurde am Institut für Strahlenforschung in Jülich festgestellt. An der Universität Aachen wurde bei starken Magnetfeldern vermehrtes Augenflimmern nachgewiesen, während man an der Universitätsaugenklinik in Münster feststellte, dass das Dämmerungssehen bereits von schwachen künstlichen Magnetfeldern beeinträchtigt wird. In einer Zeit, die diesbezüglich keinerlei Bewusstheit mehr kennt, ist das immerhin beachtenswert.

Von offiziellen Stellen und von einer bedauernswerten Naturwissenschaft abgesegnet, die alles leugnet, was sie nicht messen kann, werden Felder und Strahlungen, selbst wenn sie massive Auswirkungen haben, die alle Betroffenen spüren, weder anerkannt, noch in Planungen einbezogen. Im eigenen Schlafzimmer und vor allem im eigenen Bett könnte aber jeder auf Grund seines persönlichen Empfindens sensibler vorgehen und andere Entscheidungen treffen.

Das Bett in Nord-Süd-Richtung zu stellen mag heute vielen ungewohnt und eigenartig erscheinen. Aber es ist noch nicht so lange her, dass man jede Kirche nach Osten ausgerichtet hat, um sie am aufgehenden Licht zu *osten* beziehungsweise zu *orient*ieren. Allein schon dieses Wort könnte uns zeigen, wie wichtig in früheren Zeiten die Ausrichtung im Raum war.

## Störfaktoren ausschalten

Boris Luban-Plozza und Günther W. Amann-Jennson haben eine Reihe von inneren und äußeren Ursachen für Störungen der Schlafzimmeratmosphäre zusammengestellt[41], die hier aufgelistet seien: seelisch-geistige Disharmonie, vegetative und muskuläre Dysbalance, Störungen des natürlichen Biorhythmus, Gesundheitsstörungen, Burnout-Syndrom, Missbrauch von Nikotin, Alkohol und Medikamenten, Ernährungsfehler und Stoffwechselprobleme, Umweltgifte, Flüssigkeitsmangel.

Mit Sicherheit ist es sinnvoll, all diese Probleme so weit wie möglich aus dem Schlafzimmer herauszuhalten, wobei sie durchaus nicht gleichwertig sind. Ein wenig Alkohol kann ganz beschwingt ins Bett führen und das Einschlafen fördern – besonders in der Biervariante dank des Hopfens. Allerdings ist Alkohol für den weiteren Schlafverlauf tatsächlich problematisch, da er die Schlafarchitektur stört. Im Übermaß genossen bewirkt Alkohol außerdem ein zu frühes Erwachen. Schuld daran ist erstens der Blasendruck, denn Alkohol wirkt harntreibend. Zweitens weckt der Durst, weil der Körper sich ausgetrocknet fühlt. Der am besten mit Wasser zu löschende *Brand* stört natürlich den Schlaf.

Dass ein schlecht ernährter oder gar hungriger Mensch schlechter schläft, ist selbstverständlich. Bei einem ausgelaugten, ausgebrannten Patienten wird man zwar Müdigkeit erwarten, aber auch diese kann in Gestalt totaler Erschöpfung den Schlaf verhindern. Umweltgifte sind, vor allem wenn sie aus dem Schlafzimmer selbst stammen, ein gravierender Störfaktor und heute zunehmend verbreitet.

An äußeren Störfaktoren und Problemen, an denen moderne Gebäude und damit das häusliche Schlafzimmer leiden können, erwähnen Luban-Plozza/Amann-Jennson folgende: Elektrosmog, Magnetfeldmangel-Syndrom, Lärm, Chemiegifte und Lichtmangel. Durch jede dieser Beeinträchtigungen könne der moderne Mensch »hauskrank« werden.

Tatsächlich hat sich der Schwerpunkt des menschlichen Lebens im letzten Jahrhundert entscheidend von draußen nach drinnen verlagert. Gingen um die vorletzte Jahrhundertwende noch 80 Prozent der Menschen ihrer Arbeit unter freiem Himmel nach, arbeiten heute 90 Prozent der Zivilisationsmenschen in geschlossenen Bürogebäuden und Werkstätten. Dadurch leiden sie an Lichtmangel und sind die meiste Zeit vom natürlichen Magnetfeld der Erde abgeschirmt, das durch moderne Stahlbetonkonstruktionen deutlich abgeschwächt wird. Außerdem sind sie einer Fülle von chemischen Einflüssen durch Kleber, Farben oder Dämmmaterial sowie einem elektrischen Dauerstress ausgesetzt. Hinzu kommen heute noch gepulste Energien von den Mobilfunkmasten und den Handys selbst, von schnurlosen Haustelefonen und ihren Stationen sowie von einer Fülle von Unterhaltungselektronik, die sich ihren Weg längst bis in das Schlafzimmer gebahnt hat.

Abhilfe könnte hier am besten im Vorfeld die moderne *Baubiologie* schaffen, wobei auch einige später ergriffene Maßnahmen Erfolg bringen. Natürlich spielen in der Praxis die inneren und äußeren Faktoren zusammen und stellen – angereichert noch um all die Probleme, die durch das Bett und seine Accessoires hinzukommen – einen Cocktail starker Belastungen dar.

Wenn man das ganze Feld, in dem Schlafen stattfindet, im Auge hat, ergibt sich eine Fülle von Möglichkeiten – angefangen von kleinen Impulsen bis zu großen Umbauten –, um Störquellen zu beseitigen. Zuerst einmal wäre an den schon erwähnten Grundsatz des *Nil nocere* (»Nicht schaden«) der alten Medizin zu denken. Es sollte also alles unterlassen werden, was den Schlaf stören könnte. Ein Glück, dass wir das Schlafzimmer schon vom Fernseher entrümpelt haben.

### Licht

Wichtig ist für viele eine gute Abdunkelung. Nur im Dunkeln kann das schlaffördernde Hormon Melatonin in ausreichendem Maß gebildet werden. Aus diesem Grund sind für Menschen, die wegen ihrer Schichtarbeit tagsüber schlafen müssen, gegebenenfalls sogar Schlafmasken zu empfehlen, wenn auch natürlich ein dunkler Raum bequemer und besser wäre. Offensichtlich muss jeder innerhalb der 24 Stunden des Tages für eine gewisse Zeit *schwarzsehen*. Dem entspricht die ebenfalls für jeden gültige Notwendigkeit, sich – vielleicht nicht täglich, aber doch regelmäßig – mit seinen dunklen Seiten oder dem psychologischen Schatten auseinander zu setzen.

### Lärm

Grundsätzlich wäre das ruhigste und abgeschirmteste Zimmer als Schlafraum zu wählen, um Störungen von außen wie Verkehrslärm so gering wie möglich zu halten. Bei der Abschottung des Schlafraumes beginnt allerdings auch schon das Problem, denn von außen dringt vieles ein, das wir nicht kontrollieren und manchmal nicht einmal registrieren können. Besonders in letzterem Fall ist es oft (schon zu) spät, wenn wir die Störquelle identifizieren. Wir sind inzwischen mehrheitlich so unsensibel, dass wir viele Strahlungsarten gar nicht wahrnehmen können, wohingegen unser Organismus sie sehr wohl spürt und darunter leidet. Selbst an ganz normalen Lärm, an den wir uns subjektiv durchaus gewöhnen, kann sich unser Körper nicht ausreichend anpassen und nimmt Schaden, lange Zeit unbemerkt von uns. Lärm macht auf Dauer wirklich krank. Der Einbau von Schallschutzfenstern wäre denkbar. Allerdings lassen wir damit auch keine frische Luft mehr herein.

### Erdstrahlen

Das für Lärm Gesagte gilt für Erdstrahlen in noch stärkerem Ausmaß. Sehr häufig finden wir zum Beispiel bei Krebspatienten einen diesbezüglich gestörten Schlafplatz. Nun soll hier keinesfalls der naive Glauben weiterverbreitet werden, Erdstrahlen und andere Störfelder würden Tumore verursachen. Es ist viel eher so, dass bestimmte Menschen dazu neigen, sich bevorzugt an gestörten Plätzen niederzulassen, wo sie dann die Chance haben, ihr Thema in Krankheitsform zu bearbeiten. Insofern wäre es aber natürlich gut, schon im Vorfeld darauf zu achten, wozu ich neige und wo und wie ich mich bette.

Sensitive Menschen können entsprechende Wohnungsdiagnosen stellen und beratend Hinweise für den günstigsten Bettplatz geben. Ein Bett umzustellen oder von Anfang an richtig zu platzieren, ist noch immer der einfachste Weg und allen Abschirmvorrichtungen vorzuziehen.

### Elektrosmog

Bei starkem Elektrosmog ist es möglich, das Problem durch Netzfreischalter technisch zu lösen. Bei Neubauten wäre daran zu denken, überhaupt auf 24 Volt Gleichstrom aus der eigenen Solaranlage zu wechseln, wodurch sich störende Felder gar nicht erst aufbauen können. Jedenfalls habe ich persönlich mit dem Versuch, einen störungsfreien Ort bei minimalem Energieverbrauch einzurichten, sehr gute Erfahrungen gemacht. Es geht, wenn man will, das heißt, wenn es einem etwas wert ist. Elektrosmog ist an einigen Schlafstörungen schon deshalb mitbeteiligt, weil er neueren Forschungen zufolge die Melatoninproduktion im Organismus hemmt.

Inzwischen ist von allen Seiten unbestritten, dass Herzschrittmacher durch Elektrosmog gestört werden. Eine sechs Jahre lang durchgeführte Studie im Auftrag des US-Kongresses ergab im Jahr 1999, dass niederfrequente elektromagnetische Felder zu einer leicht erhöhten Blutkrebsrate führen. Die internationale Agentur für Krebsforschung der Weltgesundheitsorganisation (WHO) schätzt sie als »möglicherweise krebserregend« ein. Wenn man bedenkt, dass die Melatoninproduktion nachweislich gestört wird und dieses Hormon eine Abwehrsteigerung bewirkt sowie eine besondere Art von Schutzfaktor bezüglich bestimmter Tumorarten darstellt, wird das verständlich. Andere Studien ergaben – laut Informationsschrift der Verbraucherzentrale aus dem Jahr 2003 –, dass es durch Elektrosmog zu Zellveränderungen und Beeinflussung des Erbgutes kommt.

*Radiowecker* und *Babyphon* verursachen viel Elektrosmog. Direkt neben dem Kopf postiert, sind sie geradezu die Karikatur einer gesunden Schlafsituation. Obendrein stellt der Einsatz eines Radioweckers eine wirksame, aber extrem ungeeignete Methode dar, um sich aus der Traumwelt reißen zu lassen. Man sollte sich überlegen, ob man wirklich mit den Morgennachrichten und Popsongs erwachen will. Wenn man darauf Wert legt, sich an seine Träume zu erinnern, dann ist diese Geräuschkulisse sicher die ungeschickteste Begleitung für den Wechsel von den Seelenbilderwelten in den normalen Alltag.

Der herkömmliche Wecker ist mit seinem Ticken allerdings auch keine Lösung, denn er gibt einen Takt vor, und Takt verhält sich zu Rhythmus wie Tod zu Leben. Außerdem ist er eine Lärmquelle. Vor allem aber beendet das Weckerklingeln die Regeneration, bevor sie beendet ist. Idealerweise würde man so leben, dass man einige Minuten, bevor der Wecker klingelt, ausgeschlafen erwacht. Das mag für viele eine Utopie sein. Man kann sich heute schon mit Modellen behelfen, die völlig geräuschlos arbeiten, bis sie zum Weckeinsatz kommen. Wobei das letzte und wichtigste Thema, das Aufwachen zum gewünschten Zeitpunkt ohne Hilfe von außen, damit noch nicht gelöst wird.

Ein besonderes Problem ist das *Telefon* auf dem Nachttisch. In den meisten Fällen zeugt es lediglich von einer Überschätzung der eigenen Wichtigkeit. Selbst wo es zwingend notwendig ist, zum Beispiel bei Ärzten im Bereitschaftsdienst, geht von ihm eine im psychischen Sinn bedrohliche Atmosphäre aus. Seine Art zu wecken ist in der Regel brutal und könnte durch die Wahl eines melodischen Klingeltons, der möglichst leise eingestellt ist, entschärft werden.

Als Masochist kann bezeichnet werden, wer das *Handy* aus Nächsten- beziehungsweise Partnerliebe am Körper trägt – in der Vibrationsfunktion. Handystrahlungen sind wir heute weitestgehend hilflos ausgeliefert. Dass sie negative Einflüsse auf unsere Gesundheit und den Schlaf haben, wird immer wahrscheinlicher. Alexander Borbély vom Institut für Pharmakologie und Toxikologie der Universität Zürich zufolge treten Veränderungen im EEG bereits 15 Minuten nach dem Einschalten auf. Es kommt zu einer Verkürzung der REM-Phasen bei Schlafenden. Und dies ist nur eine alarmierende Nachricht zum Thema Handy.

Zwar können wir Handys und Telefone aus dem Schlafzimmer verbannen, wofür auch vielfältige andere Gründe sprechen, aber inzwischen gibt es in Städten praktisch kaum mehr Plätze, die nicht unter massiver Strahlungsbelastung durch Mobilfunkmasten leiden. Bis die Erfahrung vieler Bauern, dass es in der Nähe dieser Sendemasten bei den Tieren zu mehr Fehlgeburten und Missbildungen kommt, vom Land in die Städte gedrungen und von wissenschaftlichen Beweisen gestützt ist, wird der Schaden bereits unübersehbar sein. Wer sollte solche Wirkungen auch untersuchen und wer könnte ein Interesse daran haben, die Wahrheit zu Tage zu fördern? Die Industrie, die heute mehr denn je die Forschung bestimmt, hat kein Aufklärungsinteresse. Von ihr ist kein Schutz vor dieser Art von Unheil zu erwarten, selbst wenn man dort Bescheid wüsste. Bezeichnenderweise hat ein mir bekannter Manager eines großen Telekommunikationskonzerns in der eigenen Familie die Handybenutzung ohne Freisprecheinrichtung rigoros verboten.

Am einfachsten ist es natürlich, Handys möglichst selten und nur im Notfall einzuschalten, nie ohne Freisprechanlage zu telefonieren und beim Telefonieren immer darauf zu achten, dass das Handy voll aufgeladen ist, da die Strahlung sonst noch stärker ist.

Bei sehr empfindlichen Menschen ist sogar zu erwägen, ob sie im Schlaf nicht lieber auf *Quarzuhren*, deren innerer Quarzkristall mit hoher Frequenz schwingt, verzichten sollten. Zwar ist unklar, ob diese sehr geringen, aber deutlich messbaren elektromagnetischen Felder wirklich störend sind, aber der Aufwand, die Armbanduhr in der Nacht abzulegen, ist gering, und sicher ist sicher.

Natürlich gibt es auch eine Fülle von *Abschirmvorrichtungen* aus in der Regel gut gemeinten alternativen Quellen, deren Wirksamkeit jedoch schwer zu überprüfen ist. Im Heil-Kunde-Zentrum in Johanniskirchen haben sich die Systeme von Memon, einer Firma, die kombinierte Lösungen für Wasser- und Raum- beziehungsweise Elektrosmogprobleme anbietet, am besten bewährt. Auch wenn die wissenschaftlichen Untersuchungen diesbezüglich noch in den Anfängen stecken, gibt es für die Wirksamkeit der Memon-Technik neben dem subjektiven Empfinden doch einige überzeugende Hinweise.

Die im Bereich der alternativen Gesundheitsszene angebotenen Wundermittel für guten Schlaf und besseres Leben reichen von Pyramiden bis zu Matratzen und Zudecken mit eingebauten Magneten. Besonders Letztere haben eine erhebliche Anhängerschaft gewonnen, was nicht nur am offensiven Strukturvertrieb liegen mag. Mit ins Gewebe eingebauten Mikromagneten werden sie von ihren Anhängern, die allerdings oft gleichzeitig Händler sind, für alle möglichen Wunder verantwortlich gemacht und zur Abwehr fast aller Störfelder sowie zur Energetisierung angepriesen. Persönlich konnte ich keine der wundersamen Ergebnisse oder auch nur Veränderungen bei mir und meiner Familie beobachten. Doch es gibt glühende Anhänger dieser Produkte, die darauf schwören, in vielen Bereichen davon profitiert zu haben.

Allerdings stört das System aus Bett, Zudecke und Kopfkissen mit Sicherheit das natürliche Magnetfeld. Dies ist ganz leicht zu erkennen: Man braucht nur einen Kompass über Matratze oder Decke ziehen und wird erleben, wie die Kompassnadel verrückt spielt. Sie wird ständig von den eingewobenen Magneten abgelenkt und vollführt einen permanenten Kreistanz. Insofern kann ich mir nicht vorstellen, dass das Produkt auf Dauer gesund ist.

Auch Bettenhersteller bieten inzwischen solche Ersatz-Magnetfelder an. So wurde ein Modell namens »Premium Magnet« entwickelt, das auf dem Einbau von schwachen Stabmagneten beruht und eine dem Erdmagnetfeld entsprechende Nord-Süd-Polung gewährleistet, egal, wo und wie man das Bett aufstellt. Daneben existiert ein System, in dem Biomagnete stecken, die in Nord-Süd-Richtung gepolt sind. Zwar ist der künstliche Magnetfeldeffekt hier ungleich schwächer und von daher dem Erdmagnetfeld ähnlicher, aber es hat auch den Nachteil, dass der in die Unterlage einsinkende Schläfer nicht mehr im natürlichen Erdmagnetfeld liegt. Immerhin ergibt sich damit eine Alternative für diejenigen, deren Schlafplatz so gestört ist, dass sie sowieso kein natürliches Erdmagnetfeld mehr haben. Dann sind sie sicher mit dem Magnomed-Effekt besser dran. Der Erdungsstecker ist in jedem Fall eine gute Maßnahme gegen Elektrosmogbelastung.

### Die Nord-Süd-Richtung testen

*Bevor man sich zu der Investition in ein Bettsystem mit Magnetfeldersatz entschließt, lässt sich der eigene Schlafplatz recht einfach mittels eines Kompasses testen.*

*Man bestimmt im Schlafzimmer, wo Norden ist. Anschließend rückt man das Bett – oder stellvertretend dafür eine Liege – in Nord-Süd-Richtung. Wenn nach dem Ausrichten des Bettes das Kopfende nach Norden und das Fußende nach Süden zeigt, nimmt man den Kompass und zieht ihn langsam vom Kopf- zum Fußende über das Bett. Wenn sich die Nadel nicht aus der Nord-Süd-Richtung bewegt, ist das Erdmagnetfeld nicht wesentlich gestört.*

### Chemische Schadstoffe

Chemiewolken haben ebenfalls nichts im Schlafzimmer verloren. Hier wäre zu empfehlen, konsequent auf ökologisch verträgliches Material, am besten natürlich schon beim Bau, in jedem Fall aber bei der Einrichtung zu achten. Reine Schafschurwolle soll zum Beispiel giftige Ausdünstungen im Schlafzimmer um bis zu 80 Prozent neutralisieren.

## Das gute Klima

### Innere Balance

Das Klima im Schlafzimmer ist an erster Stelle ein seelisches Thema und damit wichtiger als die Ausschaltung von äußeren Störquellen. Wo Lust und Liebe herrschen und obendrein eine gute Portion Humor mit im Spiel des Lebens ist, wo die Stimmung gut ist und den Geist erhebt, kann vieles andere damit kompensiert werden. Schlechte Stimmung in einem optimal entstörten, baubiologisch durchsanierten und nach Feng-Shui-Kriterien durchgestylten Schlafzimmer ist immer noch eine Katastrophe für die Seele.

Doch auch das seelische Klima braucht Einsatz und Achtsamkeit. Die Art des Umgangs miteinander oder mit sich selbst wird dafür entscheidend sein. Wer den Tag mit Gesprächen, meditierend oder auch lesend beendet, wird sicher gut mit ihm fertig und kann sich entsprechend auf die Seelenwelt mit ihren Traumbildern einstellen.

Aber auch das objektive Klima ist alles andere als bedeutungslos. Hier gibt es ebenfalls einfache Regeln.

### Genügend Wärme

Je mehr frische Luft im Schlafraum, desto besser fühlt man sich – sofern man noch genügend Eigenwärme produzieren kann und nicht krank oder geschwächt ist. Zug ist dagegen vielen Menschen unangenehm und zu vermeiden.

Die Temperatur darf beim Schlafen ruhig niedrig sein und sollte etwa 18 Grad betragen, sofern die Bettatmosphäre trocken und warm bleibt. Zu bedenken ist aber, dass der Organismus im Schlaf und während der Nacht ein größeres Wärmebedürfnis hat. Die meisten Menschen frieren nachts leichter als am Tag, was auch mit psychologischen Themen im Hinblick auf die unbewusst als bedrohlich empfundene Dunkelheit zu tun haben mag.

Auch hier gilt es, die eigene Temperatur zu finden. Ein kaltes Schlafzimmer ist durchaus kein Muss und niemand sollte für die angebliche Gesundheit frieren. Kälteempfindungen führen leicht zu Verspannungen, die wiederum den Schlaf stören. Zu hohe Temperaturen fördern andererseits das Schwitzen, das zum Abdecken und so sekundär auch wieder zum Frieren führt.

Partner mit unterschiedlichem Temperaturempfinden können sich gut über die Wahl verschiedenartiger Materialien bei den Bettdecken helfen. In der Regel friert *sie* auf Grund ihrer Kreislaufsituation ein halbes Leben lang rascher als *er* und könnte dann ihre eigene Betthöhle mit kuscheligem Bettzeug und einer zusätzliche Decke schützen. Im Wechsel wechselt in der Regel auch diese Situation und *sie* kann *ihn* dann – von Hitzewallungen über alle Maßen gewärmt – zum Ausgleich das Frieren lehren.

Allerdings ist die Raumtemperatur nur die eine Seite. Feuchtkalte Wände wie etwa schlecht isolierte Außenwände haben über ihre deutlich spürbare Kälteabstrahlung einen die Schlafqualität drastisch mindernden Einfluss und können eine äußerst unangenehme Atmosphäre verbreiten. Sie sind von daher als Bettplatz zu meiden. Am besten eignet sich die wärmste Innenwand für das Kopfende, bei einem Mindestabstand von einem Meter vom Fenster zur Vermeidung störender Zugluft. Allerdings kann hier der Wunsch hinzukommen, den Kopf nach Norden zu »orientieren« (siehe ab Seite 213) und schon ist wieder ein Kompromiss gefragt.

### Frische Luft

Günstig ist ein Raumklima mit einer Luftfeuchtigkeit von etwa 50 Prozent. Zu geringe Luftfeuchtigkeit ließe sich mit entsprechenden

Geräten abwenden, wobei hier sowohl die Gefahr des Elektrosmogs als auch eine etwaige Lärmbelästigung zu bedenken wären, um nicht vom Regen in die Traufe zu kommen. Dasselbe gilt für viele gut gemeinte Maßnahmen nach der Feng-Shui-Lehre. Wenn das Pumpengeräusch das Wasserplätschern übertönt, ist die an sich gute Idee eines Zimmerbrunnens gleich mit zwei Störquellen verbunden: Lärm und Elektrosmog.

Die Belüftung des Schlafzimmers kann gut auch während des Tages geschehen. In der Nacht muss das Fenster dann nicht unbedingt geöffnet sein, vor allem wenn äußere Lärmquellen stören.

Eine *Klimaanlage* könnte für jede gewünschte Temperatur und Belüftung sorgen. Allerdings wären auch hier subtilere Ansätze gefragt. In der Praxis werden herkömmliche Klimaanlagen das Raumklima eher verschlechtern. Andererseits ist es möglich, mit kontrollierter Belüftung wie in modernen Ökohäusern ein optimales Raumklima zu schaffen.

Die in den warmen südlichen Ländern üblichen Klimaanlagen haben vor allem auch die Funktion, die Luft zu entfeuchten, was eine große Erleichterung sein kann. Hierzulande hat man oft nur die Wahl zwischen zwei Übeln: unerträglicher Hitze und Feuchtigkeit auf der einen und einer im wahrsten Sinne des Wortes windigen Atmosphäre auf der anderen Seite. Allerdings gibt es inzwischen auch dezenter arbeitende Anlagen und immer auch die Möglichkeit, sie nicht so stark aufzudrehen. Oft ist schon eine geringe Temperaturabsenkung ausreichend und viel weniger störend.

Die so genannte *kontrollierte Belüftung*, die durch die ständig gewährleistete Frische der Luft als angenehm empfunden wird, aber keinen Luftzug verspüren lässt, stellt dagegen eine ökologisch sinnvolle Möglichkeit dar, einerseits für ein ideales Klima zu sorgen und andererseits Energie- und im Winter Heizkosten zu sparen. Dabei wird die Luft, bevor sie in einem sanften, nicht als Wind spürbaren Strom ins Haus gelenkt wird, viele Meter durch die Erde geleitet, wodurch sie sich im Sommer abkühlt und im Winter aufheizt, jedoch immer frisch bleibt.

Schließlich lässt sich sogar mittels Ionengeräten dafür sorgen, dass sich die Verhältnisse – jedenfalls was die Dichte an Kleinionen und damit einer ausgewogenen Relation von negativ und positiv geladenen Ionen angeht – typischem Hochgebirgsklima nähern. Allerdings gehört der Elektrosmog wieder zu der Schattenseite solcher Geräte. Negative Ionen in ausreichender Zahl beugen der elektrostatischen Aufladung vor. Es wird verhindert, dass die Schleimhäute trocken werden und die Luft verbraucht und ermüdend wirkt, wie es etwa im Auto nach langer Fahrt und noch schlimmer im Flugzeug geschieht. Die Bedeutung der Ionen ist zuerst aufgefallen, als man bemerkte, wie überdurchschnittlich gesund Menschen sind, die in der Nähe großer Wasserfälle leben. Sie verdanken ihren guten Zustand wesentlich der dort vorhandenen besonders hohen Zahl an Kleinionen in der Atmosphäre.

Oft ergänzen sich auch objektive Verbesserungen mit subjektiven Elementen. Wer *Salzkristallleuchten* in seinem Schlafzimmer aufstellt, hat nicht nur deren ionisierenden Effekt, sondern auch eine angenehme warme Lichtquelle, die eine heimelige Atmosphäre schafft. Allerdings sollte man den ionisierenden Effekt nicht überschätzen und der Verhinderung von Elektrosmog unbedingt den Vorzug geben.

Die Erfahrung, dass Wasser in vielfältiger Weise reinigend wirkt, mag auch dazu geführt haben, dass im Feng Shui *Wasserspiele* und auch nur Poster von Wasserfällen für das Raumklima empfohlen werden. Die Wirkung eines Posters wird natürlich viel geringer sein, aber Bilder sind durchaus nicht wirkungs- und schon gar nicht bedeutungslos. So konnte eine US-Studie zeigen, dass Rekonvaleszenten, die von ihrem Krankenzimmer aus auf freie Natur sahen, nur die halbe Zeit zur Erholung brauchten. Allerdings dürften innere Bilder letztlich wirksamer sein als äußere und der Blick auf lebendiges Grün vermag wiederum mehr zu bewirken als der auf Poster mit Landschaftsmotiven.

**Pflanzen und Tiere**

Während manche behaupten, Pflanzen und Tiere hätten im Schlafraum nichts zu suchen, fühlen sich andere in ihrer Gegenwart erst wohl und entspannt. Beide können für ihren Standpunkt gute Gründe vorbringen. Zum Beispiel argumentiert *er* mit Recht, dass Tiere und (in der Nacht auch) Pflanzen mit den Schlafenden um den Sauerstoff im Raum konkurrieren. Er mag nicht mit einem Raubtier – ihrer Katze – im selben Bett schlafen. Aber *ihre* Sicht der Dinge hat auch etwas für sich, wenn sie sich einfach in der Nähe ihrer grünen oder kuscheligen Lieblinge wohler fühlt. Hier ist der Kompromiss einfach: Er muss ihr nur all das geben, was sie bisher nur von der Katze bekommt, dann kann sie auf Letztere verzichten.

Diskussionen über Hygiene und dergleichen bringen in diesem Zusammenhang wenig. Wenn rationale gegen emotionale Argumente stehen, liegt das eigentliche Problem fast immer auf einer anderen Ebene. Natürlich wäre es mit Sauberkeit auf Operationssaalniveau hygienisch am unproblematischsten, aber wer will schon so (ungemütlich) einschlafen? Und hätten die früheren Menschen nicht die Wärme ihrer Haustiere in der Nacht – nicht selten auf demselben Lager – genutzt, wären sie sicher schlechter durchgekommen. Andererseits können Tiere wirklich stören, wenn sie mit ihrer Nachtaktivität für Unruhe sorgen. Außerdem stehen die Darmwinde mit modernem Dosenfutter versorgter Haustiere denen von Herrchen und Frauchen in nichts nach. Es gilt also abzuwägen.

Bei den Pflanzen ist der Kompromiss einfach. Sie sind nachts ruhig und wo durch ein offenes Fenster für genug Frischluft gesorgt ist, erübrigt sich die Diskussion. Wenn *sie* allerdings einen grünen Daumen, aber keinen Garten hat und im Schlafzimmer einen Dschungel einrichtet, könnte man darüber nachdenken, ob ein eigener Garten nicht die Lösung wäre, vielleicht wenigstens ein Blumenfenster im Wohnraum. Andernfalls könnten beide zusammen für Dschungelgefühle sorgen.

**Feng Shui**

Es lassen sich auch subtile Methoden wie das chinesische Feng Shui einsetzen, um lebensfördernde Felder zu schaffen. Allerdings würde ich immer dazu raten, bei so fremden Systemen zuerst einmal den Sinn dahinter zu ergründen. Den Toilettendeckel zu schließen macht in allen Kulturen und Gesellschaften Sinn – ob man damit nun aus Feng-Shui-Sicht das schlechte Shah abwehrt oder dem westlichen Mythos folgend der Unterwelt einen Riegel vorschiebt oder aus wissenschaftlich-hygienischer Perspektive schlechte Gerüche und sogar Erreger abhält, bleibt sich dabei gleich.

Wer in seinem Schlafzimmer Flöten aufhängt, die er niemals spielen könnte, wird wohl wenig erreichen im Vergleich zu denjenigen, die in ihrem Schlafzimmer Musik machen, gleichgültig auf welchen Instrumenten. Wer Poster von Wasserfällen aufhängt, wird seinem Schlafzimmer ein studentisches Flair verpassen, wie dies eben mit Postern geschieht. Es mag passend sein, wenn man zufällig Student(in) ist. Andernfalls wäre sicher eine Wohnlage an einem Wasserfall, Wildbach oder reißenden Fluss vorzuziehen. Es gäbe auch die Möglichkeit, sich der Idee fließenden Wassers gedanklich zu nähern und etwas von dieser archetypisch weiblichen Energie in das Schlafzimmer einfließen zu lassen.

Auch das Aufhängen von Drachendarstellungen im Schlafzimmer scheint mir keine besonders glückliche Idee zu sein. Sie wird schon deshalb kein Glück bringen, weil der Drache in der westlichen Mythologie eher das Gegenteil eines Glücksbringers ist, nämlich Ausdruck des dunkelsten Schattens. Man denke nur an den Drachen Fafnir in der Siegfriedsage. Auch das Aufstellen von Gläsern mit einem einsamen Goldfisch ist keine gute Lösung für Geldprobleme, sondern Tierquälerei.

Trotz dieser kritischen Bemerkungen bin ich durchaus nicht gegen Feng Shui eingestellt, sondern habe im Gegenteil vor Jahren das erste Feng-Shui-Buch[42] in unserem Sprachraum herausgegeben. Damals war diese östliche Kunst noch so unbekannt, dass der Verlag gar nicht wagte, das Wort Feng Shui als Titel zu wählen.

Wir brauchen hierzulande wieder ein Gefühl für Räume und die darin herrschenden Schwingungen. Allerdings wäre es an der Zeit, sich auf die eigenen Wurzeln zu besinnen und eine Verbindung zwischen Ost und West zu schaffen. Wer sein Schlafzimmer im Hinblick auf seine eigenen Bedürfnisse gestaltet – im Einklang mit seinem Wesen und mit Offenheit für die Seelenbilderwelten, die er von diesem Raum aus bereisen will –, kann kaum fehlgehen. Manch einer wird Weite und Offenheit brauchen, um weite Reisen in sich anzuregen. Andere werden eher eine Höhle bevorzugen, um sich geborgen und sicher zu fühlen. Die konkrete Raumgestaltung hängt von der eigenen Bewusstheit und Wahrnehmung ab.

## *Rückzugs- und Erholungsort Bett*

Ein wichtiger Faktor für den guten Schlaf ist das Bett. Dies gilt umso mehr, wenn man sich seiner tieferen Bedeutungsschichten erinnert. So gut wie alle therapeutischen Regressionen gelingen am besten in der ruhenden Position des Liegens. Entsprechende Therapiestunden werden auch fast immer liegend und kaum je sitzend oder gar stehend durchgeführt. Das Bett ist wie der Mutterleib der ideale Ort der Regression. Der Mutterleib diente zu Beginn des Lebens vor allem dem entspannten Wachsen, während das Bett dann zum wichtigsten Regenerations- und Reparaturplatz des Lebens wird. Wo Aspekte wie Jungbrunnen, Reparaturwerkstätte und Ort des seelischen und körperlichen Wachstum zusammenkommen, müssten wir viel mehr Achtsamkeit und Wohlwollen investieren, als es bisher geschieht.

### Die Symbolik des Schlafplatzes

Ein Blick in die Geschichte zeigt uns am deutlichsten, wo wir heute schlafend gelandet sind.

Früher war die Behausung weniger Haus als *Loch*, nämlich eine *Höhle* in Mutter Erde. Damals war dieses Zuhause in erster Linie Schlafplatz, wo man die Nacht sicher und geschützt verbringen konnte. Unsere Vorfahren verkrochen sich in ihre Löcher. Alles war noch Natur. Wer dagegen heute noch in einem Loch haust, ist offenbar in der Zeit und vielleicht auch in anderer Hinsicht in seiner Entwicklung zurückgeblieben.

Nach und nach kam zur Natur auch etwas Kultur hinzu und die Menschen fingen an, in eigens errichteten *Behausungen* zu leben. Auch hier ging es wohl vor allem noch um Schutz und Sicherheit und weniger um Gesundheit oder Ästhetik. Wobei Gesundheit insofern immer mit im Spiel war, als auch die frühen Menschen schon wussten, dass sie zum Überleben genügend Schlaf brauchten. Die zunehmend bessere soziale Organisation in Sippen und Verbänden führte allmählich dazu, dass man sich leichter und sicherer Ruhe gönnen und dem Schlaf und mit ihm der Regeneration mehr Aufmerksamkeit schenken konnte. Unsere heutigen Betten begannen wohl mit dem Versuch, die Unebenheiten des Bodens auszugleichen und es sich im Schlaf bequemer und weicher zu machen. So kamen die ersten Unterlagen auf und schon bald hatten die besseren Leute wahrscheinlich auch die besseren Schlafmatten.

Ursprünglich schliefen wohl alle Menschen auf dem Boden, bevor sie sich – wahrscheinlich anfangs vor allem aus Gründen der Sicherheit – in höhere Positionen begaben, zur Not wahrscheinlich bis hinauf in die Bäume. Pfahlbauten und Baumhäuser entsprachen den frühen Sicherheitsbedürfnissen. Das *Schlafen auf dem Boden* spricht für Bodenständigkeit und Erdverbundenheit. Wir sind hier allem Anfang noch recht nahe. In Kulturen wie der japanischen bewahren selbst Meditationen wie etwa das Zazen die Tendenz zur Bodenhaftung. Wer mit offenen Augen vor sich auf den Boden schaut, wird kaum abheben und sich in luftigen Illusionswelten verlieren. Diesen Weg wählen eher realistische als mystische Menschen, auch wenn das in der Jugend bei uns gerade umgekehrt erscheinen mag. Möglicherweise wählen junge idealistische Jugendliche diese Schlafvariante auch, um sich unbewusst doch ein wenig Erdung und Realitätssinn zu holen.

*Hochbetten* sind dagegen in den Himmel gebaut und erfreuen sich bei Kindern und Jugendlichen großer Beliebtheit. In der Frühzeit waren für die Wahl von Hochbetten, die wohl in Bäumen eingerichtet wurden, die erwähnten Sicherheitsgründe ausschlaggebend. Dabei passen sie eigentlich besser zu den hochfliegenden idealistischen Ideen und Träumen der Jugend. Hier ist nun mehr als genug Luftelement unter der Matratze. Man schläft sozusagen im Himmel. Allerdings kann es in diesem Bett, das sich ja wiederum sehr vom Himmelbett unterscheidet, im konkreten Sinn sehr heiß werden, weil Wärme nach oben steigt. Allerdings scheint eine gewisse Hitze auch gut in die Zeit des Heranwachsens zu passen und wird ja auch durch nahe liegende Bettaktivitäten noch bewusst produziert.

Das *Himmelbett* ist dagegen eine eher begrenzende Angelegenheit. Ein Bett mit einem Baldachin verhängt dem Schläfer den Himmel und damit den Ausblick und die Perspektive. In aller Ehrlichkeit haben dieses Modell in der Geschichte auch nur sehr wohlgeborene Menschen bevorzugt, deren Perspektive in der Regel schon bei ihrer Geburt festgelegt und damit auch verstellt war. Allerdings vermitteln diese umbauten Betten auch etwas vom Lebensgefühl der Höhlenmenschen: Man will es überschaubar, vielleicht sogar kuschelig und setzt auf Angst minimierende Maßnahmen. Hier werden mit dem Bild der Höhle wieder Mutterleibsassoziationen deutlich. Oftmals haben solche Schlafstellen auch fast etwas von einer Gruft. Stimmigerweise schlafen diejenigen, denen nach ihrem endgültigen Entschlafen ein Platz in einer Gruft sicher ist, auch schon zu Lebzeiten in entsprechenden gruftähnlichen Verhältnissen.

Wer dagegen auf dem Gegenpol als Bett eine *Kiste* wählt, die – einfach aus vier Brettern gezimmert – direkt auf dem Boden steht und über einen harten, weil ebenfalls selbst gebastelten Lattenrost verfügt, der eigentlich gar keiner ist, kann entweder pragmatisch und sparsam oder sehr bewusst sein. Es ist sicher die einfachste Bettform: auch räumlich nur knapp oberhalb des Bodens und in erster Linie funktional gestaltet. Man hat sich schon etwas vom blanken Boden erhoben und sorgt bewusst dafür, dass ein wenig Luftelement unter die Matratze kommt. Allerdings könnte man auch die letzte Kiste des Sarges mit dieser Variante assoziieren und so jede Nacht – im Sinne der Templer und einiger anderer Ordensleute, die sich im Rahmen ihrer Exerzitien in Särge betteten – zur religiös inspirierten Psychotherapie machen.

Wer höher hinaus will im Leben und in der Nacht, kann zum Beispiel zu *Designerbetten* tendieren, die manchmal Geschmack über Funktion stellen. Schön schlafen und gut schlafen ist oft zweierlei. Ob solche Schöngeister durch ihr besonderes Bettmöbel auch besonders schöne Träume haben, ist zu bezweifeln. Auf alle Fälle verbindet sie aber ein gutes Gefühl mit ihrem Bett und sie verspüren bei seinem Anblick eine ästhetische Befriedigung.

Schließlich gibt es die verschiedensten kulturspezifischen Modelle. Das *französische Bett* ist so groß, dass man gut zu zweit darin liegen kann, aber auch so klein, dass man sich dabei nicht aus den Augen oder auch nur Armen verlieren könnte. Offenbar ist den Franzosen die körperliche Nähe nachts ein besonderes Anliegen. Immerhin hat diese Bettenvariante einen Siegeszug über die ganze Welt angetreten, was einige Hoffnung für die Menschheit und ihr Überleben lässt.

Auf dem anderen Pol rangieren die *Kingsize*-Modelle, in denen man sich nicht nur aus den Armen, sondern sogar aus den Augen verlieren kann. Sie drücken aus, dass man eigentlich lieber allein schlafen würde, aber aus bestimmten Gründen diesen Kompromiss eingeht, bei dem man im Endeffekt zwar allein schläft, aber nicht so, dass man ins Gerede käme.

Ein Bett im *Queensize*-Format ist immer noch großzügig, aber doch schon wieder ein bisschen intimer. Bei dieser Größe könnten sich die beiden ohne große Anstrengung hin und wieder begegnen.

## Das richtige Modell finden

Bei der Wahl des Bettes gehen die Meinungen darüber, was gut und was schlecht ist, viel weiter auseinander als bei dem Raum, in dem es steht. Während sich alle einig sind, dass Störungen aus dem Schlafzimmer fern zu halten sind, und nur die Frage zu klären bleibt, was als Störung gilt, ist es beim Bett viel schwieriger, das Richtige zu finden. Einige, vor allem Jüngere, wollen ganz auf das konventionelle Bettgestell verzichten und auf dem Boden schlafen, was das Problem auf die Matratzenfrage verlagert. Andere tendieren zum Gegenteil und favorisieren aufwändige Bettmodelle, die bis zum Himmelbett reichen. Nun hat sich gezeigt, dass sich der Himmel auf Erden letztlich nur innerlich verwirklichen lässt; äußere Maßnahmen können dabei zumindest hilfreich sein.

Selbst die prunkvollsten, elegantesten und ästhetischsten Designerbetten sind kein Garant für einen gesunden Schlaf und ein erfolgreiches Leben. Allerdings besteht natürlich immer eine Resthoffnung, durch solche Maßnahmen, so sie denn auch symbolisch verstanden werden, sich innerlich auf höhere Ebenen und Güter einzustellen und dadurch vielleicht doch über ein entsprechend himmlisches Bett ebensolche Erfahrungen zu machen. Das Entscheidende dürfte auch hier sein, sich an den eigenen Bedürfnissen und vor allem am eigenen Wesen zu orientieren.

Ungleich sicherer und Erfolg versprechender ist der Weg über die Innenwelt. Wer in seinem Bett himmlischen Gefühlen und solchen von Wonne und Lust Tür und Tor öffnet, wird durch diese innere Einstellung dem Himmel sicher näher kommen als diejenigen, die nur auf dekorative Bettgestaltung setzen.

Bei der Wahl des Bettes gibt es also neben individuellen Erwägungen einige grundsätzliche Dinge zu beachten. Wichtig wäre als Erstes, sein Nachtlager nicht direkt auf dem Boden aufzuschlagen. In der Entwicklung vom Boden auf eine gewisse Höhe eines anatomisch gestalteten Bettes liegen große Chancen. Die Forderungen der Fachleute, als da wären vor allem Orthopäden und einige wenige Schlafforscher, laufen außerdem übereinstimmend darauf hinaus, dass unsere Wirbelsäule im Liegen dieselbe Haltung bewahren sollte wie im Stehen. Daran müssen sich vom gesundheitlichen Aspekt die verschiedensten Bettsysteme messen lassen.

### Vermeidbare Fehler bei der Wahl des Bettes

- *Matratzen als Erbstücke: Bettgestelle und schlimmstenfalls auch noch die Matratzen als Erbstücke zu betrachten gehört zu den Todsünden des Schlafens. Man lässt die Wirbelsäule notgedrungen auf bereits von den Vorfahren ausgeleierten Rahmen und durchgelegenen Matratzen hängen und leiden.*
- *Alte Löcher: Wer auf einer alten, ausgeleierten, gar geerbten oder Secondhand erworbenen Matratze in einem Loch liegt, sollte in jedem Fall dafür sorgen, dass er dort herauskommt.*
- *Zu weiche Betten: Gleiches gilt für zu bequeme, das heißt zu weiche Unterlagen sowie für falsch verwendete Hängematten. Wer die Hängematte in ihrer Längsachse nutzt, hängt darin durch wie in einem Sack und wird auch im übertragenen Sinn mehr Durchhänger haben, als ihm lieb sein kann. Menschen, die täglich Hängematten benutzen, legen sich quer und haben dann eine relativ gute Chance, ihren Rücken in Ordnung zu halten.*
- *Zu harte Betten: Auf starren, extrem harten Unterlagen wird sich die Wirbelsäule notgedrungen verbiegen und kann sich nicht sinnvoll regenerieren. Dann muss sich der Körper dem Bett anpassen, statt dass das Bett dem Körper dient.*
- *Schieflage: Bei verstellbaren Betten liegt die Gefahr darin, zu viel des Guten zu tun. Für einen Asthmatiker oder Schnarcher mag es angenehm sein, das Kopfteil etwas zu erhöhen. Für Menschen mit gestauten Venen und belastetem oder geschwächtem Kreislauf kann es Wunder wirken, das Fußende leicht zu heben. Falls die Fersen jedoch höher liegen als der Kopf, schlägt die Wirkung ins Gegenteil um, was sich in Kopfschmerzen und Stauungssymptomen äußern kann.*

## Bettgröße

Die richtige Bettgröße ist weitgehend Geschmackssache, aber gewisse Mindestmaße sollten nicht unterschritten werden:

- An Kopf- und Fußende sorgen im Idealfall mindestens 10 Zentimeter für genügend Kopf- und Beinfreiheit.
- Bei der Breite sind die Bettenhersteller in der Regel sehr großzügig und empfehlen zum Teil für das Einzelbett mindestens 140 Zentimeter. Dies gilt aber vielen Schläfern schon als bequemes französisches Bett.
- Die Empfehlung für ein Doppelbett von 180 Zentimeter Breite zielt schon auf ein Modell, wo man wirklich seine Ruhe vor dem anderen hat nach dem Motto: »Ein wenig getrennt schläft es sich gemeinsam doppelt so gut.«

Zum Doppelbett noch ein paar Überlegungen. Bei genauerer Betrachtung stellt man fest, dass moderne Paare in der Regel längst mehr Zeit schlafend als wachend miteinander verbringen. Wenn sie dies auf einem gemeinsamen Bettrahmen tun, tendieren sie dazu, in der Mitte zusammenzurutschen. Eine dauerhaft heiße Liebesbeziehung wäre die Voraussetzung, um diese Berührungen zu genießen, und hier sollte man sich nicht überschätzen. Außerdem überträgt ein gemeinsamer Bettrahmen alle Bewegungen des Partners. Dadurch werden beide ständig in ihrem Schlafrhythmus beeinflusst, wenn nicht gestört. Man könnte jedoch auch sagen, dass auf diese Weise beide in einen gemeinsamen Rhythmus gebracht werden. Aber dies geschieht hier zwangsweise. Eine technisch erzwungene Nähe könnte sich tagsüber rächen, denn wenn die nächtlich ausgeteilten Seitenhiebe und Rempler natürlich auch unbewusst geschehen, zeigen sie doch Wirkung. Wer darauf achtet, wird feststellen, dass man in hautengen Schlafsituationen länger schläft. Entweder, weil es schwerer ist, im Schlaf genügend tief zu sinken, oder doch vielleicht, weil es so schön ist?

Die Erfahrung zeigt, dass es sich im Doppelbett auf zwei getrennten Rahmen und Matratzen, die durch ihre Nähe dennoch ein gemeinsames Bett bilden, dauerhaft am besten schläft. Bei hochmodernen Systemen von Lattoflex oder Wenatex, aber auch dem der Natur verpflichteten von Samina kann man dann obendrein noch seine Seite genau auf die eigenen individuellen Bedürfnisse einstellen (lassen).

## Betthöhe

Auch zur idealen Betthöhe gibt es bei aller Individualität erprobte Erfahrungswerte. Ob man abends einen Thron erklimmen will oder sich lieber in die Kiste sinken lässt, ist Geschmackssache. Beides lässt sich natürlich deuten und enthüllt die entsprechenden Ansprüche und unbewussten Wünsche der Schläfer. Im ersten Fall will jemand hoch hinaus und im zweiten sind ihm Erdbezug und Bodenhaftung wichtiger. Und doch hängt auch das Niveau des Schlafes ein wenig an der Betthöhe. Bezüglich Lüftung und Bequemlichkeit haben sich *Höhen zwischen 40 und 60 Zentimeter* am besten bewährt.

Echte *Hochbetten* waren nur vor der Zentralheizung oder erst recht vor der Raumklimatisierung sinnvoll, denn durch sie nutzte man den wärmsten Platz, oft noch über dem Kachelofen gelegen, um etwas von der spärlichen Wärme abzubekommen. Heute ist dort oben die schlechteste, weil wärmste und verbrauchteste Luft. Hochbetten wären nur für Kinder und Jugendliche Betracht zu ziehen, um kleine Räume optimal nutzen zu können.

*Auf dem Boden zu schlafen* führt sicher zu einem bodenständigen Gefühl und mag für Menschen mit schwach ausgeprägter Verwurzelung wirklich wichtig sein. Tatsächlich ist es bei uns ja auch ein typischer Schlafplatz der Jugend, die noch nicht so starke Wurzeln geschlagen hat und an dieser Schlafart wohl besonders das Provisorische und Flexible schätzt. Auf der anderen Seite mögen aus dem Osten vertraute Lebensgefühle mit hineinspielen oder auch Assoziationen an Indianer und andere archaische Völker.

Ohne Zweifel ist die Festigkeit der Unterlage beim Erdboden

gewährleistet, Verzicht auf etwas spart außerdem Geld und wäre schon aus diesem Grund eine erwägenswerte Möglichkeit. Die Nachteile sind jedoch ebenso simpler Natur, denn die Belüftung ist am Boden am schlechtesten. Für ältere und weniger bewegliche Menschen kommt es schon aus Bequemlichkeitsgründen kaum in Frage, sich auf den Boden zu betten.

Beim Schlafen auf dem Boden bringt der Vorteil der höchsten Stabilität auf dem Gegenpol den Nachteil mit sich, dass man wirklich *festgelegt* und sogar *kaltgestellt* ist. Die Bodenkälte wird schnell zum spürbaren Nachteil, außerdem führt die mangelnde Durchlüftung rasch zu einer feuchtkalten und damit schlechten Schlafsituation. Konstruktionen wie Lattenrost, Schwingbett, aber auch Wasserbett (auf die noch eingegangen wird) bringen nicht nur mehr Komfort, sondern auch Dynamik und Bewegung ins Nachtleben, was durchaus nicht nur symbolisch wünschenswert ist.

Wer den Schlafplatz am Boden wählt, weil er ein Anhänger östlichem Lebensstils ist, muss bei der Anpassung an den heimischen Alltag besonders achtsam vorgehen. Ein gutes Beispiel liefert die japanische Methode, bei der man sich mit seinem Futon, der japanischen Version einer zusammenrollbaren Matratze, auf Tatamis, das sind stabile Bodenmatten, legt. Diese Methode birgt jedoch ihre Tücken, falls man diese Art, sich auf den Boden zu betten, nicht ganz versteht oder sie aus Bequemlichkeit nur oberflächlich übernehmen will. Im japanischen Wohnzimmer, das oft zugleich Schlafzimmer ist, wurden und werden die Futons schon aus Platzgründen, täglich aufgerollt und abends zum Schlafen wieder ausgerollt. Mit diesem Aufwand funktioniert das System auch ganz gut. Die Tatsache, dass wir im Westen in der Regel weniger Platzmangel und deswegen zwei getrennte Zimmer für das Schlafen und das Wohnen haben, wäre eigentlich ein großer Vorteil. Die Geräumigkeit wird aber zum Nachteil, wenn wir unseren Futon nicht ständig aufrollen und anderweitig verstauen, sondern ihn für ein permanentes Lager an Ort und Stelle lassen – wenn wir also auf unaufgeschüttelten, ungelüfteten Futons liegen, in Löchern und Dellen, die wir in unzähligen vorangegangenen Nächten gelegen haben und denen wir schon so oft erlegen sind. Hier klingt bereits stark die symbolische Ebene an und Löcher haben in diesem Zusammenhang keine positive Bedeutung.

## Hightech-Modelle

Das Bett aus Gestell und Matratze bedeutet gegenüber dem Nachtlager am Boden stets eine gewisse Höherentwicklung, wobei es natürlich unzählige Varianten der Bettgestaltung gibt. Ein modernes Bett, das noch viel an Bodenständigkeit zeigt, ist zum Beispiel das Hüsler-Nest, ein Schweizer Modell, das solide und fest aus »gesunden« natürlichen Materialien hergestellt ist und durch seine Art weniger das Gefühl von leichtem Schweben als solider Handwerkskunst vermittelt.

Auf dem Gegenpol rangieren moderne Hightech-Betten, die sogar mit Fernbedienung geliefert werden. Hier muss man unterscheiden zwischen einer Bequemlichkeit, die dem guten Liegen vor allem der Wirbelsäule dient, und einer, die die sowieso schon zur Genüge um sich greifende Faulheit weiter fördert. Es macht wenig Sinn, unter seinem Bett ein Elektroland entstehen zu lassen, das nur über elektronische Schalter zu steuern ist, um das Bett auch noch in einen Fernsehsessel umwandeln zu können. Besser wäre die einfache Variante des Fernsehverzichts im Schlafzimmer, was dann auch gleich noch das Hightech-Bett einsparen könnte. Andererseits gibt es einige Gründe, das Schlafzimmer mit so viel Achtsamkeit einzurichten, dass hier ganz nebenbei der schönste und vor allem ruhigste Raum der Wohnung entsteht. Dann wäre es naheliegend, das Bett auch zum Sitzen zu verwenden. Wenn man geschickte Lösungen anstrebt, kann man dabei sogar die Elektro- und Magnetfeldprobleme nachträglich minimieren.

Kompromisse sind auch in diesem Fall nichts Schlechtes. Elektrische und elektronische Hilfen nehmen wir ja auch sonst überall im Leben in Anspruch, warum nicht gerade bei einem so wichtigen Thema wie dem Schlafen und dem Bett?

Besonderen Lebenssituationen lässt sich auf diese Weise viel besser Rechnung tragen. Gerade in schwierigen Situationen wollen wir gut gebettet und versorgt sein. Man denke zum Beispiel an die vielen modernen Frauen, die in der Schwangerschaft oft liegen müssen, weil sie sonst nicht genug Ruhe geben und Gefahr laufen, ihr Kind zu verlieren. Allgemein ändert sich in der Schwangerschaft vieles von der Statik des Körpers bis hin zum Schlaf-Wach-Rhythmus. Wenn das Bett hierbei mitmachen kann, ist das mehr als angenehm. Die Veränderung der Höhe des Kopf- oder Fußendes per Knopfdruck kann jetzt eine im wahrsten Sinne des Wortes wundervolle Unterstützung bieten. Auch die leichte Umwandlung des Bettes ohne Kraftaufwand in ein bequemes Sitzmöbel kann unter diesen Umständen gut tun. Wer das Bett auch als Sitzmöbel nutzen will und auf ein verstellbares Modell setzt, sollte jedoch unbedingt darauf achten, dass nicht nur das Kopfende hochzustellen ist, sondern dass auch noch ein Gelenk im Bereich der Knie das sonst ebenso unvermeidliche wie lästige allmähliche Tieferrutschen verhindert.

Ein Bett, das sich anpassen kann, ist außerdem bei verschiedenen Krankheitsbildern wie Rückenproblemen oder erheblichem Übergewicht ein Segen. In Kliniken würde man auf solche Hilfen gar nicht mehr verzichten können. Moderne Hightech-Betten wie etwa die von Lattoflex oder Wenatex sind ausgesprochen anpassungsfähig. Wenn das »Problem« gelöst, das Übergewicht wieder abgespeckt oder das Kind geboren ist, kann die Veränderung etwa im Sinne einer zusätzlichen Abstützung in der Kreuzgegend genauso leicht wieder rückgängig gemacht werden. So entsteht ein Bett, das gleichsam mitwächst und in der Lage ist, sich verschiedenen Lebenssituationen auf bequeme Weise anzupassen.

Allerdings müsste bei der Anschaffung von elektrischem Zubehör immer gewährleistet sein, dass das System nicht die ganze Nacht lang unter Strom steht und mit ihm natürlich der in dem Bett Schlafende. Der Einbau eines Netzfreischalters wäre in diesem Fall ein Muss. Bei den meisten modernen Lösungen ist daran gedacht und der Gesetzgeber macht inzwischen auch entsprechende Vorgaben. Bei älteren Modellen wäre darauf zu achten, dass die per Gesetz für Krankenbetten vorgeschriebene zweipolige Abschaltvorrichtung vorhanden ist.

Auch »natürliche« Hightech-Lösungen sind möglich und bei Samina verwirklicht. Mit entsprechender Schreinerkunst lässt sich selbst ein metallfreies Bett in fast jede Position bringen, wenn auch nicht auf Knopfdruck.

### Betten mit Lattenrost

Bei all unseren modernen Möglichkeiten spräche nichts dagegen, auch beim Bett zu versuchen, für unsere persönliche Weltachse, die Wirbelsäule, um die sich unser ganzes Leben dreht, das beste System zu wählen.

Rückenprobleme sind zur Volkskrankheit geworden. Nicht wenige Ärzte halten sie für die moderne Seuche schlechthin. Sie sind heute schon der häufigste Grund für Frühberentung und Krankschreibung und sie beginnen immer früher. Bei uns leiden 80 Prozent der Menschen irgendwann in ihrem Leben unter Rückenschmerzen. 50 Prozent sind immer wieder einmal davon betroffen und 30 Prozent leiden ständig darunter. Der Schweizer Rheumaliga zufolge klagen sogar 50 Prozent der Schweizer Bevölkerung an akuten Rückenschmerzen und 90 Prozent haben deshalb schon einmal einen Arzt aufgesucht. Bereits 70 Prozent der österreichischen Schulabgänger sollen an Haltungsschäden leiden. Diese Zahlen sprechen davon, dass moderne Menschen zu viele Lasten zu unbewusst mit sich herumschleppen. Dahinter stecken natürlich auch seelische Fehlhaltungen, wie sie in dem Buch *Krankheit als Symbol* und auf der CD *Rückenprobleme* thematisiert sind. Es wäre an der Zeit, alle sinnvollen Hilfen in Anspruch zu nehmen.

Von der körperlichen Seite können wir mit viel Bewegung, getreu dem uralten Motto »Sich regen bringt Segen«, dagegenhalten. Eine starke und zugleich flexible Muskulatur hilft, die sehr bewegliche und auch besonders anfällige Hals- und Lendenwirbelsäule wirksam zu schützen und zu stärken. Wir sollten unsere Wirbelsäule zwar nur mäßig, aber dafür regelmäßig belasten und ihre Muskeln auch immer wieder strecken und dehnen. In eigens eingerichteten Rückenschulen kann dies gelernt und trainiert werden. Die meisten Rückenschmerzen haben jedoch seelische Ursachen, begleitet von einer zu schwachen Muskulatur.

Die andere Ebene, um dem Rücken Gutes zu tun, betrifft die Art, ihn zu betten. Die ideale Liegeposition ist die, in der er am wenigsten belastet ist und sich folglich am besten ausruhen kann. Deshalb darf die Unterlage weder zu weich noch zu hart sein, denn beides würde belasten. Eine zu harte Unterlage verführt die Wirbelsäule in eine unnatürliche Streckhaltung, eine zu weiche provoziert dagegen eine zu starke Krümmung.

Entweder passt sich also die Unterlage optimal dem Menschen an, oder der Mensch muss sich der Unterlage anpassen und sich dabei nicht selten verbiegen und im wahrsten Sinne des Wortes *krumm legen*. Letzteres ist natürlich anstrengend und kann vermieden werden, wenn die Unterfederung ideal mit der Matratze harmoniert. Im besten Fall führt die Unterlage zu einem nächtlichen Trainingseffekt im Sinne der Mobilisation mit einer milden Streckung der Wirbelsäule in ihrer Längsachse. In dieser Hinsicht, auch in puncto Funktionalität und Liegekomfort, war der Lattenrost ein großer Fortschritt. Er ermöglicht der Wirbelsäule, sich auch im Liegen in ihrer angestammten Form zu halten, sofern er mit einer guten, das heißt möglichst punktelastischen Matratze kombiniert wird. Punktelastizität bedeutet, dass eine Schlafunterlage nur genau am Punkt der Belastung nachgibt und nicht auf breiter Fläche oder gar im Ganzen. Sie sollte aber auch nicht nachschwingen.

Empfehlenswerte Modelle nehmen den Auflagedruck des Körpers auf und verteilen ihn. Sie geben aber nicht einfach nur passiv nach, sondern leisten auch einen gewissen Gegendruck, sodass sich der Körper gestützt und gehalten fühlt. Besonders im Lendenbereich wird dies bei längerem Liegen wichtig. Etwas so Lebendiges wie die Wirbelsäule braucht gleichsam lebendige Bettsysteme, die die Fähigkeit haben, mit dem Gewicht des Körpers geradezu spielerisch fertig zu werden, und die nicht nur die Wirkung nach unten weitergeben, sondern von sich aus auch nach oben unterstützen.

Im Laufe der Zeit hat sich der alte einfache Lattenrost erheblich gewandelt und ist immer wieder verbessert worden. Inzwischen gibt es zum Beispiel doppelte Roste mit freischwingenden Lamellensystemen wie etwa von den Firmen Samina und Sembella, die auf zusätzliche Naturkautschukfederung setzen. Solche filigranen Modelle bringen mehr Leichtigkeit in die Nacht und unterstützen den Schlaf noch besser.

Heute gehen viele davon aus, dass ein guter Unterbau, wie in diesem Fall der Lattenrost, wichtiger ist als die Matratze selbst und lediglich dünne Auflagen erfordert, die seine Funktionen nur wenig gedämpft weitergeben. Andererseits übernehmen die besseren Matratzensysteme immer mehr die Funktionen des Unterbaus, sodass ein System wie das von Dr. Lanz (siehe Seite 257) schon fast wieder auf den Boden gelegt werden kann.

Der Vorteil ausgereifter Lattenroste ist sicher, dass sie ganz aus Holz und anderen Naturmaterialien herstellbar sind und viel Flexibilität und Dynamik in das Nachtleben bringen. Ihr Nachteil ist lediglich, dass sie gegenüber den letzten und modernsten Entwicklungen der Technik weniger gut verstellbar sind, wobei ein Modell wie das von Samina keine Bequemlichkeit vermissen lässt.

## Betten auf Flügeln

Ausgerechnet die Firma Lattoflex, die mit dem Lattenrost groß und bekannt wurde und ihn als erste propagierte, hat ihn nun auch als eine der ersten wieder verlassen. Sie propagiert jetzt ein System namens »winx« (von dem englischen Wort *wings* für Flügel), das noch beweglicher und anpassungsfähiger ist. Flügel statt Latten –

ein Konzept, das nicht nur symbolträchtig ist, sondern sich auch in der nächtlichen Praxis bewährt hat. Wenn bereits die Unterlage Flügel verleiht, wird das Schlafen leichter und bewegter. Der schlafende Organismus ruht bei diesem neuen System auf über fünfzig frei beweglichen Federelementen aus Kunststoff mit mehr als zweihundert Auflagepunkten. Damit ist die so wichtige Punktelastizität sehr viel weiter gewährleistet, als es mit Lattenrosten möglich war.

Die Firma Wenatex hat ein vergleichbares System namens »Bodymed« entwickelt, das über verschieden flexible Federsysteme ebenfalls sehr individuell zu gestalten ist und mit über fünfhundert Unterstützungspunkten die Punktelastizität auf den (bisherigen) Gipfel treibt.

Solche »Flügel«-Systeme haben gegenüber Lattenrosten den Vorteil, viel individueller einstellbar zu sein. Zum Beispiel braucht die Schulterpartie eine andere Unterstützung als die Lendenwirbelsäule, was nun leicht regelbar wird. Auch Unterschiede bei der Körpergröße sind besser zu berücksichtigen. Allerdings müssen diese Systeme fachgerecht eingestellt werden.

Besonders in Krankenhäusern, wo hohe Anforderungen erfüllt werden müssen, zeigen sich die Vorteile ausgereifter Bettsysteme. Durch die ausgeprägte Punktelastizität ist die Durchblutung nicht mehr so belastet. Wie neuere Untersuchungen zeigen, wird sie sogar unterstützt. Wenn sich der Auflagedruck möglichst gleichmäßig über den Körper verteilt, werden die feinen Hautgefäße insgesamt weniger strapaziert. Offenbar ist es sogar möglich, sie durch feine Reize eher anzuregen, als abzudrücken.

Für den gesunden Schläfer bedeuten solche Systeme, dass er sich weniger herumwälzt und somit besser durchschlafen kann. Eine verbesserte Hautdurchblutung ist im Übrigen immer von Vorteil, denn medizinisch gesehen sind wir so alt wie unsere Gefäße.

## Wasserbetten

Wasserbetten waren in den wilden Siebzigerjahren des vergangenen Jahrhunderts Kultmöbel und mit sexueller Befreiung und allerlei Hippiegefühlen verbunden. In jedem Fall weisen sie deutlich in Richtung Flexibilität und sie passen sich dem Körper vollendet an. Streng genommen ist ein Wasserbett nur eine große Matratze. Ähnlich wie Luftmatratzen sind sie mit Sicherheit keine natürliche Lösung: Weder kommen sie in der Natur vor, noch können die frühen Menschen sie gekannt haben. Aber diese beiden Sachverhalte könnten uns – nach der Devise »Kultur über Natur« – trotzdem weiterbringen.

Symbolisch gesehen hat Wasser uns einige Vorteile zu bieten, denn alles Leben kommt aus dem Wasser und wir tragen noch heute die Zusammensetzung des Urmeeres in unseren Zellen. Darüber hinaus haben wir die ersten zehn Mondmonate im Fruchtwasser des Mutterleibes verbracht und sind deshalb auf nichts so stark geprägt und eingestellt wie auf die Wasserwelt. Außerdem ist Wasser das weibliche Seelenelement und könnte deshalb Abstiege in die Tiefen der Gefühlswelten erleichtern.

Das Bett als Ort der Regeneration und Regression wäre also symbolisch gut aus Wasser zu »bauen«. Kein Wunder, dass Wasserbetten bei der Behandlung von Krankheitsbildern wie Dekubitus, dem Wundwerden bei langem Krankenlager, unbestreitbar Erfolge bringen. Auch bei Rückenschmerzen lassen sich damit oft gute Ergebnisse erzielen. Allerdings können diese bei längerem Gebrauch des Wasserbettes auch erst entstehen.

Um »Seegang« zu vermeiden, hat man sich bemüht, das Schwingen des Wasserbettes zu dämpfen. Bei den frühen Wasserbetten konnte man vor allem zu zweit wirklich bewegungs- oder eben seekrank werden. Inzwischen gibt es längst Zweikammersysteme für Doppelbetten, bei denen jeder Schläfer seinen Eigenbewegungen unabhängig vom anderen nachspüren kann. Dies ist wie schon erwähnt für jede Art von Doppelbett zu empfehlen, um den individuellen Schlafrhythmus nicht zu stören.

Wasserbetten haben allerdings nie die Leichtigkeit, auf so feine Schwingungen wie den Atem- oder gar den Herzrhythmus zu reagieren. Sie antworten vor allem auf Körperbewegungen. Diese werden je nach Modell mehr oder weniger stark gedämpft, allerdings mit der typischen Charakteristik von Wasserwellen, die nachschwingen. Solche Nachbewegungen bei Wasserbetten führen leider immer zu Gegenbewegungen des Organismus, was Kraft kostet und den Schlaf anstrengender macht. Ein gutes Bett sollte möglichst wenig nachschwingen, wenn man sich darauf fallen lässt.

Stark gedämpfte Wasserbetten minimieren diese Nachteile, doch fehlt ihnen fast immer die unterstützende Funktion guter Bettsysteme. Dass sich die Schläfer in Wasserbetten weniger bewegen, wird oft als Vorteil verkauft. Es könnte aber auch damit zu tun haben, dass es dem Organismus zu mühsam ist. Dann ergäben sich hier Nachteile für den Bewegungsapparat und die Gefäße. Außerdem fiele stets die Mobilisation der Muskulatur als ein wichtiger Trainingseffekt weg. Auf Dauer haben nicht wenige Wasserschläfer nach anfänglicher Euphorie sich nachts wieder »trockengelegt«, weil ihr Rücken nicht mitspielte.

Vor allem können die ideal nachgebenden Wasserbetten den Schlafenden von unten nicht gut stützen. Dieser Effekt gilt heute als das entscheidende Kriterium für eine gute Schlafunterlage. Mit relativ festen Oberflächen verringert sich zwar dieses Problem, aber dann leidet wiederum die Punktelastizität. Diese ist besser bei flexiblerer Oberfläche, aber nun entsteht das Problem zu tiefen Einsinkens, was wiederum die Wirbelsäule belastet. Hier ergibt sich leider ein bisher nicht lösbarer Teufelskreis. Hinsichtlich des Liegekomforts sind Wasserbetten dem »Flügel«-System, dem Lattenrost und einer guten Matratze weit unterlegen.

Generell ist es eine Gefühls- und Einstellungssache, ob man auf Wasser schlafen will. Viele genießen das sanfte Schaukeln von Wellen, etwa an Bord eines Schiffes. Andere mögen es weniger – bis hin zu denjenigen, denen davon speiübel wird. Außerdem wird Wasser immer wieder, etwa in der Gestalt von unterirdischen Wasseradern, beschuldigt, gerade das Gegenteil von Gesundheit zu bewirken. Natürlich bestreiten die Hersteller von Wasserbetten hier jeden Zusammenhang. Jedoch gibt es inzwischen auch schon genug Schläfer, die aus diesem Grund wieder von Wasser als Schlafunterlage abgekommen sind.

Bei Wasserbetten ist noch zu bedenken, dass sie aus Kunststoff gefertigt sind und dadurch bei der Feuchtigkeitsregulierung völlig ausfallen. Plastik als Bettmaterial ist nicht jedermanns Sache.

Hinzu kommt, dass Wasserbetten notgedrungen mit einiger Elektrik versehen sind, um für die notwendige Wärme zu sorgen. Im Gegensatz selbst zu motorbetriebenen Multifunktionsbetten lässt sich dieser Strom während der Schlafenszeit nicht abschalten, da das Bett – jedenfalls in kühleren Jahreszeiten – durchgehend beheizt werden muss. Wer will schon auf einem langsam auskühlenden Bett schlafen?

Ein weiterer Nachteil oder vielleicht auch Vorteil ist die durch Wasserbetten – wie übrigens auch durch beheizte Unterlagen – verursachte Unfruchtbarkeit bei Männern. Spermien brauchen Kühlung und sind deshalb in den Hodensäcken außerhalb des Körpers untergebracht, wo die Temperatur deutlich unter 37 Grad liegt. In einem notgedrungen geheizten Wasserbett geht die Zahl und die Effizienz der befruchtungsfähigen Spermien nach Angaben der University of Pennsylvania und der Rochester University um 75 Prozent zurück. Wenn man das Bett nicht zugleich als Empfängnisverhütungsmittel verwenden will, sollte man diese Zusammenhänge bedenken.

## Das Klima im Bett

Wie Menschen müssen auch Betten atmen, um die Feuchtigkeit abzuleiten, die durch die nachts unvermindert fortgesetzte Schweißproduktion des Schlafenden entsteht. Zur Erinnerung: Der Mensch scheidet jede Nacht bis zu einen Liter Schweiß über die Haut aus.

So ist es am besten, dass das Nachtlager wie der Organismus in Schichten aufgebaut ist.

Wird Feuchtigkeit nicht abgeleitet, muss das Bett klamm werden, und ähnlich wird man sich darin fühlen. Eine klamme Situation ist ausgesprochen unangenehm. Sie fördert überdies Muskelverspannungen und sogar rheumatische Erkrankungen. Deshalb sind Betten unbedingt zu lüften und keinesfalls auf der Unterseite fest zu versiegeln. Die Auflagefläche der Matratze sollte möglichst gut luftdurchlässig sein. Diese Anforderung spricht gegen ein Schlafen auf dem Boden oder in Wasserbetten. Einige moderne integrierte Bettsysteme heben die Matratze tagsüber sogar ein wenig an, um die Luftzirkulation noch weiter zu verbessern.

Auch ein Umhüllen des Bettes mit einer Tagesdecke ist nicht sinnvoll, da es das gute Durch- und Auslüften verhindert. Ebenso wäre zu vermeiden, den Raum unter dem Bett als Abstellplatz zu missbrauchen. Was immer den Durchzug behindert, ist schädlich für das Bettklima. Luftig leichte Schlafverhältnisse stellen sich nur bei guter Belüftung von allen Seiten ein.

Feuchte Hitze wie beim Fiebern ist uns unangenehm, aber feuchte Kühle ist noch ungemütlicher. Ideal ist trockene Wärme bei einer Temperatur in der Betthöhle zwischen 26 und 32 Grad. Im Winter wird man mehr zu den 32 Grad, im Sommer eher nach den kühleren 26 Grad tendieren, bei einer idealen Schlafzimmertemperatur um 18 Grad. Je nach Saison sollte man demnach verschieden warme Decken verwenden oder wenigstens im Winter noch eine Wolldecke hinzufügen.

## Die Matratzen- oder Materialfrage

Die frühen Menschen sind mit Sicherheit recht bald auf die Idee gekommen, die Nacht angenehmer auf weicheren und leichteren Unterlagen als auf dem nackten Boden zu verbringen. *Strohsäcke*, die Vorläufer unserer Matratzen, waren in frühen Zeiten ein spürbarer Fortschritt. Man schlief auch im *Heu*, das ebenfalls warm und weich ruhen ließ, das aber empfindlich gewordene moderne Menschen entsetzlich sticht und beißt. Immerhin sorgten die Heublumen sicher für die entsprechenden einschläfernden Aromen.

## Rosshaar

Rosshaarmatratzen zielten wohl bereits darauf, die Leichtigkeit des fliegenden Schweif- und Mähnenhaares der Pferde einzufangen. So wie diese die alltäglichen Reisen erleichterten, sollten wohl aus ihrem Haar gefertigte Matratzen die nächtlichen Reisen ins Reich der Träume beflügeln. Außerdem gehört das Pferd symbolisch zum jovischen Archetypus, dem die großen Reisen – im Inneren wie im Äußeren – zugerechnet werden. Ob aber das verwendete Rosshaar die nächtlichen Träume entsprechend beflügelte und man so gleichsam auf den Spuren von Pegasus, dem geflügelten Pferd aus dem griechischen Mythos, noch leichter ins Traumland eindrang, muss offen bleiben, denn Rosshaarmatratzen sind von der Entwicklung längst überholt, wenn auch in einzelnen Betten auf dem Land bis heute zu finden.

## Wolle

Wolle als Füllmaterial von Matratzen und Unterlagen ist immer eine Überlegung wert, weil sie wie kein anderes Material Feuchtigkeit aufnehmen kann. Wolle vermag bis zu einem Drittel ihres Eigengewichts an Flüssigkeit aufzusaugen und wirkt dabei trotzdem wärmeisolierend. Obendrein verhindert Wolle wie die meisten Naturstoffe – Ausnahme sind leider Federn – elektrostatische Aufladungen. Sie ist sogar in der Lage, giftige chemische Substanzen zu neutralisieren, die die Schlafzimmeratmosphäre belasten könnten.

Allerdings ist Wolle auf Dauer nicht elastisch genug und kommt deshalb eher als Auflage für andere Matratzenstoffe in Frage. Um all die vorteilhaften Eigenschaften der Wolle wirklich nutzen zu können, ist außerdem darauf zu achten, dass sie nicht chemisch behandelt wurde. Oft wird sie nach dem Scheren durch starkes Waschen ihres natürlichen Gehaltes an Wollfett beraubt. Danach kann auch durch Nachfettaktionen nicht mehr der alte Qualitätsstand erreicht werden.

## Leinen

Von der Firma Sembella gibt es eine Kollektion von Naturstoffen als Füllmaterial, die – auf dem neuesten Stand der technischen Möglichkeiten verarbeitet – jeweils individuelle Vorteile aufweisen. Leinenauflagen haben zum Beispiel leicht antibakterielle Wirkung und wirken kühlend (für *heiße Typen* von Vorteil). Diese kühlende Eigenschaft beruht auf der im Vergleich zu anderen Naturfasern ausgeprägteren Wärmeleitfähigkeit des Leinens. Außerdem tendiert Leinen dazu, Feuchtigkeit schnell wieder abzugeben. Aus diesen Gründen griffen wohl auch unsere Großmütter gern zu diesem Material.

## Torf

Torf wirkt dagegen wärmend und durch die in geringen Dosen freigesetzten Huminstoffe belebend. Sie haben auch entzündungshemmende und das Immunsystem stärkende Wirkung. Wie bei den bekannten Moorbädern wird offenbar die Selbstheilungskraft angeregt.

Torf diente viele Jahrhunderte lang als ein idealer Wärmedämmstoff. Obendrein soll Torf geopathische Störzonen entschärfen können.

### Roggenstroh

Reines Stroh ausschließlich aus biologisch angebautem Roggen wirkt trocknend und beruhigend. Nicht umsonst kennen wir Ausdrücke wie *strohtrocken*. Offensichtlich hilft das Roggenstroh, geopathische Störzonen ausgleichen. Dabei spielt sein hoher Kieselsäuregehalt eine wichtige Rolle, der offenbar Störfelder positiv beeinflusst.

### Homöopathisch aktive Heilkräuter

Eine homöopathische Schlafförderung hat die Matratze »Premium Kräuter« der Firma Sembella in Gestalt eines wassergefüllten Schlauchsystems eingebaut. Es ist mit den Schwingungen von Heilkräutern in homöopathischer Potenz aufgeladen.

### Metall

Statt Wasser, Wolle oder Rosshaar könnte man natürlich auch Luft in Matratzen geben. Luft ist wahrscheinlich geeigneter als jene Sprungfedern, die – früher ein absolutes Muss –, inzwischen wegen der Quietschgeräusche und in neuester Zeit auch wegen etwaiger störender leitenden Eigenschaften des verwendeten Metalls ins Gerede gekommen sind. Allerdings konnte bisher noch nicht streng wissenschaftlich bewiesen werden, dass Metallfedern wirklich jene idealen Leiter für elektrische Störfelder sind, wie ihnen unterstellt wird.

Wer Metall scheut, könnte sich einen einfachen Kompass zur Hand nehmen und prüfen, ob es das Magnetfeld an seinem Schlafplatz überhaupt stört (Näheres auf Seite 224). Es macht offenbar einen großen Unterschied, ob man es mit geschlossenen Metallkreisläufen wie bei einem kompletten Bettgestell aus Metall oder mit einzelnen Metallelementen wie Schrauben oder Bettfüßen zu tun hat. Letztere verursachen nach meinen Erfahrungen kaum Probleme. Sie können sogar erhebliche Chancen beinhalten, wie wir noch sehen werden. Das komplett metallfreie Bett ist eine Option, wie sie etwa von Samina oder auch bei dem Hüsler-Nest in ansprechender Weise verwirklicht ist.

Während einige die Sprungfedern für alles Übel der Nacht verantwortlich machen, fühlen sich andere darauf dynamisch aufgehoben und kommen auf ihnen gut geborgen durch die Nacht. Ihre Verwendung zeugt von der uralten Sehnsucht der Menschen nach der Leichtigkeit des Schwebens, der man in der Nacht schlafend nahe zu kommen versucht.

Wie schön, dass wir probieren und erleben dürfen, was für uns persönlich das Beste ist. Dann können wir uns entscheiden. Wenn wir dabei logisch und ehrlich bleiben, ist schon viel gewonnen. Wer zum Beispiel den Mund beziehungsweise die Zähne voll Metall hat, braucht sich um ein paar Schrauben im Bettkasten nicht zu sorgen.

## Naturkautschuk

Für jene, die bezüglich natürlicher Materialien zu keinem Kompromiss bereit sind, könnte Naturkautschuk auch das alleinige Füllmittel der Wahl sein, jedenfalls für den Matratzenkern. Dieser Naturgummi verfügt über gute Rückfederungseigenschaften und garantiert auch entsprechende Punktelastizität.

Allerdings treten inzwischen bereits Allergien gegen Latex auf – wobei Allergiker auf Grund ihrer unbewussten Aversion gegen allzu viel Lebendiges[43] sowieso schnell auf synthetische Materialien ausweichen werden. Allerdings ist Naturkautschuk nicht unbedingt gleich Latex, denn hinter diesem Sammelbegriff verbirgt sich heute vieles.

## Kunststoffe

Bei den zunehmend notwendigen allergiefreien Betten liegt es nahe, auf Kunststoffe zu setzen, da Naturstoffe hier besonders leicht auf immunologischen Widerstand stoßen. Allerdings sollten wir bei unseren Versuchen, etwas Natürliches nachzuahmen oder gar zu verbessern, ehrlich bleiben und uns eingestehen, wo wir scheitern. So ist es nach meinem Geschmack bis heute trotz vieler Versuche und riesiger Investitionssummen nicht gelungen, eine Kunstfaser zu entwickeln, die der Wolle gleichkäme. All die Funktionskleidung im Sportbereich hat sicher einzelne, eben funktionale Vorteile, und natürlich trage ich beim Radfahren ein Trikot mit Windschutz aus Kunstfaser. Aber wenn man die Saugfähigkeit, die Hautfreundlichkeit, die wärmenden Eigenschaften hinzunimmt, bleibt doch nur die gute alte Wolle, allerdings in einer modernen Art versponnen wie etwa von der Firma Ortovox, die weder juckt, noch die Haut reizt. Solche Kleidung fängt kaum je an zu stinken wie all die modernen Fasern, die zugegeben schneller trocknen.

Wer völlig gegen alles Künstliche ist, dürfte streng genommen nicht einmal Homöopathie verwenden, denn die Natur potenziert keine Stoffe, und so sind alle verschüttelten Mittel künstlich. Ja, man dürfte mit dieser Haltung nicht einmal meditieren, denn auch dies ist ein künstlicher Versuch, den langen Entwicklungsweg abzukürzen. Warum sollten wir also nicht alles versuchen, um unser Schlafen zu optimieren und ein Ziel anzuvisieren, das mit Natur allein nicht zu schaffen ist? Kultur geht immer über Natur hinaus, wobei Natur *natürlich* immer unsere Basis bleibt.

Ähnlich ist es mit dem Thema Ökologie. Aus eigener Erfahrung kann ich sagen, dass man das ökologisch sinnvollste Haus heute mit einem großen Aufwand an Elektronik und Technik bauen kann und aus meiner Sicht auch muss. Diese Technik darf für mich aus geschmacklichen Gründen nicht sichtbar sein und muss aus Gesundheitsgründen effizient abgeschirmt werden, aber sie kann heute Häuser ermöglichen, die immer mit Frischluft versorgt und milde klimatisiert sind, die mehr Energie produzieren, als sie verbrauchen, und die Störfelder auf ein Minimum reduzieren. Das ist aber nur dank fortgeschrittener Öko-Technik möglich.

Wir sollten heute zwischen emotional ökologisch, technisch ökologisch und einfach unbewusst unterscheiden. Unsere Erde braucht vor allem die mittlere Variante, wenn wir auf ihr überleben wollen. Aber natürlich kann man sich in privilegierten Situationen auch die erste leisten und sie sogar noch so weit ideologisieren, dass man zum Schluss gar nichts Künstliches mehr anfasst. Dieser – aus einer bestimmten Perspektive durchaus verständlichen – Haltung will ich hier aber keineswegs das Wort reden, mir geht es um die besten Kompromisse, um zum ersehnten Ziel zu kommen. Dazu erscheinen mir nicht alle, aber viele Mittel recht. Eine gute Hilfe ist dabei unser wundervoller Verstand, mit dem wir zwar alles hinbiegen und rationalisieren können, mit dem wir aber auch in der Lage sind, uns auf die Schliche zu kommen und gute Lösungen zu finden.

### Anmerkung für Allergiker

*Grundsätzlich wäre es nahe liegend das zugrunde liegende Aggressionsproblem im Sinne von* ***Krankheit als Symbol*** *anzugehen, was allerdings ein längerfristiges Beschäftigen mit der eigenen Seele und ihren Lernaufgaben erfordert.*

*Was das Bett angeht, wäre deutlich mehr zu differenzieren, denn oft reagieren die Betroffenen gar nicht auf die beschuldigten Stoffe, sondern auf verschiedene Beimischungen allergisch. Das Schlafen in ebenso allergiefreien wie ungemütlichen und nicht vor Erotik, sondern vor billigem Plastik knisternden Schutzbezügen und unappetitlichen, weil feucht-warm-kalten Synthetikdecken und -kissen ist oft schon ähnlich unangenehm wie die Allergie. Die meisten Allergiker vertragen zum Beispiel Wolle und Kautschuk recht gut, wenn kein direkter Kontakt vorhanden ist beziehungsweise wenn keine weiteren belastenden künstlichen Stoffe in der Bettausrüstung beigemischt sind. Wer zum Beispiel eine Latexallergie hat, braucht trotzdem vor einem Matratzenkern aus diesem Material in der Regel keine Angst zu haben, da er aller Wahrscheinlichkeit nach eine Kontaktallergie hat und mit dem Kern der Matratze gar nicht in Berührung kommen wird. Auf einer guten Schaumstoffmatratze wird er ebenfalls nicht zu Schaden kommen.*

*Eine statisch nicht aufgeladene Umgebung tut im Übrigen auch Allergikern sehr gut, weil sie dann ebenfalls ruhiger schlafen und sich dabei ihr Immunsystem besser regenerieren kann. Wo eine echte Lanolin- oder Kautschukallergie vorliegt, gibt es sowohl im Naturbereich Alternativen wie die Kapokfasern oder die Maishaare als auch bei den Kunststoffen die sehr vorteilhaften modernen Schaumstoffe.*

## Schaumstoff

In modernen Zeiten haben trotz großer Aversionen vieler Menschen gegen synthetische Stoffe die Schaumstoffmatratzen die meisten früheren Materialien verdrängt. Schaumstoff besteht aus Luft und – mit wenigstens noch symbolischen Anleihen beim Wasserelement – aus Kohlenstoff, der auch dem menschlichen Körper seine Struktur gibt. Seine fast beliebige Formbarkeit und unübertroffene Anpassungsfähigkeit machen Schaumstoff heute zu dem Matratzenmaterial schlechthin. Er hat als Material handfeste und sogar auch symbolische Vorteile zu bieten. Eine solche Schaummatratze ist aus dem Stoff, aus dem – zumindest symbolisch – auch die Träume sind und mit dem die Liebe im Bunde ist.

Schaumstoff ist in beliebiger Festigkeit beziehungsweise Weichheit erhältlich und isoliert gut. Es gibt für die Haltbarkeit ein Maß: das Raumgewicht. Empfehlenswerte Matratzen sind aus Kaltschaum und haben im Minimum ein 40-er Raumgewicht.

Schaumstoff lässt sich nach Wunsch formen und auch in dieser Hinsicht den individuellen Bedürfnissen sehr genau anpassen. So gibt es heute schon Matratzen aus diesem Material, die eine Art Eigenlebendigkeit aufweisen wie das Modell Dr. Lanz, die »Weltraummatratze« Tempur, der Airsoft-Orthoflex-Teil von Wenatex oder der ClimaCell-Schaum von Lattoflex. Letzterer besteht zu 95 Prozent aus Luft und »atmet« durch eine Milliarde offener Poren pro Matratze wie unsere Haut aus. Diese offene Porenstruktur unterstützt den Abtransport von Feuchtigkeit und sorgt für guten

Luftdurchsatz. Das System funktioniert ähnlich wie ein Blasebalg. Wo die Matratze mit Gewicht belastet wird, weicht die Luft aus dem System und wird dafür in anderen, durch die Lageänderung entlasteten Regionen wieder eingesaugt. Man ruht wie auf Luft gebettet und tatsächlich liegt man auf einer Art Luftkissen.

## Modell Dr. Lanz

Die von Eduard Lanz entwickelte Matratze schätze ich als das Spitzenprodukt unter den Schaumstoffmatratzen. Sie bietet ein Maximum an Anpassung und Leichtigkeit.

Der renommierte österreichische Orthopäde hatte während seiner Studentenzeit aus Kostengründen seine Schlafunterlage aus einzelnen Schaumstoffteilen zusammengestellt. Beim späteren Wechsel auf übliche Schaumstoffmatratzen aus einem Stück spürten sowohl seine Frau als auch er selbst deutliche Einbußen bei der Schlafqualität. Es gab für Lanz den Anstoß, sich mit der Entwicklung einer neuen Art von Matratze zu beschäftigen. Das Resultat war eine Schaumstoffmatratze mit einem ausgeklügelten Schnittmuster, das die Unterlage in eine Fülle von Segmenten unterteilt.

Lanz geht davon aus, dass die natürliche Funktion des Bewegungsapparates nun einmal Bewegung ist – tags wie nachts.[44] Bei bis zu sechzig nächtlichen Lageveränderungen ist das sicher nicht übertrieben. Hinzu kommt Bewegung über den Atem und den Herzschlag.

Die Lanz'schen Schnittmuster ergeben neben hoher Punktelastizität eine Art Antiblockiersystem für die Wirbelsäule. Die Nackenrolle, die die Halswirbelsäule durch leichten Zug entspannt, ist die Grundlage der Erfindung. Ähnliches schafft das Segment-Schnittmuster für die ganze Wirbelsäule. Schulter- und Beckengürtel wirken mit einem leichten mobilisierenden Zug auf die Brust- und Lendenwirbelsäule und entlasten sie dadurch. Jede kleine Bewegung – vom tiefen Atemzug bis zum Umdrehen – wird so in Mobilisationsenergie umgewandelt.

Muskelverspannungen, die nachts entstehen und einen morgens vor Schmerz aus dem Bett treiben, sind mit diesem einfachen System leicht zu verhindern. Entscheidend ist, dass die Muldenbildung, wie sie in vielen Betten und extrem bei Hängematten auftritt und die Wirbelsäule unter Druck bringt, vermieden wird. Stattdessen kommt es zur Mobilisation durch leichten Zug.

Die Methode ist mit dem bekannten Thermalwassereffekt zu vergleichen. Auch dabei kommt es zur Lockerung fast aller Gelenke durch leichte Bewegungen bei sowohl verringertem Druck als auch verminderter Muskelspannung.[45] Das Wasser übernimmt durch seinen Auftrieb das Körpergewicht, man fühlt sich leicht und die Wärme und das Eindringen von Mineralien vermindern den Muskeltonus. Im Bett sollte die Unterlage in gleicher Weise das Gewicht übernehmen und die Zudecken sollten für gemütliche, in diesem Fall aber trockene Wärme sorgen.

Da der Schaumstoff bei jeder Bewegung sofort nachgibt, fühlt sich der Körper nachts in jeder Schlaflage gut aufgehoben. Das Nachgeben ist in den einzelnen Bereichen je nach den augenblicklich notwendigen Belastungsverhältnissen verschieden intensiv möglich. Als eine ausgesprochen intelligente Matratze unterstützt sie bei der Suche nach der angenehmsten Schlafhaltung und kommt dem Ideal einer zugleich bequemen und doch leichten, luftigen Schlafsituation sehr nahe.

### Thermoelastischer Kunststoff

Thermoelastischer Kunststoff wurde in der Weltraumforschung entwickelt. Die aus diesem Material hergestellte Matratze hat glühende Verehrer besonders unter Physiotherapeuten. Das Geheimnis des besonderen Schaumstoffes (Tempur) liegt darin, dass er durch das Eigengewicht und wohl durch die Wärme des Körpers verformt wird und sich ihm völlig anpasst. Man sinkt sozusagen in die Unterlage und diese produziert sofort und mit jeder weiteren Regung jeweils eine Art Negativ des Körpers.

Es ergibt sich ein interessantes Schlafgefühl. Nichts kann drücken und man fühlt sich eigenartig geborgen und im Gegensatz etwa zum Wasserbett geerdet. Bei kalten Temperaturen dauert jedoch der Anpassungsprozess einen – für mich sogar im Schlaf spürbaren – Moment länger. Generell ist diese zu jeder Anpassung bereite Matratze für alle unruhigen Schläfer sehr gewöhnungsbedürftig, denn man muss sich sein jeweiliges »Bett« erst erliegen.

Das Problem bei dieser Matratze ist, dass bei sehr guter Punktelastizität die aktive Unterstützung von unten, wie sie moderne Lattenroste oder »Flügel«-Systeme ermöglichen, ausfällt. Außerdem wäre ein Bett, das den Körper ruhig stellt und fast fixiert, die schlechteste aller Lösungen. Die allnächtliche Mobilisation, die generell wichtig für Wirbelsäule und Bewegungsapparat ist, kann hier nicht stattfinden, sie wird – ähnlich wie im Wasserbett – sogar behindert.

Nicht nur für den Bewegungsapparat und die Gelenke ist Bewegung im Sinne der Mobilisation wichtig, sondern auch für die Gefäße und insbesondere die Venen, wie eine Studie ergeben hat. Elf gesunde Versuchspersonen, die drei Wochen lang strengste Bettruhe bewahren mussten, bekamen dadurch Venenprobleme, ähnlich wie man sie von Astronauten und Menschen, die sich zu wenig bewegen, kennt. Der Strömungswiderstand in den Venen verdoppelte sich gar. Damit wäre wissenschaftlich bewiesen, dass sich regen Segen bringt – sogar während des Nachtschlafs.

Wenn das thermoelastische Material wie in der Air-Soft-Version von Wenatex nur für eine kleine Fläche im Schulter- und Beckenbereich verwendet wird und von unten durch entsprechenden Schaumstoff abgestützt ist, fallen diese Nachteile allerdings nicht sehr ins Gewicht.

## Erzieherische Unterlagen

Fast das Gegenteil zum thermoelastischen Nachtlager bieten – durchaus im Sinne der Polarität – die Betten des Vorarlberger Erfinders Huemer. Sie werden in der Größe individuell angemessen und verändern sich dann nicht mehr. Die Idee dahinter ist, den Körper und vor allem den Rücken in die für ihn ideale Lage zu zwingen. Das Bett besteht hier aus breiten Bändern, über die lediglich eine dünne Latexmatte gelegt wird. Letztere kann aber nicht verhindern, dass sich auf diesem Lager für einige ein echtes Martyrium entwickelt. Der Rücken muss meist völlig neu erzogen werden und leistet oft spürbaren Widerstand gegen das vielleicht bessere, aber zunächst ungewohnte Regime. Die Nacht wird so tatsächlich zur Körpertherapie, die nicht wenige wieder abbrechen. Andere schwören jedoch auf diese Methode, weil sie damit ihre Rückenprobleme losgeworden sind.

Der Therapiecharakter der Bettkonstruktion ist so ausgeprägt, dass eine Doppelbettversion nicht existiert. Sie wäre auch nicht sinnvoll, denn sie scheitert schon an der in der Regel unterschiedlichen Körperlänge. Aber es lassen sich zwei dieser Betten nebeneinander stellen, was generell die bessere Lösung ist.

Selbstverständlich ist diese individuell ausgestaltete Lösung nicht gerade billig; vor dem Kauf sollte diese Art Bett gründlich ausprobiert werden. Für Seiten- oder gar Bauchschläfer kommt es eigentlich gar nicht in Frage, es sei denn, sie stellten sich um. Das System erfordert eine militärisch-stramme Rückenlage. Die Schlafposition des »Soldaten«, wie sie im Kapitel über Schlafhaltungen gedeutet wurde, ist eine entscheidende Komponente, aber psychologisch gesehen nicht jedermanns Sache. Nach meinen eigenen Erfahrungen lässt dieses System die für ein Bett notwendige Gemütlichkeit vermissen, von einer sinnlichen Atmosphäre ganz zu schweigen. Aber all dies kann im Krankheitsfall sekundär sein.

## Matratzen müssen gepflegt werden

- *Keine Matratze lebt ewig und so schlafen viele auf toten oder doch scheintoten Matratzen. Mit der Zeit sinken alle und besonders die natürlichen Gewebe in sich zusammen. Durch eine permanente gleichförmige Belastung wird eine Matratze einseitig abgenutzt, deshalb sollte sie ab und zu umgedreht werden. Ein Futon ist täglich aufzurollen.*

- *Matratzenbezüge müssen zur Reinigung abnehmbar sein. Im Idealfall gibt es Griffe, um die Matratze leichter umdrehen zu können. Das Material ist Geschmackssache. Aber wenn man sich überlegt, wie viel Kontakt man mit dieser Art von Unterwäsche hat, wäre es nahe liegend, nicht ausgerechnet an dieser Stelle zu sparen. Edle Materialien wie die bewährte Mischung aus Seide und Wolle wären in die engere Wahl zu ziehen. Diese Mischung ist angenehm für die Haut, leitet Schweiß sehr gut ab und ist sehr strapazierfähig. Wer leicht friert oder zu starkem Schwitzen neigt, ist mit reiner Schurwolle allerdings besser beraten, weil sie noch saugfähiger ist als Baumwolle oder Seide und die Temperatur besser ausgleichen kann.*
- *Selbst hochwertige Matratzen sind nach etwa zehn Jahren auszuwechseln, weil sie in der Regel ihre Stützfunktion dann weitgehend verloren haben.*
- *Moderne Matratzen mit Modulsystemen sind auf verschiedene Körperregionen unterschiedlich einstellbar und im Schulterbereich von anderer Steifheit als im Lendenbereich. Sie müssen sorgfältig ausgesucht und belegt werden, da sich sonst ihr sinnvoller Effekt ins Gegenteil umkehren kann.*

## Das Bettzubehör

Die bisher beschriebenen Gesichtspunkte zu Verarbeitung und Material von Bettgestell und Matratze gelten natürlich auch für die Wahl der Decken und Kissen. Einerseits wollen wir Wärme und Geborgenheit im Sinne der möglichst naturgetreuen Nachbildung des Mutterleibes. Andererseits soll die Nacht unbeschwert und der Schlaf erhebend sein und wir wollen beschwingt und leicht erwachen. Regressionswunsch und Regenerationsbedürfnis müssen gleichermaßen befriedigt werden.

## Federbett, Daunendecke

Der Anspruch an Weichheit und Leichtigkeit lässt sich naturgemäß am ehesten durch federleichte Materialien verwirklichen, als da wären Federn und vor allem Daunen. Und wieder erweist sich das Luftelement als ideales Medium, um unbeschwerten Schlaf zu genießen. Wenn der Seele auf ihren Traumreisen Flügel wachsen sollen, ist es offenbar am besten, sich bezüglich der Schlafmaterialien auch an die Vögel zu halten. Träume sind als Gedankengebilde ebenfalls dem Luftelement zuzuordnen und werden offenbar von Materialien aus diesem Reich am besten unterstützt.

Von alters her haben Menschen sich mit Federkissen warme und zugleich leichte Zudecken geschaffen. Offensichtlich hat die Feder dieselben Aufgaben zu erfüllen, die wir beim Schlafen wünschen. Sie soll ihre ursprünglichen Besitzer, die Vögel, wärmen und schützen. Sie muss dabei so leicht sein, dass sie das Fliegen möglich macht.

Nun sind die Bereiche, wo die Federn im Vogelkörper verwurzelt sind, notgedrungen recht fest und spitz und als Federkiele zwar zum Schreiben geeignet, um luftige Gedankenwelten festzuhalten. Des nachts aber pieken sie und verhindern den leichten luftigen Genuss. So kam man rasch auf die Idee, die kleineren und weicheren Federn zu wählen und sie zu Daunendecken zu verarbeiten.

Hier hat moderner Erfindergeist noch keine wirkliche Alternative zum echten Naturprodukt schaffen können. Bis die Industrie in der Lage ist, solch federleichte Materialien herzustellen, die uns einerseits wärmen, aber andererseits den Schlaf keinesfalls beschweren, bleiben wir auf Natur angewiesen. Durch Kunststoff ist eine Feder- oder Daunenfüllung nicht adäquat zu ersetzen; nichts schwebt so leicht wie eine Daunendecke über dem Schläfer.

In alten Zeiten besaßen all diejenigen, die es sich leisten konnten, zwei Zudecken für die verschiedenen Jahreshälften. Die Feder- oder Daunenbetten der kalten Jahreszeit enthielten mehr Füllung als die leichteren und luftigeren der warmen Hälfte des Jahres. Ein Kompromiss war, die billigere Sommerdaunendecke im Winter durch eine Wolldecke zu ergänzen. Beim Essen verhalten wir uns heute fast alle – zumindest was den Fleischverzehr angeht – wie früher nur die Reichen. Anzuregen wäre, dies lieber beim Schlafen zu tun und uns den Schlafkomfort etwas kosten zu lassen, da das Geld hier so viel sinnvoller und gesünder angelegt wäre.

Allerdings kommt bei Federbett und Daunendecke wie bei allen Naturmaterialien hinzu, dass sie gerade noch lebendig waren und einer gewissen Aufmerksamkeit und Pflege bedürfen. Ähnlich wie die Futons morgens aufgerollt werden müssen, sollten Feder- und Daunenbetten täglich aufgeschüttelt werden. Früher wurden sie zum Lüften auch noch oft aus dem Fenster gehängt. Alle paar Jahre müssen sie gereinigt und überarbeitet werden, um ihre Qualität lange zu bewahren. Dass Bezüge häufiger zu reinigen sind, versteht sich von selbst.

Wo viel Licht ist, gibt es auch Schattenseiten. So sind die Federn – im Gegensatz etwa zur Schafwolle – ein Naturmaterial, das sich elektrostatisch auflädt.

### Schafwolldecke

Mit Schafwolle gefüllte Zudecken können – entsprechend ungesteppt verarbeitet – ebenfalls viel Luftigkeit vermitteln. Für Menschen, die zum Schwitzen neigen, hat Schafwolle den Vorteil unübertroffener Saugfähigkeit, ohne dabei Kältegefühle heraufzubeschwören. Gleichzeitig verhilft sie denen, die leicht frieren, schnell zu einer gleichbleibenden Wärme. Dies stellt durchaus keinen Widerspruch dar. Beispielweise nutzen Wüstenbewohner genau diese Eigenschaften, um auf die extremen Klimaverhältnisse in ihrem Lebensraum zu reagieren. Hinzu kommen all die schon beschriebenen Vorteile schonend und nach ökologischen Grundsätzen verarbeiteter Schafwolle. Diese hochwertige Wolle kann sogar chemische Ausdünstungen absorbieren und entgiftend wirken.

Es gibt außerdem eine Reihe subjektiv vielleicht sogar als noch kuscheliger empfundene Materialien wie Alpaka, Kamelhaar und Cashmere. Sie sind im Hinblick auf ihre Fähigkeiten und Wirkungen als Bettmaterialien allerdings weniger gut untersucht.

### Kopfkissen

Für guten Schlaf ist auch die Wahl des Kopfkissens von Bedeutung. Kaum jemand würde – schon aus Gründen der Gemütlichkeit – auf sein Kopfkissen verzichten wollen. Die Gemütlichkeit lebt von der kuscheligen Weichheit. Diese muss einen Kompromiss mit der Fähigkeit zu Unterstützung eingehen, der allerdings wiederum sehr individuell ausfallen wird.

Das Kissen sollte grundsätzlich die Funktion haben, die empfindliche, weil sehr bewegliche und im Vergleich zur Lendenwirbelsäule nicht annähernd von so vielen Muskeln flankierte Halswirbelsäule zu unterstützen und zu schützen, sodass die ganze Wirbelsäule auch im Schlaf ihre natürliche Doppel-S-Form beibehalten kann. Eine normale und sinnvolle Kopfkissengröße liegt bei 40 mal 80 Zentimetern.

Übertrieben dicke Kopfkissen sind häufig anzutreffen und entstammen letztlich wohl dem Wunsch, auch schlafend noch den Kopf oben zu behalten. Mit dem Schlaf gehen wir jedoch in die Regression, das heißt, wir ziehen uns auf Zeiten zurück, in denen der Kopf noch auf einer Ebene mit dem Rest agierte, wie es in der Babywelt zu Beginn und in der Tierwelt allgemein der Fall ist. Je höher wir unser Haupt, das sich immer mehr zur Hauptsache emporgearbeitet hat, betten, desto deutlicher hintertreiben wir die Regression und damit letztlich auch die Regeneration im Schlaf. Insofern kommt dem Kopfkissen bei vielen Schläfern in erster Linie als Verhinderer Bedeutung zu.

Andererseits darf das Kissen auch nicht übertrieben flach sein, denn es soll ja dem Kopf genügend Halt, eine gewisse Sicherheit und jedenfalls ausreichend Geborgenheit geben. All das kann es weitgehend in einer Ebene mit dem Körper schaffen. Ein ideales Kopfkissen wird in jeder Körperlage den natürlichen Verlauf der Wirbelsäule dahingehend unterstützen, dass es weder zu Verschiebungen oder gar Verrenkungen der Halswirbelsäule noch zu Verspannungen im Bereich der Halsmuskulatur kommt.

Für die Materialien, aus denen das ideale Kopfkissen besteht, gilt Ähnliches wie für die Zudecke – wobei trotz aller Ansprüche an weiche, warme Gemütlichkeit darauf zu achten wäre, dass die Feuchtigkeit schnell abtransportiert werden kann und dass weder die Atmung behindert noch der Kopf zu warm wird. Ein Schwitzen am Hals, durch das häufig Verspannungen entstehen, sollte vermieden werden. Wird die Feuchtigkeit nicht schnell genug vom Kopfkissen aufgenommen, kühlt die Haut durch Verdunstung ab. Mit ihr ziehen sich die darunter liegenden Muskeln zusammen. Dies kann sich bei empfindlichen Schläfern schnell in schmerzhafter Nackensteifheit äußern.

## Bettwäsche

Als Bettzeug könnte man vor allem für den Sommer an *Seide* oder *Satin* denken, die ein angenehmes Gefühl von kühler Glätte vermitteln. Eine angenehme Hautempfindung bietet auch die Mischung aus *Baumwolle* und Seide und natürlich die Baumwolle selbst. Manche schwören im Winter auf Bettwäsche aus *Flanell*, das andere wiederum auf der Haut juckt und nervös macht.

Während seiner langen Evolution hatte der Körper offenbar genug Zeit zu lernen, sich mit Naturstoffen auseinander zu setzen, und so kommt er gut mit ihnen zurecht. Mit *Wolle* ist er offenbar noch deutlich besser ausgesöhnt als mit Baumwolle, weshalb Wollwäsche wie etwa die von Ortovox zu keinerlei Geruchsproblemen führt, während das bei Baumwolle zwar nicht annähernd so rasch wie bei Plastik geschieht, aber eben doch. Trotzdem ist Baumwolle wohl das überwiegend genutzte, weil bewährte Material für Bettwäsche jedenfalls in der kälteren Jahreszeit. Sicher haben die Menschen eine viel längere Geschichte mit Fellen und also auch mit Wolle als mit der Kultur von Baumwolle. Beim Tempo der Evolution wird es also noch viele Jahrhunderte dauern, bis die Gewöhnung an Baumwolle zu der von Wolle aufschließen kann. Bis wir Plastik wirklich vertragen, werden dagegen noch viele Jahrtausende vergehen müssen.

Auf dem Gegenpol zur glatten Seide wären Materialien wie *Frottee* anzusiedeln. Dieser Stoff hat ebenfalls seine Anhänger, vielleicht weil man sich gut daran reiben kann und somit ein kleiner Massageeffekt auftritt. Frottee muss zudem nicht gebügelt werden.

Als Material für Bettwäsche ist *Kunststoff* eigentlich nicht geeignet, es sei denn, Allergien zwingen dazu. Sein Effekt auf der Haut ist ähnlich zu bewerten wie bei Kleidung aus Kunstfasern. Man denke nur an die rasch einsetzende Geruchsbelästigung und die statische Aufladung der Kunststoffe.

Die Kunst der Stoffverarbeitung hat bei Wenatex zur Entwicklung von SilverMed Cashmere, einem Bettbezug aus reinem Silber und einer textilen Faser geführt. Diese Verbindung hat medizinisch gesehen eine Reihe von Vorteilen, denn Silber wirkt – wie viele Studien belegen – antibakteriell und antimikrobiotisch. Es verhindert somit auch die rasche Geruchsbildung. Die *silberbeschichtete Mikrofaser* hat neben der keimhemmenden noch antistatische und klimaregulierende Eigenschaften, die auch ungezählte Waschgänge überstehen. So hat hier die Kunst der Textilverarbeitung zu einem Material geführt, das offenbar die sonstigen Nachteile von Kunstfasern in Vorteile wandelt.

# Die hohe Schule des Schlafens

## *Schlaf und Resonanz*

Um die tiefsten Möglichkeiten der Nacht auszuloten, ist es notwendig, sich mit Resonanz und schwingenden Feldern zu beschäftigen. Von Resonanz spricht man, wenn sich zwei Dinge oder Wesen aufeinander einschwingen – auch ohne physischen Kontakt zu haben. Von Pendeluhren in alten Uhrläden war bekannt, dass sie dazu neigten, alle im selben Rhythmus zu schlagen oder eben in Resonanz zu gehen. Nähert man die einzeln präparierten Herzmuskelzellen eines Frosches einander an, verfallen sie ebenfalls in eine synchrone Schwingung, selbst wenn sie sich nicht berührt haben. Ähnliches ist von alten Radioapparaten bekannt, die bereits auf Empfang gingen, noch bevor die richtige Stelle auf dem Frequenzband erreicht war. Unter Umständen ist das auch die einfache Erklärung für Wasserbelebungsgeräte wie das des Tirolers Johann Grander, dessen Geheimnis darin liegt, lebendiges Wasser in räumliche Nähe zu minderwertigem oder sogar totem Wasser zu bringen. Ohne dass eine physische Berührung stattfinden würde, übernimmt das gestörte Wasser offenbar die lebendigere Schwingung aus der direkten Nachbarschaft.

Aus der Psychotherapie wissen wir, dass Therapeut und Patient dazu neigen, in den gleichen Atem- und Herzrhythmus zu verfallen. Bei Tranceinduktionen wird dieses Phänomen ausgenutzt, indem sich der Therapeut zuerst auf den Patienten einstellt und ihn dann fast beliebig »mitnehmen« kann. Hier liegt einer der Gründe, warum ein aufgeregter oder nicht in sich ruhender Therapeut eine Katastrophe ist. Statt zum Heilfaktor wird er zum Unheilfaktor für seine Patienten, die ihm unwillkürlich auf sein Stressniveau folgen.

In der Nacht kann jeder dieses Phänomen mit seinem bereits

schlafenden Partner ausprobieren. Wenn man nachts erwacht und sich eng – am besten in der Löffelchenstellung – an den Partner kuschelt und sich genau auf seinen Atemrhythmus einschwingt, kann man ihn nach einiger Zeit in fast jeden anderen Atemrhythmus bringen. Hier beginnt allerdings das Reich der Manipulation, denn zum Beispiel mit einem schnelleren Rhythmus wird der Partner auch andere Inhalte träumen, nämlich solche, die zu diesem Rhythmus passen oder eben in Resonanz mit ihm sind.

Wir können davon ausgehen, dass Menschen generell Resonanz suchen. Verliebte streben intuitiv danach, in so vielen Bereichen wie möglich in Resonanz zueinander zu gelangen. Es scheint eine generelle Tendenz der Natur zur Resonanz zu geben. Wahrscheinlich ist sie sogar die andere Seite jener Wirklichkeit, die Darwin sehr (arche-)typisch männlich und martialisch als Kampf ums Überleben beschrieb. Die Liebe, die ein Resonanzphänomen ist, könnte die notwendige Ergänzung sein. Ebenso könnte sie das notwendige Pendant zu Heraklits These darstellen, dass der Krieg der Vater aller Dinge ist. Hier liegt es auf der Hand, dass dem Vater auch eine Mutter gegenüberstehen muss. Da der Krieg dem Mars-Prinzip entspricht, wäre der Gegenpol durch die Figur der Venus vertreten und damit durch die Liebe.

Resonanz ist aber nicht nur ein Phänomen zwischen verschiedenen Dingen oder Menschen, sondern etwas, das sich auch ständig in uns ereignet. Die Muskeln des Armes etwa müssen in Resonanz schwingen, um Bewegungen ausführen zu können. Ein Spaziergänger ist ein einziges Resonanzphänomen. Jede Form von Bewegung setzt Koordination und damit Resonanz zwischen verschiedenen Muskel- und Organgruppen voraus. Vieles spricht dafür, dass Resonanz auch das Maß für den Erfolg im Sport ist. Deshalb müssen sich alle Sportler warm machen: sich einspielen, einschwimmen oder einreiten. Bei Letzterem wird Resonanz besonders deutlich, denn alles steht und fällt bei einem Dressur- oder Springturnier mit der fast telepathischen Kommunikation zwischen Reiter und Pferd. Sie ist ein Resonanzgeschehen. Die modernen Pferdeflüsterer lesen die Körpersprache ihrer Tiere und gehen mit ihr in Resonanz, um ihre Schützlinge anschließend zum gewünschten Ziel zu begleiten.

Resonanz kommt durch Mitschwingen und aufeinander Einschwingen zustande, wobei Schwingung generell die Entwicklung von Resonanz zu fördern scheint. Die Arbeit von Milton Erickson, der Menschen aus beinahe jeder Situation in Trance führen konnte, weil er mit ihnen in Resonanz ging, spricht im therapeutischen Bereich dafür. Aber auch jede beliebige Musikerfahrung hat mit Resonanz zu tun. Melodien und Rhythmen, die ins Blut gehen, haben die Tendenz, ansteckend zu wirken, was ja nichts anderes meint, als dass sie sehr leicht zu Resonanz verführen. Beim Tanzen entsteht schnell jene besondere Form der Resonanz, die sich durch die Synchronizität der körperlichen Bewegungen erst aufbaut, die wir später Liebe nennen. Wer folglich mit seinem Partner in Resonanz gehen kann, wird das als Liebe spüren.

Das große Geheimnis der Partnerschaft allgemein, aber besonders der großen Liebe, ist die Resonanz. Man geht aufeinander zu, schwingt sich aufeinander ein, um schließlich miteinander zu gehen und dann auch miteinander zu essen und schließlich miteinander zu schlafen. Je größer die ursprüngliche Kluft zwischen den beiden Partnern ist, die es zu überbrücken gilt, desto stärker muss die Resonanz sein und desto heißer fühlt sich die Liebe an. Das ist das von Romeo und Julia erprobte Modell.

Nun kann man aber nicht nur mit Menschen oder mit Tieren in Resonanz gehen, sondern auch mit Gegenständen. Ein Musiker muss beispielsweise mit seinem Instrument und der Partitur in Resonanz gehen. Und jeder Musiker wird das Phänomen kennen, dass er mit bestimmten Stücken leichter in Resonanz kommt und auf einigen Bühnen besser ist als auf anderen. Würde man ihm ein anderes Instrument der gleichen Art geben, also seine Geige gegen eine andere austauschen, würden das gute Musiker als Zumutung empfinden. Sie müssten dann erst wieder eine Resonanz zu dem fremden Instrument aufbauen.

Viele Menschen kennen dieses Phänomen auch im Hinblick auf ihr eigenes Bett und schlafen deshalb nur ungern in fremden Federn. Wer mit seinem Bett Resonanz herstellen kann, wird es lieben lernen und sich sehr gern darin zur Ruhe begeben.

In Bezug auf zwischenmenschliche Resonanz kann bei dieser Gelegenheit klar werden, dass getrennte Schlafzimmer zwar für viele die bessere, da ungestörtere Schlafsituation sein mag, dass dies im Hinblick auf Resonanz aber auch viel nimmt. Besonders modernen Paaren, die ohnehin oft wenig Zeit füreinander haben, geht hier eine wichtige Ebene des Miteinanderschwingens verloren.

## *Der Rhythmus der Nacht*

Wie wir längst gesehen haben, ist die Geschichte der Regression wichtig für unseren Schlaf, da er die klassische, elementare Form der Regression darstellt. Wir bedürfen ihrer täglich, um im körperlichen und seelischen Gleichgewicht zu bleiben.

### Vom Wiegen zum Sichgewogensein

Beginnen wir mit dem *Ungeborenen*. Es schwebt die ersten Monate seines Lebens im körperwarmen Fruchtwasser und genießt eine nie wiederkehrende paradiesische Schlaraffenlandsituation. Der Embryo hat alles, was er braucht, und lebt – wenn alles seinen natürlichen Gang nimmt – in einer Überflusswelt. Ohne dass er auch nur darum bitten oder gar etwas dafür tun müsste, fließt ihm über die Nabelschnur eine lebensspendende Flut von Baumaterialien und Nährstoffen zu. Direkt aus dem Blut der Mutter wird sein Leben mit allem Notwendigen gespeist, wobei auch die Atem- und Verdauungsarbeit von der Mutter erledigt wird. Obendrein ist das ungeborene Kind in eine angenehme Umgebung weicher, fließender Materialien gebettet. Wer wollte es unter diesen Umständen kleinen und auch großen Kindern verdenken, wenn sie sich in diese traumhafte Welt des Anfangs zurücksehnen, wo in der Regel alles noch vollkommen in Ordnung war.

In diesem Schlaraffenland ist es fast dunkel; ein wenig Licht betont die warme Atmosphäre. Die Temperatur des Fruchtwassers entspricht der Innentemperatur des Organismus, der in dieser frühen Zeit selbst noch zu drei Vierteln aus Wasser besteht. Da unsere sinnliche Wahrnehmung niemals objektiv, sondern immer nur vergleichend vorgehen kann, ist der Embryo – bei Temperaturgleichheit – außerstande, die Grenze zwischen Außen und Innen wahrzunehmen. Deshalb kann er zwischen sich und der Mutter nicht unterscheiden. Sein Empfinden ist folglich grenzenlos und seine Wahrnehmung unbeschränkt. Er erlebt in dieser im wahrsten Sinne des Wortes wundervollen Zeit das schwebende Gefühl von Unendlichkeit und das Empfinden von Einheit. Aus Erfahrungen mit der Reinkarnationstherapie ergibt sich das sehr klar. Bei diesen Therapien, aber auch bei den Erlebnissen freien Schwebens im körperwarmen Thermalwasser, erleben wir seit vielen Jahren mit, wie sich in solchen Situationen Urvertrauen als Basis späteren Selbstvertrauens entwickelt.

Dieses ideale Umfeld der frühen Zeit ermöglicht dem Embryo, sich aus der Ruhe und Geborgenheit seiner lebensspendenden Höhle zu entwickeln und zu wachsen. Jeder Atemzug seiner Mutter versetzt das Fruchtwasser in sanfte Schwingung, da das Zwerchfell beim Einatmen die Fruchtblase sanft nach unten drückt. So spürt das Kind praktisch von Anfang an den Atemrhythmus der Mutter mit und wird in ihm sanft gewiegt. Jeder mütterliche Schritt wird das Ungeborene noch spürbarer bewegen und vielleicht sogar ein wenig schaukeln, jedenfalls wenn die Mutter schneller geht oder gar rennt. Diese Rhythmen vom Anfang liegen jedem Kind im Blut, sie sind ihm in Fleisch und Blut übergegangen.

Diesen in die Wiege gelegten Rhythmus nimmt *nach der Geburt* eine Wiege auf und ihr sanftes Schaukeln entführt Kinder besser als alle anderen Maßnahmen sanft in den Traum- und Schlafzustand, den sie zumindest seit dem dritten Schwangerschaftsmonat fast 24 Stunden täglich erlebt haben. Solchermaßen vorgegeben und frühzeitig angebahnt, wird dieser Rhythmus auch in jeder späteren Lebenssituation wiedererkannt und fast immer genossen.

»Im Anfang liegt alles« lehrt die hermetische Philosophie und gibt damit der natürlichen Erfahrung Ausdruck, dass in jedem Samen schon die ganze Pflanze angelegt ist. Am Anfang des menschlichen Lebens nimmt das Ungeborene den sanft wiegenden Rhythmus des mütterlichen Atems in sich auf, und jeder ihrer wiegenden Schritte baut an dem Feld schwingender Rhythmen mit, das zur Basis des Lebens wird. Damit mag deutlich werden, wie wichtig es ist, dass die Mutter sich selbst gewogen ist und sich wirklich wiegend durch eine harmonische Welt bewegt, denn aus ihrem Rhythmus entwickelt sich das erste und wichtigste Lebensgefühl des Kindes.

Rudolf Steiner, der Begründer der Anthroposophie, ging noch weiter und formulierte: »Alles Leben ist Rhythmus.« Schon zwei Jahrtausende früher erkannte Heraklit, dass alles in dieser Schöpfung ständig in Fluss ist. *Panta rhei* (»Alles fließt«) war sein geflügelter Ausdruck dafür.

Der Harvard-Psychologe Richard Alpert, der später als Meditationslehrer Ram Dass bekannt wurde, erklärte: »Alles Leben ist Tanz.« Und tatsächlich tanzen die Elektronen in einem fort ihren Tanz um die Mitte des Atoms. Die moderne Quantenphysik lehrt, dass alles in dieser Schöpfung schwingt. Erinnern wir uns daran, dass alles in der materiellen Welt aus Atomen besteht – und folglich aus tanzender, auf einen fast immateriellen Mittelpunkt bezogener Energie.

Auf allen Ebenen erscheint uns bei genauerer Betrachtung die Welt als schwingendes und tanzendes Energiemeer. So verwundert es nicht, wenn das Neugeborene schon in der Wasserwelt des Mutterleibes auf dieses rhythmisch schwingende Meer eingestellt und geprägt wird. Zugleich ist es auf Grund der Erfahrungen von Grenzenlosigkeit und Einheit die schönste Phase des Lebens, in der ruhiges Wachstum und allumfassendes Wohlgefühl vorherrschen. Der tschechische Psychiater Stan Grof spricht von »ozeanischen Empfindungen«. Diese erste Ruhe- und Wachstumsphase in der intrauterinen Wasserwelt bleibt für alle Zeiten des Lebens die Vorlage für spätere Regressionen und Erholungsphasen.

## Heilsame Rückkehr zum Rhythmus

Die vorgeburtliche Schlaraffenlandsituation nachzuahmen ist das heimliche oder bewusste Anliegen jeder Mutter, die ihr krankes und damit regenerationsbedürftiges Kind pflegt. Ihm wird dann wieder alles abgenommen, es wird fast wie damals im Mutterleib mit allem Guten versorgt und braucht sich um nichts zu kümmern. Der in so vielen Kulturen wache Traum vom Schlaraffenland, wo einem Bäche von Milch und Honig in den Mund fließen, ohne dass man etwas dafür tun müsste, wird hier für einen kurzen Moment wieder lebendig. Da diese Situation so verlockend ist, sind manche Kinder gern einmal ein bisschen krank, und andere lernen bei dieser Gelegenheit sogar, den traumhaften Zustand auszubauen und zu verlängern. Krankheit lässt jeden Menschen zur Regression tendieren. Man kann dann ganz offiziell auf eine Ebene zurückflüchten, wo alles noch gut war oder jedenfalls besser. Kleine Kinder dürfen dann noch einmal für ein paar Nächte zurück ins Bett der Mutter und mit ihr kuscheln wie damals. Zwar werden sie nicht wieder gestillt, aber sie dürfen doch auch bei den Mahlzeiten ein wenig regredieren, bekommen wieder von ihrem Lieblingsessen so viel sie wollen. Manche dürfen sich an einem Schüsselchen Brei laben – wie in den alten, an sich längst vergangenen Babyzeiten. Sie werden auch wieder in den Arm genommen und gewiegt und dürfen an Mutters Brust einschlafen. Sogar Schlaflieder und Gutenachtgeschichten werden wiederbelebt und erfüllen noch einmal ihren Einschlafzauber.

Es ist die Zeit des Anfangs, als alles noch wundervoll war, die ihre heilenden Schwingungen verbreitet. Damals war die Welt noch heil und durch Regression auf diese Ebene kann sie jetzt auch wieder heil werden. An sich bildet jede Schlafsituation diese ursprüngliche Zeit nach. Wir machen es uns im Bett weich und gemütlich – fast wie damals. Es wird genauso dunkel und ruhig; alle Störungen werden möglichst ausgeschaltet. Es gibt sogar Menschen, die sich nicht nur mit einem weichen Plumeau zudecken, sondern noch eines als Unterlage wählen, sodass sie wirklich wie im Mutterleib in weiche, warme Hüllen eingebettet sanft ruhen können. Ein Glas warme Honigmilch mag hinzukommen und nährende Wärme auch im Innern verbreiten. Selbst wenn es später oft durch einen alkoholischen Schlaftrunk ersetzt wird, ist die ursprüngliche Idee, Wärme nach innen zu tragen, noch erkennbar. Je näher die Regression der ursprünglichen Situation im Mutterleib kommt, desto heilkräftiger wird offenbar ihre Wirkung und desto leichter führt sie zugleich in heilenden Schlaf.

Wie wichtig der Rhythmus des Anfangs ist, kann eine traurige Erfahrung zeigen. In verzweifelten Situationen, wenn sie offenbar gar keine Chance mehr für sich spüren, fangen Kinder an, sich selbst Rhythmus zu geben und zum Beispiel ihren Kopf rhythmisch an die Wand oder an das Bettgestell zu schlagen. In Reportagen über rumänische Waisenhäuser nach dem Zusammenbruch der Ceausescu-Diktatur konnte man solche bedauernswerten Kinder sehen. Dieses Schaukeln scheint für diese verwahrlosten und vernachlässigten Kleinen so etwas wie ein letzter Lebensanker zu sein. Sie greifen in ihrer aussichtslosen Situation nach dem Strohhalm Rhythmus, der sie an Zeiten erinnert, als auch ihre Welt noch halbwegs in Ordnung war.

Immer wenn die Welt eines Kindes aus den Fugen zu geraten droht, ist Rhythmus eine gute Möglichkeit, das Lebensschiff wieder ins Lot zu bringen. Fast automatisch werden kleine Kinder auf den Arm genommen und gewiegt – auch Frauen, die keine eigenen Kinder haben, und sogar die meisten Männer bedienen sich intuitiv dieses Beruhigungsprogrammes.

## Wiegend Schlaf finden

Wenn Kinder nicht einschlafen können, werden sie in vielen Gegenden bis heute in Wiegen gelegt, sanft geschaukelt und in den Schlaf gesungen. Moderne Großstadtmenschen entdecken diese uralte Methode gerade wieder, stellt sie sich doch als günstiger heraus als das Herumfahren der Kleinen im Auto. Letztere Methode als moderne Einschlafförderung hat geradezu etwas Absurdes. Dagegen wirkt die elektrische Wiege, die den zeitlich überforderten Eltern das Wiegen abnimmt, beinahe einfühlsam, wobei solcherart natürlich statt eines lebendigen Rhythmus ein mechanischer Takt vermittelt wird. Im Verhältnis zur altmodischen Wiege ist das elektrische Modell dem Herzschrittmacher vergleichbar, der ebenfalls Takt statt Rhythmus liefert und somit weit hinter einem lebendigen Herzrhythmus zurückbleibt.

Die Frage, warum Kinder im Auto so gut einschlafen, findet einfache Antworten. Hier werden sie durch die Fahrbewegungen mehr oder weniger milde gewiegt. Die moderne Schlafforschung hat – wie bereits erwähnt– herausgefunden, dass eine gleichförmige rhythmische Stimulation des im Innenohr gelegenen Gleichgewichtsinns schlafanbahnende Wirkung hat. Damit wäre jedenfalls wissenschaftlich bewiesen, dass Wiegen gesund ist, weil es Schlaf fördert. Bei genauerer Analyse zeigte sich, dass die vom Thalamus, einer zentralen Gehirnstruktur, induzierte elektrische Hirnaktivität, die wir mittels EEG messen, durch rhythmische Wiegeprozesse synchronisiert wird. Synchrone Aktivität beider Gehirnhälften ist aber nicht nur ein Hinweis in Richtung Gipfelerlebnis (*peak experience*) beziehungsweise Erleuchtung, sondern auch ein positives Zeichen in Bezug auf Einschlafen. Der Schlafzustand ist durch eine ausgeprägte Synchronisation der Gehirnhälften charakterisiert. Möglicherweise gibt es hier einen tieferen Zusammenhang und jedes Einschlafen ist eine Art Mini-Satori, eine kleine spontane Erleuchtung. Erwachsene, die es schaffen, an diesem Punkt sehr bewusst zu bleiben, erleben es jedenfalls in der beschriebenen Weise. Übrigens konnten Wissenschaftler zeigen, dass rhythmische

Töne ebenfalls, wenn auch in etwas geringerem Maß, schlafanbahnend wirken.

Ein zweiter wichtiger Faktor dürfte sein, dass im Auto wenigstens ein Elternteil dabei ist, wenn sich das Kleine in die Arme von Morpheus hinübergleiten lässt. Das Zusammensein mit den Eltern beim Einschlafen gefällt fast allen Kleinkindern – und bei ehrlicher Betrachtung auch vielen nicht ganz so kleinen. Ob man das Kind zuerst im Auto einschlummern lässt oder gleich in die Wiege legt – ständig ist lebendige Anwesenheit und entsprechend monotoner Einsatz gefordert. Das noch nicht entwickelte, aber sicher in absehbarer Zeit auftauchende Hightech-Ersatzprogramm von vollautomatisierter Wiege mit integriertem Stereosystem für die Optionen »Gutenachtgeschichte« oder »Einschlaflieder« wird ebenfalls keinen befriedigenden Ausweg bieten, da trotz vieler gut gemeinter Versuche Leben bisher nicht durch Maschinen zu ersetzen ist.

Leider ist die Einschlafbegleitung ohne Auto nicht so erfolgreich. Sie führt nicht selten im Gegenteil dazu, dass ein quietschvergnügtes Kind wieder aufsteht und der Mutter den Vollzug meldet: »Papa heia.« Mama findet dann den völlig fertigen Vater selig schlummernd im Kinderbett. Dies hat viel damit zu tun, dass Kinder abends oft weniger müde sind als Erwachsene. Es ist nämlich vor allem der Widerstand, der so müde macht. Viele Erwachsene verbringen aber den größten Teil ihres Tages im Widerstand mit ihrem Job und Dingen, zu denen sie sich zwingen müssen. Das ist bei Kindern viel weniger der Fall. Die ganz Kleinen sind noch über weite Strecken des Tages in ihr Spiel des jeweiligen Augenblicks versunken. Das macht sie geradezu fit für den Abend. Wenn abgekämpfte Eltern sie ins Bett bringen wollen, um auch noch etwas vom Tag und vom Leben abzubekommen, entwickelt sich nicht selten ein ungleicher Kampf.

Insgesamt aber lässt sich zunehmend beobachten, dass die lieben Kleinen bereits die gleichen Einschlafprobleme haben wie die Großen. Sie sind ähnlich überdreht vom modernen Lebensstil. Letztlich leiden sie wahrscheinlich noch schwerer an den modernen Zeiten als die Eltern: zum einen weil sie sensibler sind, zum anderen weil bei ihnen Symptome wie Hyperaktivität noch als solche erkannt und bekämpft werden, während dasselbe Syndrom bei der Vätergeneration inzwischen als normal und sogar als positiv angesehen wird. Viele so genannte Leistungsträger der gleichnamigen Gesellschaft erfüllen die Kriterien von Hyperaktivität und vor allem auch die des so genannten Aufmerksamkeitsmangel-Syndroms (ADS – Attention Deficit Syndrome). Wer sich nur noch für seinen hoch spezialisierten Job interessiert, hat gegenüber dem Rest der Welt einen eindeutigen Aufmerksamkeitsmangel, was die jeweiligen Partner oder Partnerinnen jederzeit bestätigen können. Wer innerlich gar nicht mehr zur Ruhe kommt, weil ihn der Leistungsdruck die ganze Zeit über umtreibt, ist auch ein deutliches Opfer von Hyperaktivität. Während dergleichen aber bei erwachsenen Leistungsträgern zu immer schnellerem Erklimmen der Karriereleiter beiträgt, werden die Söhne mit Amphetaminen wie Ritalin um ihre Zukunftschancen gebracht.[46]

Im Übrigen stehen den Massen an Psychopharmaka, die Erwachsene schlucken, um ihren stressigen Alltag zu bewältigen, auch schon erhebliche Medikamentenberge gegenüber, die von modernen Eltern an moderne Kinder verfüttert werden, um deren »Performance« zu verbessern. Unruhige und überhaupt in irgendeiner Weise schwierige Kinder werden immer häufiger zu Opfern eines traurigen Zusammenspiels allzu lockerer ärztlicher Verschreibungsgewohnheiten und elterlicher Ruhebedürfnisse.

Das Hauptproblem aber, das Kinder und Erwachsene um ihren Schlaf bringt, ist wohl der Mangel an natürlichen Rhythmen im Leben. Bei Kindern wird das Defizit lediglich besonders deutlich. Ihr Bedürfnis nach Rhythmus ist so stark ausgeprägt, dass sie bei jeder Gelegenheit nach Schaukeln verlangen und auf dem Spielplatz alles lieben, was sie in irgendeiner Weise zu rhythmischem Mitschwingen bringt wie Wippen und auf Federn gelagerte Holztiere. Noch viel lieber hätten die Kleinen natürlich das Vergnügen, sich von lebendigen Ponys durch die Gegend schaukeln zu lassen. Viele Eltern anerkennen dieses Thema und machen sich selbst zu Reittieren für ihren Nachwuchs.

## Lebendiger Rhythmus – Schlüssel zum Wohlbefinden

Dieses Bedürfnis nach Rhythmus bleibt über die Kindheit hinaus erhalten. Jugendliche werden auf Volksfesten und in Themenparks von entsprechenden Fahrgeschäften magisch angezogen. Aus den Kinderschaukeln werden Schiffschaukeln und statt der drehenden Tassen aus Alices Wunderland stehen ihnen futuristische Raumfahrzeuge zur Verfügung. Das Prinzip des rhythmischen Schaukelns aber bleibt. Teenager vergnügen sich dann bald zu zweit auf Hollywoodschaukeln, die sie sanft schwingend bei ihren Ausflügen ins Land der ersten Liebe unterstützen, wobei natürlich auch ältere Semester sich auf diesem Weg gern in Liebesstimmung wiegen lassen. In kleinen Booten rudert er seine Herzensdame auf einen See hinaus zu keinem anderen Zweck, als sich miteinander wiegen zu lassen und solcherart in denselben (Lebens-)Rhythmus zu finden.

»Gehst du mit mir?«, fragt der Junge seine Angebetete als Vorstufe zu »Schläfst du mit mir?« Gemeinsam ist beidem das Sich-aufeinander-Einschwingen, um dann miteinander beschwingt durchs Leben zu kommen. Beim Tanzen geht selbiges unter Umständen noch schneller, man schwingt sich im Arm haltend zu den Rhythmen der Musik und fühlt sich dabei lebendig und wohl.

Über Rhythmus gelangt man viel rascher an die eigene Lebendigkeit heran. Diesbezüglich fällt auf, dass die meisten Generationen ihren eigenen spezifischen Rhythmus kreierten, um darüber ihre Lebendigkeit zu spüren. Der Rock 'n' Roll war hier nur das bekannteste Phänomen, aber es gibt ihrer viele wie Pop, HipHop, Techno. Einzig die heutige junge Generation scheint noch keinen eigenen Rhythmus auf die Beine zu bringen. Man pflegt Oldies und Revival-Partys, was wohl als ein Anzeichen für mangelnden Zugang zur eigenen Lebendigkeit gedeutet werden kann. Offenbar ist es ein Ausdruck davon, wie sehr uns der Rhythmus im Allgemeinen abhanden kommt.

Tänze sind offenbar so alt wie die Menschheit und haben immer wieder Paare und früher auch Gruppen in gemeinsame Schwingungsfelder gebracht. Ähnliches kann man vom gemeinsamen Singen sagen, wobei auch hier moderne Tendenzen eher in andere Richtung führen und etwa das Singen von Kanons völlig aus der Mode gekommen ist. Chöre erscheinen vielen ebenso altbacken, wobei das Bedürfnis nach verbindenden Rhythmen unverändert bleibt. Und so braucht man kein Prophet zu sein, um auch dem gemeinschaftlichen Singen eine Renaissance vorherzusagen – vielleicht über die indischen Mantras, denn wir brauchen ja oft den Umweg über den Osten, bevor wir zu den eigenen Wurzeln zurückfinden.

In einer Zeit, die auf allen Ebenen der Vereinzelung das Wort redet, wird das gemeinschaftliche Miteinanderschwingen in absehbarer Zeit zu einem großen Bedürfnis werden, denn der Mensch ist ein Gemeinschaftswesen. Wenn wir Entwicklungen etwa in den Bereichen Partnerschaft oder auch Arbeitswelt beobachten, fällt ein durchgehender Trend zur Vereinzelung auf, unter Aufgabe so ziemlich aller wesentlichen Gemeinschaftsfelder. Von der Sippe ging die Tendenz zuerst zur Großfamilie, dann weiter über die Kleinfamilie zur Einkindfamilie. In den USA, dem klassische Trendsetter, entwickelten sich daraus die Dinks, was für *double income no kids* (»doppeltes Einkommen, keine Kinder«) steht. Der nächste Schritt Richtung Vereinzelung führte zu den Singles, die zunehmend das Gesellschaftsbild bestimmen. Deren Beziehungsmuster entwickelten sich nicht nur weg von der Ehe mit ihrem ehernen »Bis dass der Tod euch scheide«, sondern über die Lebensabschnittspartnerschaft zu so genannten *one night stands*. Dabei geht es offenbar primär um Triebabfuhr. Partnerschaftliches Empfinden kann und soll sich nicht mehr entwickeln. Trotzdem will man letztendlich noch immer einen gemeinsamen Rhythmus zu finden, wenn auch ständig mit anderen Partnern. Denn auch Singles sehnen sich nach erotischen

Abenteuern; sie wollen nur keinerlei die Nacht überdauernde Konsequenzen mehr daraus ziehen.

Eine fast parallele Entwicklung bestimmt das Leben in der Arbeitswelt. Während es früher als normal galt, sich eine Lebensstelle zu suchen, eine betriebliche Rente aufzubauen und ein Leben lang mit »seiner« Firma verbunden zu bleiben, hat die Forderung nach höherer Flexibilität die Arbeitsverhältnisse drastisch verkürzt. Dahinter stecken nicht nur individuelle Karrierewünsche, sondern auch der von der Wirtschaft ausgehende Druck in Richtung des US-amerikanischen Vorbildes des *hire and fire*. Nach diesem Prinzip stellt der Arbeitgeber je nach Wirtschaftslage rasch ein und entlässt ebenso rasch. Das Endergebnis ist die Zeitarbeit: Arbeitskräfte werden nur für wenige Tage oder Wochen ausgeliehen und eingestellt. Böse ausgedrückt könnte man von kurzfristigen Arbeitssklaven reden. Positiv formuliert wird jeder zu seinem eigenen Herrn. Allerdings kommt es in diesen kurzen Arbeitsabschnitten kaum noch zur Entwicklung von Gemeinschaftssinn oder Zugehörigkeitsgefühl zu dem betreffenden Unternehmen. Resonanz mit der Firma und ihren Zielen ist nicht mehr gefragt. Dem entspricht auch die Tendenz, die Gehälter der Chefs in den Himmel zu treiben, wohingegen die Masse der Arbeitskräfte nach US-Vorbild sich in Richtung der dort schon etablierten Klasse der *working poor* entwickelt. Dem kurzfristigen Zeitarbeiter entspricht partnerschaftlich der auf *one night stands* spezialisierte Single und im musikalischen Bereich der Karaokegesang eines vereinzelten Selbstdarstellers. Den auf diese Art vereinzelten Individuen muss das Gefühl des Mitschwingens, der Resonanz, auf Dauer fehlen. Selbst der einsame Karaokesänger will wohl noch Beifall und auch Klatschen ist eine, wenn auch distanzierte Art, in Resonanz zu gehen.

## Kinder brauchen Wiegen

Die natürlichste und zugleich einfachste Methode, ins Miteinanderschwingen zu kommen, ist das gemeinsame Wiegen im Rhythmus derselben Wellen, Töne, Klänge und Melodien, dieselben Tanzmuster oder auch nur Geschichten, Interessen und Ideen. Diese Grundlagen sind den meisten Eltern im Umgang mit ihren Kindern noch bewusst. Um den Kleinen zu einem gesunden Schlaf zu verhelfen, ist es am wirksamsten, sie auf den Armen zu wiegen. Da es jedoch zeitaufwändig ist, kommt es immer mehr aus der Mode. Die Menschen archaischer Völker, die wir oft fälschlich als primitiv einschätzen, haben diesbezüglich eine ebenso einfache wie natürliche Methode. Die Mütter tragen die Neugeborenen so nackt, wie sie aus dem Bauch gekommen sind, an den Körper gebunden mit sich herum. Dadurch bleiben die Kinder im Rhythmus der Mutter, den sie schon monatelang gewohnt sind, und können bestens gedeihen. Nicht nur das Kind bleibt eins mit der Mutter, auch diese bleibt mit dem Kind auf das Engste verbunden, sodass sie etwa spüren kann, wenn es seine Geschäfte zu verrichten hat. Dann nimmt sie es aus dem Tuch und gibt es anschließend wieder hinein. Auf diese Weise können die Kinder auf natürlichem Weg sauber werden. Alles entwickelt sich wie von selbst.

Die Mutter in der archaischen Kultur folgte hier fast dem Weg des Känguru, das sich wie alle Beuteltiere seit Jahrtausenden dieses Tricks bedient, um seine Jungen langsam und in Geborgenheit an die äußere Welt zu gewöhnen. Das eben geborene Kängurubaby lässt sich im Beutel geschützt vom Muttertier tragen. Es hat sozusagen nur die Seite gewechselt und ist vom Bauchinnern auf dessen Außenseite gekrabbelt.

Typischerweise schlafen Neugeborene fast genauso viel wie im Mutterleib, wo sie vor allem träumen, wie neuere Forschungen ergaben. Sie brauchen noch diese äußerlich passive Zeit im mütterlichen »Beutel« und in der Traumwelt, um sich – sanft gewiegt – auf die kommende aktivere Zeit in der Außenwelt vorzubereiten. Der Biologe Adolf Portmann sagte deshalb auch von den menschlichen Babys, dass sie allesamt eigentlich Frühgeburten sind. In ähnlicher Weise, wie sie sich schlafend auf das neue Leben vorbereiten, tun wir es später mit dem nächtlichen Schlaf im Hinblick auf jeden neuen Tag.

In der modernen Neugeborenenmedizin ist das Verfahren der Kängurumethode von der österreichischen Kinderärztin Marina Marcovich eingeführt worden, und es hat sich sehr bewährt. Außer in Österreich selbst, das seine eigenen großen Töchter und Söhne oft erst über den Umweg des Auslands anerkennt, hat es sich fast überall durchgesetzt. Mit dieser Methode kann die Sterblichkeit der Neu- und vor allem Frühgeborenen drastisch gesenkt werden. Aufwändige, inzwischen zu Hightech-Inkubatoren ausgebaute Brutkästen werden überflüssig und die seelische und soziale Entwicklung der Kinder wird gefördert statt behindert. Das Erfolgsgeheimnis ist hier sicher die aufrechterhaltene Resonanz zwischen Mutter und Kind und damit das Phänomen des gemeinsamen Rhythmus.

In der modernen Welt hat sich die Kängurumethode jedoch nur in medizinischen Extremsituationen wie eben bei Frühgeborenen durchgesetzt. Sonst wird das heutige arbeitsintensive Leben die Variante mit dem nackten Baby auf der nackten Haut der Mutter nur in Ausnahmefällen erlauben. In abgeschwächter Form haben sich die Tragetücher durchgesetzt und sind auch schon vielfach zu modernen Lösungen erweitert worden wie zum Beispiel in Gestalt eines englischen Modells namens Snugly.

Im Übrigen ist, was den kindlichen Schlaf angeht, dieses System heute begrenzt, und viele moderne Mütter werden sich kaum damit anfreunden können, in so enger Symbiose mit ihrem Kind zu schlafen – ganz abgesehen von den Bedürfnissen des Partners, die dem ebenfalls entgegenstehen.

Den Kindern wäre es dagegen ganz recht, wie anno dazumal die

Nacht im engen Familienverbund und sogar noch unter Einschluss der wichtigsten Haustiere in völliger Resonanz zu verbringen. Noch heute können wir diese lange anhaltende enge Symbiose bei einigen Naturvölkern beobachten. Wer ein Drittel seiner Zeit auf diese Weise miteinander schlafend in Resonanz verbringt, wird damit nicht nur den Zusammenhalt der Sippe, sondern auch des ganzen Stammes fördern.

Selbst von Seiten der Wissenschaft gibt es heute einige Hinweise, die die Wichtigkeit wiegender Bewegung für die Gesundheit bestätigen. Wir können davon ausgehen, dass unser Organismus vor allem ein Wasserwesen ist, besteht er doch bei der Geburt zu 80 Prozent aus Wasser. Auch wenn wir im Laufe des Lebens zunehmend austrocknen, bestehen am Ende immer noch über zwei Drittel der Körpersubstanz aus Wasser. In dieser inneren Wasserwelt herrschen die Gesetze des Fließgleichgewichts, wie uns Biologen attestieren. Es ist ein wesentliches Kriterium des Lebens im Organismus. Obwohl in uns alles auf Fließen angelegt ist, haben wir dennoch größte Probleme, im Fluss zu bleiben.

Die gemessen am Gesamtvolumen riesigen inneren Wasserreservoire waren durch die Jahrmillionen der Evolution immer in Bewegung, da sich die Menschen ständig bewegen mussten, um ihr Auskommen zu finden. Bei der heutigen bewegungsverarmten Lebensart ergeben sich überall im Körperland stehende Gewässer mit den offensichtlich negativen Auswirkungen, die von stehendem und folglich abgestandenem Wasser bekannt sind. Brackwasser nennen wir zu Recht auch totes Wasser. Leben braucht lebendiges Wasser.

Bewegungsmangel hemmt das Zellpotenzial, das nur durch ständige Bewegung der Körperflüssigkeiten aufrechterhalten und neu aufgebaut werden kann. Nur so bleibt der Organismus energetisch leistungsfähig und reaktionsbereit. Deshalb ist jedes Gewebe und Organ in einer ständigen Eigenschwingung begriffen. Es ist auf die unablässige Durchmischung der Körperflüssigkeiten angewiesen, um seine Vitalität zu erhalten.

Am Rheumatorium Badenweiler konnte mit modernen Messverfahren wie etwa der Thermovisionsfotografie und dem Segment-Elektrogramm gezeigt werden, dass rhythmische Schwingungen die Durchblutung auch eines ruhenden Organismus verbessern, folglich seine energetische Regeneration fördern und Heilungsvorgänge anstoßen.

### Das Bett, das mitschwingt

Zwischen dem Bedürfnis nach lebendigem Rhythmus während der Nacht und unseren begrenzten zeitlichen Möglichkeiten und der noch fehlenden Fähigkeit, Rhythmus von Maschinen produzieren zu lassen, kann eine Schweizer Erfindung namens Sleepy helfen. Sie wurde zuerst für Kinder erdacht. Sie besteht aus vier kleinen himmelblauen Scheiben. Sie werden unter die Pfosten des Kinderbettes gelegt und vermitteln durch ihre aus Ringen bestehende besondere Konstruktion himmlisch schwingende Erfahrungen im Reich der Träume. Das Prinzip von Sleepy beruht darauf, den Schlafenden in dessen eigenem Rhythmus schwingen zu lassen, indem das Zusammenspiel seines Atem- und Herzrhythmus zur Grundlage einer sanften Bewegung wird. Das mag beinahe nach einem Perpetuum mobile klingen, denn hier wird ohne Energieverbrauch etwas sehr Schwaches deutlich verstärkt.

Dieses System hat mir von Anfang an eingeleuchtet, weil mich eine lange Vorgeschichte mit der Idee verbindet. Seit fünfzehn Jahren machen wir im Heil-Kunde-Zentrum Johanniskirchen faszinierende Erfahrungen mit unseren Therapieliegen, die, auf einem Federsystem Marke Eigenbau gelagert, unsere Patienten in deren eigenem Rhythmus schwingen lassen, ohne dass sie es bewusst und deutlich spüren. Angetrieben allein von der Mischung aus Atem- und Herzrhythmus schwingen die Bettgestelle auf starken und doch ausreichend sensiblen Spiralfedern. Während von außen aufgezwungene Bewegungen leicht zu Schwindel bis hin zu Übelkeit führen, hat diese vom Atem bestimmte Eigenschwingung den Vorteil, nur angenehme Empfindungen auszulösen. Der Grund liegt darin, dass wir alle den Rhythmus des mütterlichen Atems über deren Zwerchfellbewegungen und ihren Herzschlag zehn Mondmonate lang erlebt haben. An dieses Feld dürfte das Schwingen im eigenen Atemrhythmus anknüpfen.

Die Patienten sinken auf diese Weise viel rascher und leichter als auf unbeweglichen Betten in jene tiefe Entspannung, die für unsere Psychotherapie notwendig ist, die aber auch für alle möglichen Trancen und Tiefenentspannungen etwa im Sinne geführter Meditationen wünschenswert wäre. Dass dies eine ideale Ausgangsbasis für die Behandlung von Schlafstörungen sein könnte, schwante mir immer, nur war unser System zu instabil, um bei normalen Betten Verwendung zu finden. Sleepy hat hier eine neue Perspektive eröffnet, die sich bei Kindern schon bestens bewährt hat. Ein Großteil der Kinder, die bisher in diesen Genuss kamen, hat nicht nur leichter in den Schlaf gefunden, sondern auch eine Reihe anderer positiver Veränderungen erlebt, die nur indirekt mit dem verbesserten Schlaf zu erklären sind.

Zwar kann auch Sleepy dem Kind nicht den Rhythmus der Mutter ersetzen, aber immerhin den eigenen so weit verstärken, dass er zur wiegenden Einschlafhilfe wird. Insofern passt es auch gut in unsere Zeit, die Eigen- und Selbstständigkeit über alles stellt, wenn dem Kind auf diese Weise von Anfang an ein eigenes lebendiges Schwingungsgefühl und ein entsprechender Rhythmus vermittelt werden. Es findet zu seiner eigenen verlässlichen Schwingung, die seinen durch die eigenen Schlafbewegungen noch etwas modulierten inneren Rhythmen entspricht.

Letztlich handelt es sich natürlich um eine Mischung aller vom Körper ausgehenden Schwingungen, die das Bett sanft wiegen, wobei Atem- und Herzrhythmus aber im Vordergrund stehen. Der ungleich schnellere Herzrhythmus und der deutlich langsamere Atemrhythmus tragen – ergänzt vom Craniosakralrhythmus, der schwingenden Bewegung der Gehirn- und Rückenmarkshäute[47] – das Gesamtphänomen des sanften Schwingens. Wahrscheinlich sind auch geringe Beiträge wie der des Craniosakralrhythmus viel wichtiger, als bis heute erforscht wurde. Nach dem Arndt-Schulz-Gesetz[48] sind es eben gerade die minimalen Reize, die die Lebenskräfte besonders anfachen.

Es wundert nicht, dass Sleepy bei Kindern die Einschlafdauer deutlich verkürzt und zu ungleich besserem Durchschlafen führt. Bei einer ersten Untersuchung an Kindern mit großen Schlafproblemen ergab sich, dass selbst bei ihnen 60 Prozent schneller einschliefen und 70 Prozent besser durchschliefen. Von den Müttern erlebten 50 Prozent eine Verbesserung des kindlichen Schlafverhaltens während des Tages und 70 Prozent erkannten an ihrem Kind eine größere Zufriedenheit im Bett. 70 Prozent der Kinder wirkten morgens beim Aufwachen zufriedener und 60 Prozent auch während des restlichen Tages. Bei den Kindern mit Verdauungsproblemen wie Koliken sprachen sogar 90 Prozent an und erlebten eine deutliche Verbesserung, was sicher auf den wenigstens im Schlaf wiedergefundenen Rhythmus zurückzuführen ist. Der Psychoanalytiker René Spitz hat schon zu Anfang des letzten Jahrhunderts aufgezeigt, dass Dreimonatskoliken viel mit dem Lebensrhythmus beziehungsweise seiner Störung zusammenhängen.

Eltern schon etwas größerer Kinder fiel auf, wie sehr sich deren Koordination und das Balancegefühl im Hinblick auf Stand- und Gehsicherheit verbesserte. Besonders Letzteres lässt hoffnungsvolle Schlüsse auch auf eine entsprechende Hilfe bei Erwachsenen zu. Im Kapitel über die luziden Träume wurde schon darauf hingewiesen, dass körperliches Balancegefühl die wichtigste Voraussetzung für diese zauberhaften Traumgeschenke ist. Wenn Sleepy Kleinkindern hilft, genau diese Balance zu erreichen, bedeutet es, dass sie eine bessere Basis für solche späteren Erfahrungen bekommen. Es liegt aber auch nahe, dass selbst Erwachsene sie sich noch auf diesem einfachen Weg – praktisch über Nacht und ohne eigenes aktives Dazutun – verschaffen können. Einiges spricht dafür, dass ein besseres Balancegefühl auch zu einem besseren Gleichgewicht in übertragener Hinsicht führt. Wer eine Woche im Sattel eines Haflingers kletternd im Gebirge verbracht hat[49], wird sein Balancegefühl ebenso verbessern wie jener, der lange auf einem kleinen Segelschiff unterwegs war.

Wer seinen eigenen Rhythmus findet und in ihm schwingt, ist ausbalanciert und energetisch ausgeglichen. Wir wissen von Sportlern, dass sie vor allem dann gute Leistungen erbringen, wenn sie ihren Rhythmus finden, und dass sie versuchen, Gegner aus deren Rhythmus zu bringen, um selbst zu siegen. Wer mit sich in Harmonie ist, kann Verblüffendes leisten.

Wie schon erwähnt ist der Atemrhythmus deutlich langsamer als der des Herzens, wobei sich beide Rhythmen beeinflussen können. Einiges spricht dafür, dass das in unserem Heil-Kunde-Zentrum verwendete Schwingsystem den Atemrhythmus verstärkt und ihn über eine Art Rückkoppelungsmechanismus verlangsamt. Dies veranlasst das Herz, ebenfalls in einen langsameren und damit entspannteren und zugleich wiederum entspannenderen Rhythmus einzufallen. So kommt eine Spirale der Entspannung zustande, die das ganze System Mensch in all seinen komplizierten und differenzierten und obendrein miteinander vernetzten Regelkreisen beruhigt und geradezu herunterfährt, wie es für eintretenden Schlaf ideal ist. Inwieweit diese in unserer Psychotherapie beobachtete Tendenz auch bei Kindern im Zusammenhang mit dem Sleepy eine Rolle spielt, müsste noch weiter beobachtet und untersucht werden. Bisher spricht alles für diesen Trend.

Musikstücke, die mit einem Herzschlagrhythmus unterlegt sind, der mit der Zeit langsamer wird, haben ebenfalls ganz eindeutig diese beruhigende Wirkung. Es wäre sogar zu überlegen, diesen Faktor noch ergänzend einzusetzen und das Sleepy-System mit einer entsprechenden Einschlafmusik zu kombinieren.

Ein Vorteil des Sleepy-Systems ist, dass es leicht auf Reisen mitzunehmen ist und einfach unter fast jedes (Hotel-)Bett geschoben werden kann. Ein weiterer erheblicher Vorteil des Systems besteht darin, dass keine Störfelder entstehen, da Sleepy völlig auf Strom verzichtet und lediglich die sanfte Eigenschwingung des Körpers verstärkt. Da die unter das Bett zu legenden Scheiben des »Kinder-Sleepy« metallfrei sind, ist auch von hier keinerlei Störung möglich. Aber selbst die Prototypen des »Erwachsenen-Sleepy« aus Aluminium brachten weder messbare noch spürbare Nachteile mit sich. Dass hierbei das Metall des Flugzeugbaus zur Anwendung kam, ist immerhin symbolisch interessant, geht es doch um leichte, schwebende Schlafgefühle.

Hinzu kommt noch, dass alle Bewegungen auf solch einer Schwingliege vom System sanft aufgefangen und gedämpft werden. Eigentlich werden sie in das sanfte Schwingen integriert und geben lediglich etwas zusätzliche Energie hinein. Ein zappeliges Kind wird genauso wie ein nervöser Patient die körperliche Energie seiner Unruhe automatisch in sanfte, beruhigende Schwingungen umwandeln und so die Unruhe abbauen.

Dass kleine Reize wie diese sanfte Schwingung verblüffende Wirkung haben können, wissen wir längst aus der Homöopathie. Einer meiner Lehrer, Willibald Gawlik, der sich übrigens viel in einem Schaukelstuhl wiegte, ging immer davon aus, dass das Pianissimo die stärkste Kraft in der Medizin sei. Dabei war er selbst ein übermäßig dynamischer Mensch, der wohl selbst spürte, dass er sich in seinem Schaukelstuhl ein wenig »herunterholen« konnte.

Das Arndt-Schulz-Gesetz bringt das Ganze wissenschaftlich auf den Punkt. Am Beispiel Schlaf lässt sich dieses Gesetz besonders gut verstehen, denn alle starken Reize können hier naturgemäß nur stören, während Sanftheit dem Wesen des Schlafes entspricht und Wunder wirken kann. Insofern ist es verständlich, wenn die sanfte Verstärkung des eigenen Rhythmus solch einen Unterschied im Leben macht. Die ganze Nacht mit sich in Einklang zu schwingen ist offenbar eine wunderbare Möglichkeit, sich zu regenerieren und neue Kräfte zu sammeln. Das wäre auch ein Grund für Erwachsene, sich auf diese Art auf den Schwingen der eigenen Lungenflügel durch die Nacht tragen zu lassen. Für die Allerkleinsten lässt es mit Sicherheit den Übergang aus der Fruchtwasserwelt, wo das Kind ständig im Atemrhythmus der Mutter mitschwingt, in die polare Welt der Gegensätze sanfter und natürlicher werden.

Ein anderer immer wichtiger werdender Punkt ist die Sicherheit, die das System bietet, indem es die Lebendigkeit betont. Wenn Rudolf Steiner Recht hat und alles Leben Rhythmus ist, muss das Sleepy-System als lebenserhaltend angesehen werden, vermittelt es doch ständig den eigenen Rhythmus und damit Leben. Das ist besonders im Hinblick auf den immer bedrohlicher erscheinenden plötzlichen Kindstod zu bedenken. Wer in seinem Rhythmus schwingt, dürfte weniger leicht aus dem Leben fallen. Es wäre zu prüfen, ob das System hier nicht die Antwort auf eines der drängendsten Probleme der modernen Neugeborenenmedizin bieten kann. Technisch ließe sich sicher auch ein Sensor mit dem Schwingsystem kombinieren, der Alarm schlagen könnte, falls das Schwingen aufhört – was nur passieren kann, wenn die Atmung aussetzt. Falls es während der Benutzung des Sleepy überhaupt noch so weit kommt, wäre es zumindest eine gute Methode, das Phänomen rechtzeitig zu entdecken.

Neben solchen sicherheitstechnischen Erwägungen ist es vor allem das Lebensgefühl der ganzen Familie, das von dem schwingenden Schlaf der Kleinsten profitiert. Denn selbstverständlich schlafen Eltern bedeutend besser und auch tiefer und länger, wenn ihre Kleinen einen guten Schlafrhythmus haben.

## *Beschwingter Schlaf als Therapie*

Erfreulicherweise haben die positiven Erfahrungen mit dem Sleepy-System bei Kindern zu der Entwicklung einer Variante für Erwachsene geführt, deren Prototypen zu den kühnsten Hoffnungen Anlass geben. Dass auch gesunde Erwachsene gern gewiegt werden, ist offenkundig.

## Wiegende Bewegung für Erwachsene

Vieles von dem, für das sich Kinder und Jugendliche begeistern, bleibt während der weiteren Lebensjahre erhalten. Die Hollywood-Schaukel ist zu allen Zeiten beliebt; einige besonders lebensfrohe und folglich lebendige Menschen schwingen bis ins hohe Alter das Tanzbein wie in Jugendzeiten. Kreuzfahrten zeigen in mancher Hinsicht, wie jemand nicht nur im Leben steht, sondern sich seinem Rhythmus anvertraut und mitschwingt. Die meisten Menschen schlafen sehr gut auf Schiffen, vielleicht weil sie sanft von der Dünung gewiegt werden wie anno dazumal.

Erwachsene, denen bei der kleinsten Schwingung schon schlecht wird, könnten es deuten und durch das Schwingsystem im Schlaf beheben. Rasch eintretender Schwindel und Übelkeit sind Zeichen mangelnder Resonanzfähigkeit und eines Nichtmitschwingens. Wer mit dem Schiff mitgeht und seinen Bewegungen bewusst folgt, kann gar nicht seekrank werden. Wer aber nicht mitfließt, obwohl er an Bord ist, macht sich etwas vor. Er *schwindelt* und bekommt die Quittung dafür. Der Organismus korrigiert denjenigen, der glaubt, sich vom Schwingen des Schiffes abkoppeln zu können. Die auftretende Übelkeit ist ja nichts anders als ein Selbstheilungsprozess des Organismus, mit dem dieser versucht, die Seele wieder zum Mitschwingen zu ermuntern. Wer sich lange genug sträubt, dem wird so übel, dass er sich schließlich übergeben muss. Dabei wäre es so viel leichter und angenehmer, sich schon vorab der Situation zu übergeben. So würde das physische Übergeben mit Entleerung des Mageninhaltes überflüssig.

Vergleichbares zeigen die Erfahrungen von Beifahrern im Auto, denen leicht schlecht wird, weil sie in sich einen Widerspruch erschaffen. Die Meldung an das Gehirn, dass die Augen auf die Landkarte oder ein Buch schauen und alles in Ruhe finden, kollidiert mit dem Signal aus dem Innenohr, das deutliche Bewegungen registriert. In diesem Widerspruch versucht das System, wieder Eindeutigkeit zu erreichen, und zeigt mit Schwindel und Übelkeit, dass irgendetwas nicht stimmt. Darin liegt die Aufforderung, wieder für Klarheit zu sorgen. Dies geschieht selbst dann, wenn jemand hartnäckig den Widerspruch leugnet und einfach weiterliest. Gleichgültig, ob auf einem Schiff oder im Auto, es wird dem Betreffenden so schlecht werden, dass er sich übergeben muss – in diesem Fall eben nicht der Situation, sondern konkret im Sinne des Erbrechens. So erreicht der Organismus Eindeutigkeit. Denn zum Übergeben muss das Auto anhalten oder der Schiffspassagier an die Reling treten. Der Beifahrer repariert sein in Schieflage geratenes Weltbild dadurch, dass bei stehendem Wagen die Informationen wieder übereinstimmen, denn jetzt melden beide System zu Recht: »Alles ruhig.« Beim Schiffspassagier stimmen sie beim Übergeben an der Reling ebenfalls wieder überein, denn beide System melden nun: »Alles in Bewegung.« Die Eindeutigkeit heilt, während der Zwiespalt krank macht. So wird Krankheit deutlich als ein Weg zu neuerlicher Harmonie. Damit ist auch klar, warum ein Schwimmer niemals seekrank wird, gleichgültig, wie schwer der Seegang ist, und warum der Fahrer des Autos vor Übelkeit und Schwindel sicher ist, wie schlecht er auch fahren mag. Schwindel meldet, dass etwas nicht stimmt. Sobald es korrigiert wird und alles wieder stimmt und zusammenpasst, hört das Schwindeln und damit auch der Schwindel auf.

### Tragern

Der US-amerikanische Therapeut Milton Trager hatte hart trainierende Artisten zu betreuen und fand dabei heraus, dass kleine wiegende Bewegungen am besten geeignet sind, verspannte und sogar verhärtete Muskeln zu lockern und zu entspannen. Das von ihm entwickelte Tragern ist genau genommen eine sanfte Wiegemassage, die sich sehr bewährt hat. Ein System wie das Sleepy kann diese Aufgabe ebenfalls übernehmen – nur »arbeitet« es noch sanfter und ungleich einfacher und billiger. Wo aber schon eine Stunde Tragern sich wundervoll anfühlt, ist nicht auszudenken, wie sich am Morgen fühlt, wer gleichsam die ganze Nacht »getragert«, das heißt gewiegt, wurde.

### Holistic Pulsing

Einen ähnlichen Ansatz bietet das Holistic Pulsing, eine sanfte Wiegemassage, die der englische Arzt Curtis Turchin ursprünglich Pulsieren nannte. Die israelische Osteopathin Tovi Browning entwickelte sie weiter zum heutigen Holistic Pulsing. Dabei bringt die Behandlerin die verschiedenen Körperbereiche durch sanfte, wiegende Bewegungen ins Schwingen. Mit der Zeit entwickelt sich daraus ein Gefühl wie Schweben beziehungsweise ein energetisches Pulsieren, das sich überaus angenehm anfühlt.

Das Geheimnis der Methode besteht darin, dass selbst verspannte Muskelgruppen unter diesen sanften Minimalimpulsen loslassen können und sich ein wohliges Gefühl von Entspannung über die behandelten Bereiche hinaus ausbreitet. Wo aber der Körper in seinen Muskeln loslassen kann, wird sich das auch rasch auf die Seele auswirken, die nur zu gern diesem Trend in die Entspannung folgt.

### Schlafen im Schwingbett

Ein Schwingbett wie Sleepy kann das alles auch und darüber hinaus noch einiges mehr. Klar ist, dass dabei immer der ganze Mensch schwingt und nicht nur einzelne Muskelgruppen, was schon an sich ein Vorteil ist und noch rascher zu den beim Pulsing beschriebenen angenehmen Ergebnissen führt. Im Hinblick auf Methoden wie Tragern oder Pulsing bekommt das schwingende Bett sogar therapeutische Funktion und könnte in einer Zeit erheblicher Verspannungen und Verhärtungen auf Grund immer belastender werdender Beziehungs- und Arbeitsbedingungen zu einer noch wichtigeren Hilfe werden.

Beim Sleepy handelt es sich auch nicht um ein Möbel, sondern eher um eine Art von »fliegenden Untertassen«, die Heraklits *Panta rhei* in die Praxis umsetzen, weil sie Schwingung in den Schlaf und Schwung ins Leben bringen. Die schwebenden Erfahrungen, die sie des Nachts ermöglichen, könnten ihrerseits wiederum seelische Prozesse im Sinne des luziden Träumens in Fluss bringen.

Bei diesem System kommen die Elemente Luft und Wasser, die uns schon mehrfach begegnet sind, in idealer Weise zusammen. Die vier »fliegenden Untertassen« unter den Bettpfosten erhöhen das Bett nur geringfügig im Zentimeterbereich, heben aber die Qualität des Schlafes im übertragenen Sinn enorm in die Höhe. Mit ihren im Innern schwingenden Mandalas bringen sie den Schlaf auf ein ungleich höheres Niveau. Es kommt das Luftelement zum Tragen, denn die einzelnen Mandala-Ringe sind so leicht aufgehängt, dass sie annähernd frei im Raum schweben, allerdings auch so sicher und mit Schweizer Präzision verankert, dass sie dabei konzentrische Kreise bilden. Über diese vier Ringe, die natürlich auch äußerlich die runde Form des Mandalas abbilden, bekommt das Luftelement die Oberhoheit über das Bett. Das Schwebegefühl wiederum vermittelt bei sensiblen Menschen über das Empfinden von pulsierender Energie die fließende Qualität des Wasserelementes.

So erscheint es schon fast selbstverständlich, dass sich hier auch eine der besten Therapien für Schlafprobleme eröffnet. Mir persönlich hat sich die Methode, aus Problemen Chancen zu machen, seit Jahrzehnten bewährt. Wer wegen Schlafproblemen mit dem Sleepy beginnt, wird diese deutlich rascher lösen, zumal dieses System auch keine der anderen Hilfen behindert, sondern sie im Gegenteil alle fördert. Er wird aber, wenn die Probleme behoben sind, weiter auf das Sleepy setzen und seinem Schlaf und daraus folgend seinem Leben eine schwebende Qualität schenken, die vieles erleichtern und alles verändern kann.

In einer Zeit, die keine Zeit mehr hat, ist es obendrein ein unübersehbarer Vorteil, dass die Anwendung im wahrsten Sinne des Wortes im Schlaf geschieht. Was ohne Aufwand nebenbei funktioniert, hat heutzutage noch am ehesten Chancen, dauerhaft angewendet zu werden. Viele Menschen kennen Übungen und Meditationen, die ihnen gut täten, ja, die wichtig für sie wären, allein sie finden in ihren sowieso schon überfrachteten Tagesabläufen keine Zeit mehr dafür. Zum Teil unterbleiben aus diesem Zeitstress heraus (über-) lebenswichtige Dinge. Natürlich wäre es ideal, sich am Morgen gleich einmal eine Stunde Tragern zu lassen und am Abend dann eine Stunde Holistic Pulsing zu genießen. Aber wer kann so viel Zeit und das notwendige Geld aufbringen?

Das schwingende Bett bietet hier eine genial einfache Alternative. Es verbraucht nicht nur keine Zeit, es spart obendrein noch welche. Denn besserer und tieferer Schlaf ist in der Regel – jedenfalls bei Gesunden – auch kürzer, weil wirksamer in Bezug auf Regression und Regeneration, den beiden wesentlichen Anliegen des Schlafes. Die Verarbeitung der Tageseindrücke als weiteres Anliegen des Schlafes, wird durch die tiefere Entspannung im harmonischen Schwingungsprozess erleichtert, da beschwingte Schläfer rascher in jene Tiefen gelangen, nach denen die zur Verarbeitung notwendigen REM-Phasen auftreten können. Auch im weiteren Sinne ist das Schwingen förderlich, da ein ausbalancierter Mensch auch für seine innere Stimme und selbst für die Stimme Gottes offener wird.

Da nach dem Evangelium das Himmelreich Gottes in uns liegt, wäre es nahe liegend, öfter dorthin zu horchen, wie Meister Eckhart es andeutete, als er sagte: »Ich sitze auf einem Stein und schweige und höre, was Gott in mir spricht.« Offenbar war Eckhart ein sehr ausbalancierter Mensch, der nicht nur eine große Offenheit für mystische Erfahrungen hatte, sondern auch geistig seinen vielen Gegnern in der Kirche weit überlegen war, was ihn immer wieder vor der Hinrichtung durch die Inquisition rettete. Wer sanft im eigenen Rhythmus schwingt, kommt leichter und rascher und wie im Schlaf an diese innere Erkenntnisebene, die sich bei sensiblen Menschen von vornherein oft im Schlaf andeutet und manchmal auch offenbart.

## Wissenschaftliche Forschungsergebnisse

Es gibt seit langer Zeit Vorläufer des Sleepy, wenn man etwa an die fliegenden Teppiche islamischer Mystiker oder den Zaubergarten der Zigeuner[50] denkt. In Gestalt des Schwingbettsystems Calmas, das ausschließlich für Erwachsene produziert wurde, existiert ein konkreter Vorläufer. Neben dem hohen Preis war es allerdings durch die damit verbundene Notwendigkeit eines kompletten Bettumbaus in seiner Ausbreitung stark behindert.

Glücklicherweise existiert dadurch eine Reihe gut ausgewerteter Erfahrungen, wenn sie sich auch vor allem auf Menschen mit ursprünglich ausgeprägten Schlafproblemen beziehen. Immerhin zeigt sich, dass die wenigen, die die bisher hohe Hürde zum beschwingten Schlaf nahmen, damit besser, ja zufrieden und glücklich schliefen. Wenn heute, nachdem die Hürde drastisch gesenkt wurde, an sich schlafgesunde Menschen diese Chance wahrnehmen, dürften die Ergebnisse noch viel erhebender sein.

Wissenschaftlich konnte gezeigt werden, dass das Calmas-Schwingsystem als Einschlafhilfe wirksam war, da es sowohl das objektive als auch das subjektive Schlafverhalten nahezu durchgängig verbesserte. Sowohl die objektiven Daten wie Einschlafdauer und Durchschlafzeit als auch die subjektiven, in Schlaftagebüchern aufgezeichneten Erfahrungen belegen diese Verbesserungen. Verschlechterungen gab es nicht, abgesehen von geringen Anfangsproblemen im Sinne einer Erstverschlimmerung. Dabei handelte es sich um leichte Schwindelgefühle, die bald wieder verschwanden. Sonst ergaben sich eine signifikante Verkürzung der so genannten Einschlaflatenz, das heißt der Zeit, die bis zum Einschlafen vergeht, eine Erhöhung der Schlafeffizienz, das heißt, die Untersuchten fühlten sich durch den beschwingten Schlaf unter anderem erfrischter. Schließlich zeigte sich auch eine Verbesserung der Schlafstruktur, was bedeutet, dass die Schwingschläfer deutlich weniger Positionsänderungen während der Nacht brauchten. Sie wälzten sich weniger unruhig herum.

Der Schlafforscher Christoph Wölk fand 1994 in einer Studie, die die Wirksamkeit des Calmas-Schwingsockels mit einer herzsynchronen Klangtherapie verglich, dass abweichend von den Erwartungen der Untersucher das Schwingsystem noch deutlich wirksamer war als die Klangmethode. Diese ist sowieso mit einem so hohen technischen Aufwand verbunden, dass sie Kliniken vorbehalten bleiben muss. Es zeigte sich eine Zunahme des Anteils der Tiefschlafphasen am Gesamtschlaf, wodurch der Erholungswert des Schlafes steigt. Die Einschlafzeit konnte mit den Klängen um ein Viertel, mit dem Schwingsystem aber sogar um ein Drittel verkürzt werden. Nach dieser verkürzten Zeit stellte sich normaler Schlaf ein – ein unübersehbarer Vorteil solcher Einschlafhilfen gegenüber chemischen Schlafmitteln.

Vor einigen Jahren wurde auf dem 7. Europäischen Schlafkongress über das Schwingsystem Calmas berichtet, dass mit seiner Hilfe Gesunde wie Kranke weniger oft während der Nacht aufwachten und mehr Tiefschlafphasen erreichten. Beides, so wurde betont, erhöhe das Wohlbefinden bei Schlafgestörten beträchtlich. Bei einer Langzeituntersuchung an Schlafgestörten stellte sich heraus, dass sowohl Autogenes Training als auch das Schwingbett die Fähigkeit zur Entspannung bei Schlafgestörten beträchtlich erhöhen.

Die vielleicht spannendsten wissenschaftlichen Untersuchungen in diesem Bereich stammen aus der Rheumatologie. Es ließ sich beweisen, dass das Schwingbett die Durchblutung insgesamt verbessert und damit ganz allgemein Stoffwechselprozesse anregt. Aller Wahrscheinlichkeit nach hat es damit zu tun, dass die sanft vermittelte Schwingung im Atem-Herz-Rhythmus alle Körperflüssigkeiten in ebenso sanftes Mitschwingen versetzt. Wie schon beschrieben ist Bewegung nicht nur für Organsysteme wie das von Herz und Kreislauf von eminenter Wichtigkeit, sondern auch für die Zellen. Hinzu mag kommen, dass die sanften Schwingungen bei Rheuma auch Ablagerungen im Gelenkbereich wieder in Bewegung bringen und damit die Entgiftung anregen.

Messungen ergaben, dass sowohl der Calmas-Schwingsockel als auch das Sleepy mit einer Frequenz von etwa 1,3 Hertz schwingen, was der Herzfrequenz nahe kommt. Allerdings entspricht diese Frequenz nicht direkt dem Herzschlag, sondern ergibt sich aus einer Summierung aller vom Körper ausgehenden Impulse. Der Eigenrhythmus ist die Mischung aus Herzschlag sowie Atem- und Craniosakralrhythmus, bereichert durch die Muskelbewegungen im Schlaf.

Sehr wichtig und mitbestimmend ist nach unseren Erfahrungen der Atemrhythmus. Je runder und länger der Atem des Schwingschläfers ist, desto harmonischer wird folglich auch die Wiegebewegung im Schlaf ausfallen. Hier zeichnen sich bereits, bei allen Vorteilen, die das Wiegesystem für Schlafgestörte hat, die enormen Chancen ab, die es Gesunden bietet. Wer über einen runden, ausgeglichenen Atem verfügt, wird auch während der Nacht die gesündesten Impulse erhalten. Wenn diese durch das Wiegesystem noch sanft verstärkt werden, wird sich der heilsame Effekt naturgemäß noch erhöhen und durch die Länge der Einwirkung sogar potenzieren. Hier zeichnet sich einmal mehr ab, wie wichtig eine gewisse Atemkultur ist und wie viele Vorteile der sprichwörtliche lange Atem bieten kann. Mit seinem langen, ruhigen Rhythmus wirkt der Atem geradezu ansteckend und hat die Tendenz, die Herzfrequenz ebenfalls zu beruhigen und zu senken. Ein niedriger Ruhepuls ist aber wiederum ein großer Vorteil, der für Energiereserven spricht.

Diese positiven Erfahrungen lassen sich inzwischen auch wissenschaftlich stützen, denn es zeigte sich, dass rhythmische sensorische Reize bis zum Gehirn gelangen. Sie animieren es, seine elektrische Aktivität, messbar im EEG, zu synchronisieren. Solche Synchronisation fördert nicht nur das Einschlafen, sondern ist auch ein Zeichen zunehmender Bewusstseinsentwicklung.

Die elektrische Gehirnaktivität ist natürlich nur ein einzelnes und obendrein grobes Symptom der Bewusstseinsaktivität. Je geordneter Letztere ist, desto kohärenter oder synchroner werden die messbaren Wellenmuster. Wissenschaftliche Untersuchungen des US-Arztes Keith Wallace, die dieser in Bezug auf die Transzendentale Meditation durchführte, konnten belegen, dass bei Erleuchtungserlebnissen die Gehirnaktivität völlig synchronisiert war und subjektiv tiefe innere Ruhe empfunden wurde. Die Erfahrungen waren transzendent, das heißt, sie gingen über den normalen Bewusstseinszustand weit hinaus in jenseitige Erfahrungsräume und überschritten das persönliche Erleben.

Einiges spricht dafür, dass Schlafen im beschwingten Bett auf Dauer solche Erfahrungen fördert. Wer besser einschläft und rascher die Tranceebenen der Entspannung im Tiefschlaf und entsprechende Bearbeitungsmöglichkeiten im REM-Schlaf erreicht, wird medizinisch gesunden. Der viel faszinierendere Bereich aber ist, dass die allnächtlich verstärkt synchronisierten Gehirnwellen auch anzeigen, dass damit der Organismus zunehmend in Balance kommt und auf höherem Ordnungsniveau funktioniert. Daraus ergeben sich große Entwicklungschancen. Zum normalen Gehirnwellensalat, der mit dem Sprachgewirr einer lebhaften Party zu vergleichen wäre, verhält sich der synchronisierte Zustand wie ein harmonischer Chorgesang.

Erleuchtung ist wohl nichts anderes als ein Zustand höchster Geordnetheit, bei der aller Widerstand aufgegeben, sozusagen aller Sand aus dem Getriebe entfernt ist. Vielleicht lässt sich auf diese einfache Weise, im schwingenden Schlaf, der Sand aus dem System herausschlafen. Der Spruch »Den Seinen gibt's der Herr im Schlaf« könnte hier noch eine weitere Ergänzung finden. Möglicherweise schenkt der Herr uns ja auch die letzte Befreiung im Schlaf, wenn wir ihm nur die Chance dazu geben.

## Zu erwartende therapeutische Effekte

Man muss den Gebrauch des Schwingbettes nicht einmal üben. Es funktioniert von Anfang an, weil jeder Mensch über Atem- und Herzrhythmus verfügt und einen positiven Bezug zu seinem eigenen Rhythmus hat. Wem diese Beziehung fast abhanden gekommen ist, wird lediglich eine gewisse Eingewöhnungszeit brauchen, bis er in den Genuss des Schwingens kommt. Gerade für diese Menschen ist es aber wichtig, dass sie sich wieder auf ihren Eigenrhythmus einschwingen.

Natürlich atmen nicht alle Menschen gleich – und nicht einmal

Das schwebend leichte Gefühl, das der Körper während der Nacht erfährt, wird zudem die Traumaktivität fördern. Damit kann der eigentliche Sinn der Durchschlafstörung, nämlich Zugang zu den im Traum bearbeiteten Problemen zu schaffen, leichter erreicht werden.

**Angsterkrankungen**

Eine weitgehende Entspannung der Skelettmuskulatur durch das Schwingbett wird in jedem Fall als angenehm empfunden. Für besonders stark verspannte Menschen wie etwa Angst- oder Zwangspatienten kann sich hier sogar eine Lösung anbahnen. Jedoch sind in solchen Fällen noch tiefer gehende Therapieprogramme, die die seelischen Hintergründe berühren, in Anspruch zu nehmen. [51]

**Rheuma**

Bei Rheumapatienten tun sich noch verblüffendere Perspektiven auf. Nicht wenige fanden ihre Symptome nach einer Nacht gebessert. Nach weiteren Nächten erfuhren sie zwar keine Verschlechterung der Symptome, aber ihr Allgemeinzustand verschlechterte sich, als hätten sie viel zu hohe Dosen ihrer Medikamente zu sich genommen. Nachdem dieser Effekt bei vielen auftrat, wäre die sinnvollste Erklärung folgende: Das sanfte, aber doch auf das ganze System einwirkende Schwingen scheint neben den rheumatypischen Ablagerungen auch die über Jahre abgelagerten Rückstände von Medikamenten aus dem Bindegewebe zu lösen. Die Dauer dieser Phase wird je nach Ausmaß der Ablagerungen variieren. Wird sie durchgestanden beziehungsweise durchgelegen oder eigentlich sogar durchgeschlafen, ergeben sich nicht selten an Wunder grenzende Besserungen der Rheumaerkrankung.

Vieles spricht darüber hinaus dafür, dass das häufig festgefahrene Leben von Rheumatikern über die Aktivierung in der Nacht wieder in Bewegung kommt. Im Zusammenhang mit dem Verständnis der Rheumathematik[52] sowie mit Ernährungsumstellung[53] und regelmäßigen Fastenzeiten[54] kann nach meinen Erfahrungen jeder Rheumatiker seine Situation drastisch verbessern, wenn nicht sogar ausheilen. Das nächtliche Schwingen bringt hier eine leichte und damit in dieser schweren Lage überaus notwendige Note ins Konzert der Maßnahmen.

### Chronische Schmerzen

Eine Fülle von Erfahrungen der Linderung bis Erleichterung und nicht selten der völligen Wiederherstellung bei Schmerzpatienten sprechen ebenso für den beschwingten Schlaf. Naturgemäß wirken die sanften Schwingungen bei Rückenproblemen besonders lindernd.

Die Erklärungsmöglichkeiten sind dabei vielfältig. Vor allem wird der muskelentspannende Effekt der Methode seinen Anteil haben, wenn man an die beschriebenen Erfahrungen mit Tragern und Pulsing denkt. Hinzu kommt sicher auch, dass sanftes Schwingen einen beruhigenden Einfluss auf die Seele hat. Alle Erfahrungen unterstützen diese These. Eine entspannte Psyche reagiert weniger ängstlich und schmerzempfindlich.

### Körperschlacken

Wenn die Erklärung der beobachteten Erstverschlimmerungen und anschließenden deutlichen Besserungen stimmt, wofür im Augenblick alles spricht, muss die Schwingschlafmethode auch eine große entgiftende Wirkung haben. Nach meiner eigenen Erfahrung ist sie eine ideale Ergänzung von Fastenkuren. Der große Entgiftungs- und Entschlackungsreiz des Fastens wird damit offenbar auf sanfte Weise verstärkt. Jedes Tier, das sein Fell von Wasser befreien will, schüttelt sich bekanntlich. Wer sich die Nächte hindurch überaus sanft schütteln lässt, scheint einen ähnlichen, nur ungleich tiefer gehenden Effekt zu erzielen.

Selbst wenn die Schulmedizin Schwierigkeiten hat, das anzuerkennen, gehören Schlacken nicht in den Körper. Sie sind hinderliche Ablagerungen. Es muss zwangsläufig zu Erstverschlimmerungen führen, wenn sie wieder in Bewegung gebracht werden. Es wird das Leben aber auf Dauer leichter und beschwingter machen. Auch hier setzt die Schwingschlafmethode eine Aufwärtsspirale in Gang. Wer Schlacken abbaut, sorgt zugleich für einen besseren Energiefluss, der sich wiederum dazu eignet, mehr Gifte und Schlacken auszuscheiden, was wiederum die energetische Gesamtsituation des Organismus fördert. Ein vor Energie sprühender Mensch wird andererseits gar nicht mehr im gleichen Ausmaß dazu neigen, Schlacken abzulagern, da seine Durchblutung besser und sein Stoffwechsel aktiver ist. Daraus folgend werden seine Handlungs- und Denkabläufe fließender funktionieren. Hinzu kommen Effekte wie besseres Ausgeschlafensein oder tiefere Ruhe.

**Steinleiden**

Tatsächlich ist jede Schwing- oder Schüttelbewegung geeignet, Dinge, die nicht ganz fest sind, in Bewegung zu bringen und zu lösen. Unangenehm erlebt man diesen Effekt bei alten Autos, die mit der Zeit klapprig werden, und, wenn man nicht aufpasst, Teile verlieren. Beilagscheiben sollen diesem in der Technik bekannten Effekt entgegenwirken. Auch bei Menschen können mit der Zeit *Schrauben locker* werden, wie der Volksmund weiß. Manchmal fragt man sich gar, ob bei jemandem *ein Rad ab* sei. Hier ergibt sich ein weiterer Unterschied zwischen lebendigen und technischen Systemen. Während Letztere durch fortwährende Schwingungen ermüden, brauchen lebendige Systeme sie, um in Balance zu bleiben.

Der bewegende und zugleich lösende Effekt ist im Bereich des Lebens also doppelt günstig, denn einerseits hält er über seinen Rhythmus das Leben in Schwung, andererseits löst er Überflüssiges. Folglich ergeben sich hier noch viele weitere Anwendungsbereiche, denn Entgiftung ist in einer so giftigen Zeit ein wichtiges, ja zentrales Anliegen. Und nicht nur Rheumapatienten schleppen Ablagerungen mit sich herum, die besser losgelassen würden, auch all die Patienten, die unter Steinbildungen in Niere, Blase, Darm oder Gallenblase leiden, brauchen dringend natürliche *Lösungen.*

### Gefäßverkalkung

In der modernen Leistungsgesellschaft beginnt die Verkalkung der Gefäße bereits nach der Pubertät. Letztlich sind damit alle Erwachsenen entschlackungs- und damit schwingungsbedürftig. Inwieweit das schwingende Bett auch hier nachhaltige Lösungen bieten kann, muss die Zukunft zeigen.

### Übergewicht und andere Lasten

Wer sich und seine Sorgen nachts leichter nehmen kann, könnte auch selbst leichter werden. Dazu kommt, dass ein beschwingtes Aufstehen am Morgen den ganzen Tag positiv prägt, denn im Anfang liegt bekanntlich alles.

Außerdem scheint es so zu sein, dass Übergewicht in beschwingter und entspannter Lage leichter losgelassen werden kann, vor allem bei einem Gewebe, das jede Nacht sanft durchgewiegt wird. Übermäßig angesammeltes Fett ist letztlich auch eine Form von Verschlackung. Sie vermag sich offenbar leichter lösen, wenn der ganze Mensch gelöster ist. Seelisch kommt hinzu, dass Menschen, die jede Nacht lernen, sich leicht zu nehmen, auch leichter mit dem Leben zurechtkommen und so wohl auch schneller leichter werden.

Die subjektiven Erfahrungen der Schwingschläfer besagen, dass auch das *geistig-seelische Loslassen* unterstützt wird. Alles deutet darauf hin, dass der im Gewebe stattfindende Effekt des Loslassens sich über die Körper-Seelen-Brücke noch addiert.

Menschen, die sich schon morgens gewogen sind und beschwingt in den Tag gehen, wirken natürlich auch gelassener. Wir dürfen allerdings auch annehmen, dass sie nachts tatsächlich mehr belastende Trauminhalte loslassen konnten. Die leicht schwingende Bewegung erlaubt der Psyche offenbar, sich leichter von Schwerem zu lösen.

### Vorbereitung für Wettkampf- und Prüfungssituationen

Für Sportler bringt die Schwingschlafmethode durch die Lockerung des Gewebes den Vorteil, Muskelkater und andere Verhärtungen schneller und wie von selbst im Schlaf zu lösen. Wer solchermaßen erleichtert und beschwingt in das Training geht, wird sich nicht nur leichter tun, er wird auch im Wettkampf unbelasteter antreten.

Der Schlaf vor besonderen Ereignissen wie etwa Prüfungen wird schnell zum Problem, das sich beschwingt in jedem Fall besser lösen lässt. Es ist anzunehmen, dass die Harmonisierung des eigenen Rhythmus tief greifende Auswirkungen auf den Lebenserfolg hat.

Dazu passt eine Studie, die belegte, dass ausgeschlafene Menschen doppelt so häufig Karriere machen wie unausgeschlafene. Es mag daran liegen, dass sich ihre Lernerfahrungen im Schlaf besser verankern und ihnen so jederzeit zur Verfügung stehen, während sie den Unausgeschlafenen rasch wieder abhanden kommen. Es könnte aber auch damit zu tun haben, dass Ausgeschlafene Lösungen für ihre Probleme *im Schlaf finden*, worauf die bereits zitierte Studie der Universität Lübeck hinweist.

**Regulierung der Atmung und anderer Körperrhythmen**

Die jahrelangen Erfahrungen mit den Schwingbetten in unserem Heil-Kunde-Zentrum zeigten, dass sie auch die Patienten dazu bringen, den Atem zu verlängern. Dieser Effekt geht auf die eintretende Entspannung zurück, denn ein ruhiger Mensch entwickelt automatisch einen ruhigeren und damit längeren Atem. Hinzu kommt aber auch der schon beschriebene Effekt durch die minimale Trägheit des Systems, wodurch es zu der kleinen, nicht spürbaren Verzögerung der Schwingung kommt, aus der sich wiederum eine erst über die Zeit erfahrbare Verlängerung des Atemzyklus ergibt. In der Psychotherapie haben sich gerade kleine Reize, die über lange Zeit erfolgen, als sehr wirksam erwiesen. Sleepy nutzt diesen Effekt optimal, weil das System *natürlich* die ganze Nacht über schwingt.

Gleichgültig, wodurch sie erreicht wird – eine Verlängerung des Atems ist in jedem Fall eine Verbesserung. Nicht umsonst spricht der Volksmund vom *langen Atem der Sieger* und benutzt den Ausdruck synonym für *gewinnen*. Wer den Sieg davonträgt, verfügt tatsächlich häufig – und nicht nur im Sport, wo es selbstverständlich ist – über einen langen Atem, das heißt, er hält länger durch und erreicht so sein Ziel. Gleiches gilt nach meinen Erfahrungen für jeden Lebensbereich.

Menschen mit längerem Atem werden älter und bleiben dabei obendrein besser in Form. Ein östlicher Mythos mag dies illustrieren. Er erzählt davon, dass von drei Schicksalsgöttinnen die erste die Zahl der Atemzüge zuteilt. Die zweite zählt sie anschließend während des Lebens ab und die dritte holt die Betroffenen, wenn ihre Zeit, das heißt, wenn ihre Atemzüge abgelaufen sind. Auffällig ist die völlig in Übereinstimmung mit diesem Mythos stehende Erfahrung, dass diejenigen, die durchs Leben hecheln, auch schnell damit fertig sind. Ein kurzer Atem führt zu einem raschen Ende. Atemlos kommt man nicht weit und auch nicht sehr hoch hinauf, wie nicht nur Bergsteiger wissen. Die Verlängerung des Atems entspricht demnach einer Lebensverlängerung. Dieser Sachverhalt wird – wie bei allen Mythen – wissenschaftlich schwer zu überprüfen und zu quantifizieren sein. Die Qualität des Schlafes und damit des Lebens wird auf jeden Fall spürbar verbessert.

Aber auch wesentliche andere Rhythmen wie der Craniosakralrhythmus werden von der Schwingschlafmethode positiv beeinflusst. Vieles spricht dafür, dass die verschiedenen Rhythmen sich im Zusammenspiel untereinander harmonisieren und dass dies der leichten Schwingung während der Nacht zu verdanken ist. Ein schwingendes System kann sich offenbar ungleich besser selbst optimieren als ein statisches. Nach Heraklit ist dies logisch, denn alles Lebendige fließt beständig. Aber auch die wissenschaftliche Medizin hat herausgefunden, dass das Leben aus einer Fülle sich ergänzender Fließgleichgewichte besteht.

Wer mit der Nacht ein Drittel seines Lebens wieder in Fluss bringt und solcherart belebt, wird die anderen beiden Drittel entsprechend mit beeinflussen, zumal gesunde Rhythmen die Tendenz haben, anzustecken und – im Rahmen der Resonanz – die Umgebung in ihr natürlich gesundes Schwingungsfeld einzubeziehen. Obendrein umfasst der Schlaf, wie wir eingangs gesehen haben, das für Regeneration wichtigste Drittel des Lebens.

Die direkte Beeinflussung unserer inneren Rhythmen ist sonst ein eher schwieriges Unterfangen. Alle Versuche, mit Medikamenten einzugreifen, sind schweren Krankheitszuständen vorbehalten. Durch entsprechend konsequentes und aufwändiges Ausdauertraining können wir jedoch unseren Herzrhythmus[55] und in seinem Gefolge den Atemrhythmus[56] *natürlich* beeinflussen. Der Ruhepuls sinkt und die Atemzüge werden länger. Der Craniosakralrhythmus lässt sich nur sehr aufwändig von ausgesprochen sensiblen Therapeuten beeinflussen. Nach deren Aussagen ist er heute bei vielen modernen Menschen gestört. Ihn nebenbei im Schlaf wieder in seine ursprüngliche Ordnung zurückzubringen ist sicherlich verlockend und mit der Schwingschlafmethode offenbar möglich.

So kann einiges in Bewegung kommen und vieles herausgeschüttelt, einiges auf- und manches abgeschüttelt werden. Allerdings können dabei – wie geschildert – im Organismus gespeicherte Medikamente offenbar aufgerührt werden. Wie jedes wirksame Verfahren hat also auch die Schwingschlafmethode mit der seltenen Möglichkeit dieser Erstverschlimmerung ihre Schattenseite. Wer sie allerdings mutig und beschwingt durchlebt beziehungsweise durchschläft, wird zu noch ungleich tieferen gesundheitlichen Verbesserungen kommen. Denn wer gelöster ist, wirkt nicht nur auf andere gelöster, er löst auch leichter Probleme.

So entpuppt sich die Schwingschlafmethode zu einer Allround-Hilfe, die von der Funktion des Sandmännchens bis zur Traumförderung reicht. Sie ist das beste und gesündeste Schlafmittel und wirkt wie ein Traumfänger. Sie kann die inneren Rhythmen harmonisieren, die Lebensenergie wieder fließen lassen und damit noch anderes in Fluss bringen, was wir dann besser loslassen.

Wer sich abends in den Schlaf wiegt und morgens nach einer sanft beschwingten Nacht gelöst erhebt, wird sich in einem Ausmaß beschwingt fühlen, wie es selbst mit dem besten statischen Bett nicht erreichbar ist. Wobei das Schwingsystem natürlich keinerlei Vorgaben bezüglich der Wahl des Bettmodells macht. Es wäre naheliegend, das für einen individuell beste Bett mit der entsprechenden Matratze zu wählen. So wird man sich am Morgen gewogen sein und sich gut ausbalanciert fühlen, da man eine ganze Nacht lang sanft um die eigene Mitte geschwungen ist. Dabei wird man sie auf Dauer wie im Schlaf finden, und vieles geht danach sicherlich *wie im Schlaf* weiter. Dieser Ausdruck wird überhaupt mit der Zeit eine ganz andere und ungleich tiefere Bedeutung für die beschwingten Schläfer bekommen.

## Zukunftsweisende praktische Anwendungen

Es liegt es nahe, das Schwingsystem auch im medizinischen Bereich einzusetzen. Sanatorien und Kliniken könnten mit geringen Investitionen für einen gewaltigen Qualitätssprung sorgen, vor allem wenn sie bei dieser Gelegenheit die Wichtigkeit der Nacht und des Schlafes gleich mit akzeptieren und zu Heilzwecken nutzen. Die Möglichkeit beschwingten Heilschlafes läge mit dem Einsatz entsprechender CD-Programme in greifbarer Nähe. So könnten mit Sicherheit große Mengen nachweisbar schädlicher Schlafmittel eingespart werden, ganz abgesehen von all den beschriebenen Erleichterungen bei Krankheitsbildern wie Rheuma. Auch für Kur-, Gesundheits- und Wellnesshotels drängt sich die einfache und preiswerte Verbesserung des Schlafes geradezu auf. Leichter kann man gesundheitsorientierten Gästen die Nacht sicher nicht versüßen.

Falls Firmen Ruheliegen für ihre Mitarbeiter bereitstellen, wäre es sinnvoll, durch das Unterlegen der vier Scheiben für himmlische Entspannung zu sorgen. Ausgeruhte Angestellte, die sich einen ungleich erholsameren, weil beschwingteren Mittagsschlaf gönnen, sind im wahrsten Sinne des Wortes Gold wert. Die Mitarbeiter mit den kleinen »fliegenden Untertassen« zu beschenken, sodass sie sie zu Hause nutzen, würde sich ebenfalls rentieren und wäre auch ein Geschenk für die Firma und sinnvoller als die kostenlose Bereitstellung von Cola oder Kaffee während der Arbeitszeit.

# Ausblick

Die Entwicklung des Schlafes und aller diesbezüglich im Laufe der Jahrtausende ins Spiel gebrachten Hilfen zeigt die gleiche Tendenz, die die Menschheit genommen hat: weg von der Erde hinauf zum Himmel. Es ist eine Tendenz, die auch alle Hochreligionen und Traditionen empfehlen. Die schweren Materialien wurden durch immer leichtere und am besten federleichte ersetzt. So war der flexible Lattenrost natürlich ein enormer Vorteil gegenüber dem harten Boden und die Hängematte stellte einen großen Sprung nach vorn und in die Höhe dar. Das schwebende Bett ist der momentan letzte große Entwicklungssprung. Es nutzt die Schwerkraft und balanciert den Schwingschläfer sensibel im Gravitationsfeld der Erde.

Die Schwerkraft ist eine große Ordnungskraft in unserem Leben. Sich ihr so bewusst auszuliefern und sich auch aktiv auf sie einzustellen, das scheint eine große Hilfe für den gesunden Schlaf und darüber hinaus bei der Bewältigung des Lebens zu sein. In solcher Nacht ruht der Schläfer wie auf Wolken, geborgen im Luftelement, während seine inneren Fließgleichgewichte ständig sanft angestoßen und aufrechterhalten werden. Dabei kann er das Beste, das Mutter Erde an natürlichen Materialien zu bieten hat, mitnehmen oder sich auf dem Gegenpol technisch-uranischer[57] Errungenschaften bedienen. Er tankt Energie, während sich seine Milliarden Zell-Akkus wieder aufladen. Das Schönste ist, dass er nichts dafür tun muss. Ohne sich plagen oder konzentrieren zu müssen, schläft er selig und lässt es sich im schwingenden Schlaraffenland gut gehen.

Dieses Schlaraffenland war uns bis dahin nur zu Anfang des Lebens für die kurze Dauer von zehn Monden im Fruchtwasser vergönnt. Als Schwingschläfer kann man nun jede Nacht dorthin alle so regelmäßig, wie es für sie gut wäre. Aber auch *unregelmäßige Atemrhythmen* werden harmonischer durch die leichte, kaum merkliche Trägheit des Systems. Durch die automatisch auftretende Rückkoppelung mit dem atmenden Schläfer wird dessen Rhythmus sanft und kaum spürbar beeinflusst. Er wird dem harmonischeren, weil etwas trägeren Rhythmus des Bettes angepasst. So ergibt sich über die Schlafzeit eine im Endeffekt sehr spürbare Harmonisierung des Atemrhythmus und damit wohl aller Rhythmen des beschwingten Schläfers.

Selbst für Patienten mit *Schlafapnoe* könnte hier ein Lösungsansatz liegen. Möglicherweise reichen die kleinen Impulse, die vom schwingenden Bett auf ihren extrem unregelmäßigen Rhythmus einwirken, aus, die Patienten insgesamt runder und damit rhythmischer atmen zu lassen. Die Erfahrung zeigt jedenfalls, dass in der Natur eine Tendenz besteht, dass harmonische Rhythmen sich gegen unrunde durchsetzen und diese gleichsam heilen. Diese Erfahrung kennen viele Meditierende, die die Nähe ihres Meisters suchen. Sie tun es unter anderem aus der Erfahrung, sich danach besser und runder zu fühlen. Wahrscheinlich handelt es sich auch hier um Resonanz- und Rhythmusphänomene. Man passt sich unmerklich dem höheren Ordnungsniveau des entwickelteren Bewusstseins an, zumindest in dem Ausmaß, wie man sich diesem öffnet.

Aus allem bisher Gesagten ergibt sich logisch, dass das Schwingbett die beste Unterstützung der Therapie von Schlafproblemen bietet. Zum einen werden *Einschlafstörungen* durch den Wiegeeffekt in verblüffend kurzer Zeit positiv beeinflusst, zum anderen werden *Durchschlafprobleme* gebessert. Wenn die Betroffenen in völliger Ruhe im Bett liegen bleiben und ihre Aufmerksamkeit nach innen richten, wo die Probleme liegen, wird diese Achtsamkeit in Verbindung mit der Stille der Nacht zu einer Sensibilisierung für das sanfte Schwingen und Fließen führen. Das ruhige Liegen an sich wird dann als so angenehm empfunden, dass die Situation ihren Druck verliert. Es ist die beste Voraussetzung dafür, dass der Schlaf wie von selbst zurückkommt.

zurückkehren und sich – zwar nicht mehr im Wasserelement, dafür aber auf den Schwingen des für Erwachsene angemesseneren Luftreiches – schwebend seliger Entspannung hingeben.

Wer es obendrein schafft, das ganze Schwingsystem unter seinem Idealbett in Nord-Süd-Richtung in einem sanfte Entspannung fördernden, gesunden Schlafzimmer zu postieren und die für die eigenen Bedürfnisse ideale Matratze auf der optimalen Unterlage zu organisieren, dem stehen paradiesische Nächte ins (Körper-)Haus. Seine Seele wird wundervolle Reisen unternehmen können – im Idealfall noch unterstützt von Anregungen aus den Seelenbilderwelten und getragen von Klangteppichen, die den fliegenden Vorbildern der islamischen Mythenwelt in nichts nachstehen.

So wird der Schlaf traumhaft werden und mit ihm ein ganzes Drittel unseres Lebens. Es liegt auf der Hand, dass dies auf die übrigen, möglicherweise gequälten zwei Drittel Auswirkungen haben muss. Die Träume werden sich entsprechend entwickeln und allem ein beschwingteres Lebensgefühl vermitteln. Der Traum vom Leben insgesamt mag anspruchsvoller werden und schwebende Zustände von Leichtigkeit auch in das alltägliche Leben einfließen lassen. Der Tanz des eigenen Lebens kann so beschwingter werden und schwebender, weil sich leichter nimmt, wer sich leichter fühlt. Ihm wird auch leichter zufallen, ja zufliegen, was er sich wünscht, weil er – auf leichten Schwingen unterwegs – weniger Widerstand kennt und weniger Widerstand auslöst.

Das Nachlassen des im Leben erfahrenen Widerstandes ist aber das beste Maß für die Bewusstseinsentwicklung in Richtung Befreiung, Erleuchtung oder wie immer man diese Erfahrung des Himmelreiches nennen mag. Alle Traditionen gehen übereinstimmend davon aus, dass sie das Ziel des menschlichen Lebens ist. Auf welchem Weg wir ihn anstreben mögen oder auch wenn wir das gar nicht bewusst tun, können wir diesem begnadeten Zustand doch jede Nacht näher kommen, wenn wir uns beschwingt in die traumhaften Welten transzendenter Erfahrungen wiegen lassen.

# Nachwort

Seit ich meinen Schlaf auf der Grundlage der beschriebenen Erfahrungen zu genießen begann, geht es mir noch besser als zuvor. Natürlich sind meine Vorlieben nicht zu verkennen, wobei ich doch offen für Extreme war und sowohl in dem Paradies von Samina schlafe, als auch das bequeme Hightech-Bett von Lattoflex genießen kann. Ich schätze ebenso das Hightech-Kräuterbett von Wentex oder den Schaumtraum von Dr. Lanz. Und in jedem Fall bilden die »fliegenden Untertassen« des Sleepy-Systems die Basis meiner Nächte.

So ist einige Werbung in dieses Buch eingeflossen, aber ich wollte meine erhebendsten Erfahrungen nicht zurückhalten. Sie sind nun einmal untrennbar mit bestimmten Produkten verbunden, die ich persönlich nicht mehr missen möchte. Sie als Leser dieses Buches könnten sie zumindest testen, um Ihren Schlaf zu vertiefen, Ihr Leben zu verlängern und genussvoller zu gestalten. Allerdings konnte ich in den vergangenen Jahren nicht alle angebotenen Systeme ausprobieren und so mag es noch weitere gute Möglichkeiten geben, die sich (mir) nicht anboten. Ich hoffe aber, die für mich und Sie besten herausgefunden und vorgestellt zu haben. Das heißt ausdrücklich nicht, dass nicht noch andere in Frage kommen. Wenn Sie sich aber in Zukunft auf den beschriebenen Wegen in den siebten Himmel wiegen lassen, ist für alle vielleicht noch nicht alles, aber schon sehr viel gewonnen.

Was wäre es für ein Genuss, in einer Welt von ausgeschlafenen, beschwingten, energiegeladenen und traumhaften Menschen zu schlafen und zu wachen, die sich ihrem eigenen Leben und unserer gemeinsamen Welt mit dem Schwung und der Begeisterung stellen, die vor allem aus einer Quelle kommen: genussvollem, heilsamem Schlaf und dem sich daraus ergebenden Draht nach oben.

# Anhang

## Anmerkungen

1 Tagwerk ist der Name für ein altes Feldmaß. Es bezeichnet das Stück Land, das an einem Tag von einem Gespann Ochsen gepflügt werden konnte.
2 Siehe auch mein Buch *Lebenskrisen als Entwicklungsschancen.*
3 Was Ernährung und Bewegung angeht, sei auf das Buch Dahlke/Preiml/Mühlbauer, *Säulen der Gesundheit* verwiesen, bezüglich des Atems auf das Buch Dahlke/Neumann, *Die wunderbare Heilkraft des Atmens*, bezüglich der Entspannung auf mein Buch *Reisen nach Innen.*
4 Vor allem im tibetischen Buddhismus sind die Phasen, die ein Mensch nach seinem Tod bis zu seiner Wiedergeburt durchläuft, intensiv erforscht worden. Das jenseitige Reich wird Bardo genannt; als Bardo-Zustände bezeichnet man die Bewusstseinsphasen während des Sterbens und der Reisen durch jenes Nachtod-Zwischenreich.
5 Die Bedeutung der Felder wird uns erst allmählich bewusst. Es handelt sich dabei um Bewusstseinsstrukturen, die eine starke Wirkung auf die Wirklichkeit haben, auch wenn wir den Mechanismus noch nicht verstehen. Näheres zu Feldern in meinem Buch *Lebenskrisen als Entwicklungschancen.*
6 Siehe die jeweils im Ansata Verlag, Interlaken, erschienenen Bücher von Patricia Garfield, *Der Weg des Traum-Mandalas*, 1981, oder Garfield, *Kreativ träumen*, 1974, oder auch Strephon K. Williams, *Durch Traumarbeit zum eigenen Selbst – die Jung-Senoi-Methode*, 1984.
7 REM = Abkürzung für Rapid Eye Movements (»rasche Augenbewegungen«). Die REM-Phase ist durch schnelle Augenbewegungen und erhöhte Atem- wie Herzfrequenz gekennzeichnet.
8 Stefan von Jankovitch, *Ich war klinisch tot.* Drei Eichen, Hammelburg 2000.
9 Daneben erscheint zum vorliegenden Buch auch die CD *Schlaf – die bessere Hälfte des Lebens.*
10 Siehe die Auswahl an Titeln auf Seite 315.
11 Siehe Dahlke, *Das Gesundheitsprogramm.*
12 Asklepios ist der griechische Gott der Heilkunde. Sein Vater ist der als Heil- und Sonnengott verehrte Apollon, der auch als Gott der Weisheit, Musik und des Gesangs gilt. Asklepios wurde von dem heilkundigen Kentaur Chiron erzogen und hatte eine Tochter: Hygieia, die Göttin der Gesundheit.
13 Siehe Dahlke, *Das Gesundheitsprogramm.*
14 Siehe Dahlke, *Die Leichtigkeit des Schwebens.*
15 Siehe Dahlke/Neumann, *Die wunderbare Heilkraft des Atmens.*

16 Siehe Dahlke, *Das Gesundheitsprogramm.*

17 Napoleon soll an Narkolepsie gelitten haben. Einige Historiker glauben sogar, er habe die Völkerschlacht bei Leipzig nur verloren, weil er im entscheidenden Moment zwanghaft eingeschlafen sei.

18 Siehe Dahlke, *Lebenskrisen als Entwicklungschancen.*

19 Siehe M. und R. Dahlke/Zahn, *Frauen-Heil-Kunde.*

20 Jürgen Albers, *Express ins Nirwana. Neues vom kleinen Großmeister.* Ottweiler Druckerei & Verlag.

21 Joyce McDougall, in: Francisco Varela, *Traum, Schlaf und Tod. Grenzbereiche des Bewusstseins – der Dalai Lama im Gespräch mit westlichen Wissenschaftlern.* Diederichs, München 1998, S. 50.

22 Informationen über das Heil-Kunde-Zentrum Johanniskirchen, Adresse siehe Seite 316.

23 Informationen zu Chi-Maschinen über das Heilkundeinstitut Hitzendorf, Adresse siehe Seite 316, Internet: www.heilkundeinstitut.at

24 Hier wäre auch an die Rohkost-Mischung Aminas zu denken, die auf natürlichem Weg dafür sorgt, dass die Serotoninspeicher aufgefüllt bleiben. Generell können sich durch die Behebung des Serotoninmangels Schlafstörungen bessern, da Serotonin die Vorstufe von Melatonin ist. Informationen dafür finden sich unter www.aminas.de

25 In Deutschland und Österreich wird das Gerät für eine geringe Gebühr von der Firma (Adresse Seite 316) ausgeliehen; in der Schweiz ist es nur käuflich zu erwerben.

26 Hinter dieser einfachen Übung steckt medizinisch sicher noch viel mehr. Sie ist in meinem Buch *Fasten Sie sich gesund* ausführlich beschrieben.

27 Siehe Dahlke, *Das Gesundheitsprogramm.*

28 Siehe die CD *Den Tag beginnen.*

29 Siehe das Kapitel über niedrigen Blutdruck in: Dahlke, *Herz(ens)-Probleme.*

30 Siehe das entsprechende Kapitel über die Hochdruckkonstitution in: Dahlke, *Herz(ens)-Probleme.*

31 Auch wenn Katzen immer wieder zu einem ins Bett wollen, kann das neben Zuneigung deren Vorliebe für Störzonen sein. Im Gegensatz zu Menschen und Hunden suchen Katzen solche Plätze mit Vorliebe auf.

32 Friedrich Weinreb, *Kabbala im Traumleben des Menschen.* Diederichs, München 2005, S. 30.

33 Francisco Varela, *Traum, Schlaf und Tod. Grenzbereiche des Bewußtseins – der Dalai Lama im Gespräch mit westlichen Wissenschaftlern.* Diederichs, München 1998, S. 44.

34 Edward C. Whitmont/Sylvia Brinton Perera, *Träume, eine Pforte zum Urgrund.* Burgdorf, Göttingen, S. 19.

35 Siehe die CDs auf Seite 317 und mein Buch *Reisen nach Innen.*

36 Stephen LaBerge, *Hellwach im Traum.* mvg, München 1991.

37 Siehe Dahlke, *Das Gesundheitsprogramm.*

38 Siehe dazu die Aufstellung im Anhang auf Seite 315.

39 Zitate und Gedanken aus dem Buch von Francisco Varela, *Traum, Schlaf und Tod.* Diederichs, München 1998.

40 Robert Crookall, in: *Rätselwelt des Traumes.* Prisma, Gütersloh 1979, S. 44.

41 Boris Luban-Plozza/Günther W. Amann-Jennson, *Schlaf Dich gesund!* Oesch, Zürich 2003.

42 Philippa Waring, *Vom richtigen Wohnen*, Hugendubel, München 1995.

43 Siehe die Deutungen in meinen Büchern *Krankheit als Symbol* oder *Aggression als Chance.*

44 Siehe Eduard Lanz, *DBK-System. Dehnen, Kräftigen, Bewegen.* DBK-Institut, Graz 2000.

45 Das Segmentsystem der Matratze übernimmt den Mobilisierungseffekt durch leichten Zug, wie er bei vielen Wasserübungen etwa im Sinne unserer Aqua-e-motion-Therapie auftritt. Diese in Montegrotto entwickelte Methode der tiefen Entspannung im Wasser ist in meinem Buch *Die Leichtigkeit des Schwebens* beschrieben.

46 Siehe das ausführliche Kapitel über Hyperaktivität in meinem Buch *Aggression als Chance.*

47 Der Craniosakralrhythmus wurde von dem amerikanischen Osteopathen John E. Upledger entdeckt. Siehe auch sein Buch *Auf den inneren Arzt hören – eine Einführung in die Craniosacral-Therapie.* Hugendubel, München 2004.

48 Rudolf Arndt-Schulz (1835–1900) entdeckte das biologische Grundgesetz, dass kleine Reize fördernd, große hemmend und größte lähmend wirken.

49 Die Erfahrungen, die ich seit Jahren mit dem Reitseminar *Balance in Bewegung* mache, weisen deutlich in diese Richtung.

50 Siehe Dahlke, *Mandalas der Welt.*

51 Siehe das Audioprogramm *Angstfrei leben.* Bei Zwangssymptomatiken ist allerdings eine Psychotherapie wie die vierwöchige Krankheitsbilder-Therapie notwendig. Informationen über das Heil-Kunde-Zentrum Johanniskirchen (Adresse siehe Seite 316).

52 Siehe Dahlke, *Krankheit als Symbol.*

53 Siehe Dahlke, *Das Gesundheitsprogramm.*

54 Siehe Dahlke, *Fasten Sie sich gesund.*

55 Siehe Dahlke, *Das Gesundheitsprogramm.*

56 Siehe Dahlke/Neumann, *Die wunderbare Heilkraft des Atmens.*

57 Uranus ist das Urprinzip, das dem Himmelsgott entspricht und sich genauso in den himmelsstürmenden Erfindungen moderner Computer- und Elektronikwelten spiegelt.

# Literatur

## Bücher von Ruediger Dahlke

*Aggression als Chance. Be-Deutung und Aufgabe von Krankheitsbildern wie Infektion, Allergie, Rheuma, Schmerzen und Hyperaktivität.* C. Bertelsmann, München 2003.

*Arbeitsbuch zur Mandala-Therapie.* Hugendubel 1999.

*Bewusst fasten. Wegweiser zu neuen Erfahrungen.* Goldmann, München 1996.

*Das Gesundheitsprogramm. Vital durch Atmung, Bewegung, Ernährung und Entspannung.* Hugendubel, München 2004.

*Das senkrechte Weltbild. Symbolisches Denken in astrologischen Urprinzipien.* (Von Ruediger Dahlke und Nikolaus Klein.) Ullstein, Berlin 2004.

*Der Mensch und die Welt sind eins.* Ullstein, Berlin 2005.

*Der Weg ins Leben. Schwangerschaft und Geburt aus ganzheitlicher Sicht.* (Von Margit und Ruediger Dahlke/Volker Zahn.) Goldmann, München 2004.

*Die Leichtigkeit des Schwebens. Beschwingte Wege zur Mitte.* Heyne, München 2005.

*Die Psychologie des blauen Dunstes. Be-Deutung und Chance des Rauchens.* (Von Margit und Ruediger Dahlke.) Knaur, München 2000.

*Die wunderbare Heilkraft des Atmens. Körperliche, seelische und spirituelle Regeneration durch unsere elementare Fähigkeit.* (Von Ruediger Dahlke und Andreas Neumann.) Integral, München 2001.

*Entschlacken, Entgiften, Entspannen. Natürliche Wege zur Reinigung. Fasten leicht gemacht.* Hugendubel, München 2003.

*Fasten Sie sich gesund. Das ganzheitliche Fastenprogramm.* Hugendubel, München 2004.

*Frauen-Heil-Kunde. Be-Deutung und Chancen weiblicher Krankheitsbilder.* (Von Margit und Ruediger Dahlke/Volker Zahn.) Goldmann, München 2003.

*Gewichtsprobleme. Be-Deutung und Chance von Übergewicht und Untergewicht.* Knaur, München 2000.

*Herz(ens)-Probleme. Be-Deutung und Chance von Herz- und Kreislaufsymptomen.* Knaur, München 1990.

*Krankheit als Sprache der Seele. Be-Deutung und Chance der Krankheitsbilder.* Goldmann, München 1999.

*Krankheit als Symbol. Handbuch der Psychosomatik, Symptome, Be-Deutung, Bearbeitung, Einlösung.* C. Bertelsmann, München 1996.

*Krankheit als Weg. Deutung und Be-Deutung der Krankheitsbilder.* (Von Thorwald Dethlefsen und Ruediger Dahlke.) Goldmann, München 1998.

*Lebenskrisen als Entwicklungschancen. Zeiten des Umbruchs und ihre Krankheitsbilder.* Goldmann, München 2002.

*Mandalas der Welt.* Hugendubel, München 1998.

*Meditationsführer. Wege nach innen.* (Von Margit und Ruediger Dahlke.) Schirner, Darmstadt 2005.

*Reisen nach Innen. Geführte Meditationen auf dem Weg zu sich selbst.* Ullstein, Berlin 2004.

*Säulen der Gesundheit. Körperintelligenz durch Bewegung, Ernährung und Entspannung.* (Von Ruediger Dahlke, Baldur Preiml und Franz Mühlbauer.) Goldmann, München 2001.

*Verdauungsprobleme. Be-Deutung und Chancen von Magen- und Darmsymptomen.* (Von Ruediger Dahlke und Robert Hößl.) Knaur, München 2001.

*Von der Weisheit des Körpers. Interview mit der Gesundheit.* Knaur, München 2004.

*Woran krankt die Welt? Moderne Mythen gefährden unsere Zukunft.* Goldmann, München 2003.

*Worte der Heilung.* Schirner, Darmstadt 2005.

## Heil-Meditationen auf CD, MC oder Audiokassette von Ruediger Dahlke

### (im Goldmann Verlag)

Allergien – Angstfrei leben – Den Tag beginnen. Meditationen und Bewegung für jeden Morgen (zusammen mit Franz Mühlbauer) – Elemente-Rituale – Entgiften, Entschlacken, Loslassen – Frauenprobleme. Heilungsrituale und weibliche Archetypen (zusammen mit Margit Dahlke) – Hautprobleme – Heilungsrituale. Zwei geführte Visualisierungen – Herzensprobleme. Hoher Blutdruck, Infarkt – Ich bin mein Lieblingstier. Entspannung und Fantasie für Kinder – Der innere Arzt. Aktivierung der Selbstheilungskräfte – Kopfschmerzen – Krebs. Aktivierung der Selbstheilungskräfte – Lebenskrisen als Entwicklungschancen – Märchenland. Entspannung und Fantasie für Kinder – Mandalas. Wege zur eigenen Mitte – Mein Idealgewicht. Selbsthilfeprogramm zum gewünschten Gewicht – Naturmeditation. Der Mensch und die Erde sind eins – Niedriger Blutdruck – Partnerbeziehungen – Rauchen. Frei werden von Abhängigkeit – Rückenprobleme – Schattenarbeit. Befreiung von Zwang und Schuld – Schlafprobleme – Schwangerschaft und Geburt (zusammen mit Margit Dahlke) – Selbstheilung. Destruktive Muster erkennen und transformieren – Selbstliebe. Selbstakzeptanz als Schlüssel für ein erfolgreiches Leben – Tiefenentspannung zur Synchronisierung beider Gehirnhälften – Tinnitus und Gehörschäden – Visionen. Den eigenen Weg finden

### (im Integral Verlag)

Schlaf, die bessere Hälfte des Lebens – Erquickendes Abschalten mittags und abends – Die Leichtigkeit des Schwebens

## CDs mit Begleitbuch

### (im Goldmann Verlag)

Angstfrei leben – Der innere Arzt. Aktivierung der Selbstheilungskräfte – Entgiften, Entschlacken, Loslassen – Mein Idealgewicht. Selbsthilfeprogramm zum gewünschten Gewicht – Rauchen. Frei werden von Abhängigkeit – Tinnitus und Gehörschäden

## Vorträge von Ruediger Dahlke auf MC

erhältlich über Auditorium Netzwerk, Hapsbergstraße 9a, D-79379 Müllheim, Telefon: 07631-170743, E-Mail: audionetz@aol.com
Krankheit als Symbol – Die spirituelle Herausforderung – Gesunder Egoismus? Gesunde Aggression – Deutung und Be-Deutung von Krankheitsbildern – Reisen nach Innen – Übergänge im Leben. Lebenskrisen als Lebenschancen – Reifungskrisen des Lebens – Die Psychosomatik von Krebs – Krankheit als Sprache der Seele – Heilung durch Meditation – Gesund sein, ganzheitlich leben. Was heißt das? – Entgiften, Entschlacken, Loslassen – Depression – Wunden des Weiblichen – Säulen der Gesundheit – Moderne Reinkarnationstherapie. Erfahrungen aus 20 Jahren – Krankheit als Weg – Sucht und Suche –

Wege der Reinigung – Rituale – Medizin der Zukunft – Gesundheit in eigener Verantwortung – u.a.

## Adressen

### Firmen

*Aminas Ltd.* Adolf-Menzel-Str. 8, D-40699 Erkrath Tel. 0211-209 26 09, www.aminas.de, aminas@aminas.de

*Hüsler-Nest AG*, Murmeliweg 6, CH-4538 Oberbipp, Telefon: +41-32-6365360, Internet: www.huesler-nest.ch

*Infrasonics*, Telefon: 0700-27444892, Internet: www.infrasonics.de

*Lattoflex*, Thomas GmbH, Walkmühlenstraße 93, D-27432 Bremervörde, Telefon: 04761-9790, Internet: www.lattoflex.de

*Memon Umwelttechnologie GmbH*, Oberaustraße 6a, D-83026 Rosenheim, Telefon: 08031-402271

*Samina Produktions- und Handels GmbH*, Obere Lande 7, A-6829 Frastanz, Telefon +43-5522-53500, www.samina.at / *Samina AG*, Lindenstrasse 52, CH-9443 Widnau, Telefon +41-71-7300335, samina-ch@bluewin.ch / Beratung: Angelika Zurell, Pfinztalstraße 25, 76227 Karlsruhe-Durlach, Telefon 0721-4908253, www.zurell-samina.de, zurell-samina@t-online.de

*Sembella,* Schlaraffiastraße 1-10, D-44867 Bochum, Telefax 02327-945344, Internet: www.sembella.de / *Sembella Gesellschaft m. b. H.*, Adlerstraße 35, A-4850 Timelkam, Telefon: +43-7672-796, Internet: www.sembella.at

*Fritz Schiele Bäder-Fabrik GmbH*, Industriestraße 16b, D-25462 Rellingen, Telefon:04101-34239, Internet: www.schiele-baeder.de

*Sleepy* (für EU-Raum): Heilkundeinstitut, Oberberg 92, A-8151 Hitzendorf, Telefon: +43-316-7198885, Internet: www.dahlke.at / Info für die Schweiz: info@sleepy.ch

*Wenatex*, Münchner Bundesstraße 140, A-Salzburg, Telefon: +43-662-2152500, Internet: www.wenatex-das-schlafsystem.com

### Informationen über Seminare, Ausbildungen, Trainings, Vorträge

Heilkundeinstitut GmbH, Oberberg 92, A-8151 Hitzendorf,
Telefon:+43-316-7198885, Fax +43-316-7198886,
Internet: www.dahlke.at, E-Mail: info@dahlke.at

### Informationen über Therapien

Heil-Kunde-Zentrum Johanniskirchen, Schornbach 22, D-84381 Johanniskirchen, Telefon:08564-819, Fax 08564-1429, Internet: www.dahlke-heilkundezentrum.de, E-Mail: hkz-dahlke@t-online.de

# Sachregister